U0254702

四川省藏药材标准

（2020年版）

SICHUAN SHENG
ZANGYAOCAI BIAOZHUN

四川省药品监督管理局 编

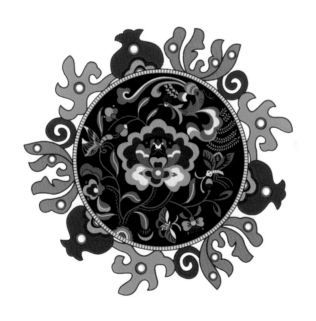

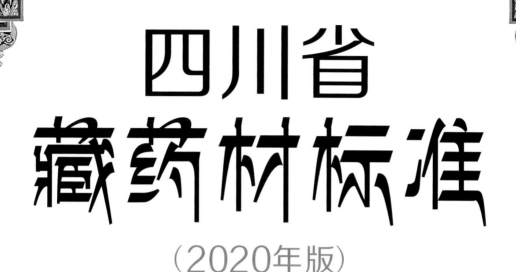

四川科学技术出版社

图书在版编目（CIP）数据

四川省藏药材标准：2020年版／四川省药品监督管
理局编.--成都：四川科学技术出版社,2021.6
  ISBN 978-7-5727-0153-5

  Ⅰ.①四…Ⅱ.①四…Ⅲ.①藏医－中草药－标准－
四川Ⅳ.①R291.4-65

中国版本图书馆CIP数据核字(2021)第109226号

四川省藏药材标准(2020年版)

编　　者	四川省药品监督管理局
出 品 人	程佳月
策划组稿	钱丹凝
责任编辑	罗小燕
特约编辑	税萌成
封面设计	韩建勇
责任出版	欧晓春
出版发行	四川科学技术出版社
	成都市槐树街2号　邮政编码 610031
	官方微博：http://e.weibo.com/sckjcbs
	官方微信公众号：sckjcbs
	传真：028-87734039
成品尺寸	210 mm×285 mm
印　　张	16　字数 320 千　插页 4
印　　刷	成都市金雅迪彩色印刷有限公司
版　　次	2021年6月第1版
印　　次	2021年6月第1次印刷
定　　价	196.00元

ISBN 978-7-5727-0153-5

邮购：四川省成都市槐树街2号　邮政编码：610031
电话：028-87734035 电子信箱：SCKJCBS@163.COM

■ 版权所有　翻印必究 ■

四川省中药标准委员会

主　任　张大中

副主任　何珣　陈永红　张庆营　赵勇

成　员　王伯颖　王继波　李华　何畏
　　　　　　周全　姜卫东　聂全江　袁军

《四川省藏药材标准》（2020 年版）
主要编审人员

何　畏　姜卫东　袁　军　伍丕娥　赵卫权　周　娟　李　萍
黎跃成　李　毅　卿　艳　李文兵　当子介布　蒋敏桃　徐　博
刘　圆　张　艺　吕光华　易进海　周　毅　万　丽　马小兵
古　锐　龙　飞　齐景梁　李　敏　杨正明　张志锋　陈　雏
范　刚　高必兴　黄艳菲　敬　勇　蒋桂华　赖先荣　蔡晓洋

藏医学相关内容主要审定人员

仁真旺甲　王　盟　扎西龙布　仁青降初　邓　都　曲　呷　刚焕晨雷
伍金丹增　仲　勒　羊加本　米　鹏　江吉村　更藏加　豆尕甲
拉目加　呷绒旦珠　罗　布　泽木秋甲　泽翁拥忠　降拥彭措
洛绒真追　洛　热　益西绒布　普布扎西　强文社

起草单位

成都中医药大学　西南民族大学　四川省中医药科学院

复核单位

四川省药品检验研究院
（国家药品监督管理局中成药质量评价重点实验室）

前　言

　　川西高原是我国藏族三大聚居地之一，藏族人口约 160 万，主要聚居在甘孜藏族自治州（以下简称甘孜州）、阿坝藏族羌族自治州（以下简称阿坝州）的大部分县及凉山彝族自治州（以下简称凉山州）的木里藏族自治县。四川省藏医药文化渊远流长，底蕴丰厚。药材资源丰富，有药用记载的藏药材 2 000 余种，其中，常用 300 余种。长期以来，四川省委省政府高度重视藏医药事业，先后出台多项措施促进其发展。为逐步解决习用藏药材"无标准或部分标准缺乏可控性"的状况，加强藏药材的监督管理，推动藏医药产业发展，四川省药品监督管理局（原四川省食品药品监督管理局）于 2014年颁布实施了《四川省藏药材标准》（2014 年版）。

　　为进一步落实四川省委省政府《关于促进中医药传承创新发展的实施意见》提出"大力促进民族医药发展，支持以藏、彝、羌、苗医药为重点的民族医药产业发展，制定一批地方质量标准"的有关要求，在四川省药品监督管理局党组领导下，四川省中药标准委员会中药标准管理办公室组织四川省药品检验研究院、甘孜州食品药品检验所、阿坝州食品药品检验研究中心、凉山州食品药品检验所、成都中医药大学、西南民族大学及四川省中医药科学院等单位，协力编制完成《四川省藏药材标准》（2020 年版），共收载习用藏药材品种 47 个。

　　《四川省藏药材标准》（2020 年版）经四川省药品监督管理局审核批准颁布实施，作为四川省藏药材生产、经营、使用、检验和监督管理的法定依据。

四川省药品监督管理局

2021 年 6 月

凡 例

　　《四川省藏药材标准》（2020年版）是四川省药品监督管理局依据《中华人民共和国药品管理法》组织制定和颁布实施的省级藏药材标准，是四川省中药（民族药）标准体系的组成部分。

　　一、本标准由前言、凡例、目录、正文及索引五部分组成。本标准的凡例是对正文各项内容及检验有关的共性问题所作的统一规定。

　　二、除另有规定外，本标准所用术语、计量单位、符号、试药、试液、检验方法及通则编码等，均同《中华人民共和国药典》（2020年版）〔以下简称《中国药典》（2020年版）〕。

　　三、本标准各品种项下包括正文和起草说明两部分。正文按顺序列为：名称、来源、性状、鉴别、检查、浸出物、含量测定、功能与主治、用法与用量、注意、贮藏等。起草说明是对名称、品种考证、植物形态、分布与生态环境及主要质量控制项目的简要说明。【名称】项下含有中文名、汉语拼音名、藏文名、藏文音译名、拉丁药名。藏文音译名由四川省藏医药专家根据相关文献，结合四川甘孜州、阿坝州等地习惯发音确定。【性状】【鉴别】【检查】等项目的检测方法在正文中均有详细记载。【功能与主治】系四川藏医药专家参考相关文献结合临床用药经验拟定。文字描述中的"隆""赤巴""培根""三因""培赤""木布""查彩""宁彩""洛彩""钦彩""黄水""岗巴""陈旧热"等藏医病名（正文中均加了引号）的中文释义详见《国家标准藏药品种医学内容审查分析与考证》（西藏自治区食品药品监督管理局编著，2016年出版）。【用法与用量】【注意】【贮藏】项下规定的内容，系根据藏医药文献及藏医临床用药习惯确定。

　　四、本标准索引收载了药材汉语拼音名索引、药材藏文名称索引、植物拉丁学名索引。

　　五、本标准使用的对照物质除国家标准物质中心和中国食品药品检定研究院提供外，其余均由四川省药品检验研究院负责制备、标定和发放。

　　六、本标准的实施、修订及解释权归四川省药品监督管理局所有。

目 录 CONTENTS

大叶碎米荠　ཆུ་ཚག་པ།

Dayesuimiji　曲如巴

CARDAMINIS MACROPHYLLAE HERBA

本品为十字花科植物大叶碎米荠 *Cardamine macrophylla* Willd. 或唐古碎米荠 *Cardamine tangutorum* O. E. Schulz 的干燥地上部分。春、夏二季采集，洗净，晒干。

【性状】 本品多皱缩卷曲，常结成团。茎圆柱形，表面黄绿色或黄棕色，有明显纵沟棱。叶多破碎，完整者展平后呈椭圆形或卵状披针形，长 1~9 cm，宽 0.5~3 cm；表面黄绿色至暗绿色，有时呈淡紫色，有时可见散生或疏被短柔毛，顶端钝或短渐尖，边缘具锐锯齿或钝锯齿。总状花序顶生，甚小。气清香，味微苦。

【鉴别】 （1）本品粉末黄绿色或棕黄色。茎表皮细胞类方形或多角形，垂周壁连珠状增厚。叶表皮细胞呈不规则形，气孔不等式。石细胞多见，单个散在或数个成群，淡黄色，呈多角形、类圆形或类方形，直径 20~80 μm，层纹较密，孔沟明显。纤维多成束，细长，壁厚。导管多为网纹导管和螺纹导管。

（2）取【含量测定】项下的供试品溶液 20 ml，蒸至近干，残渣加甲醇 2 ml 使溶解，作为供试品溶液。另取槲皮素对照品，加甲醇制成每 1 ml 含 0.4 mg 的溶液，作为对照品溶液。照薄层色谱法（通则 0502）试验，吸取上述两种溶液各 3~5 μl，分别点于同一硅胶 G 薄层板上，以甲苯－乙酸乙酯－甲酸（5：3：1）为展开剂，展开，取出，晾干，喷以三氯化铝试液，置紫外光灯（365 nm）下检视。供试品色谱中，在与对照品色谱相应的位置上，显相同颜色的荧光斑点。

【检查】 水分　不得过 13.0%（通则 0832 第二法）。

总灰分　不得过 18.0%（通则 2302）。

酸不溶性灰分　不得过 6.0%（通则 2302）。

【浸出物】 照醇溶性浸出物测定法（通则 2201）项下的热浸法测定，以 70% 乙醇为溶剂，不得少于 17.0%。

【含量测定】 照高效液相色谱法（通则 0512）测定。

色谱条件与系统适用性试验　以十八烷基硅烷键合硅胶为填充剂；以乙腈－0.4% 磷酸溶液（35：65）为流动相；检测波长为 360 nm。理论板数按槲皮素峰计算应不低于 5 000。

对照品溶液的制备　取槲皮素对照品适量，精密称定，加甲醇制成每 1 ml 含 20 μg 的溶液，即得。

供试品溶液的制备　取本品粉末（过四号筛）约 0.5 g，精密称定，置具塞锥形瓶中，精密加入甲醇－盐酸（4：1）混合溶液 50 ml，称定重量，加热回流 1 小时，放冷，再称定重量，用甲醇 – 盐酸（4∶1）混合溶液补足减失的重量，摇匀，滤过，取续滤液，即得。

  测定法 分别精密吸取对照品和供试品溶液各 10 μl，注入液相色谱仪，测定，即得。

  本品按干燥品计算，含槲皮素（$C_{15}H_{10}O_7$）不得少于 0.15%。

饮 片

  【炮制】除去杂质，洗净，切段，干燥。

  【性状】本品为不规则的段。其余主要特征同药材。

  【鉴别】【检查】【浸出物】【含量测定】同药材。

  【味性】味苦，性凉。

  【功能与主治】清热消肿。用于筋腱损伤，风湿关节病。

  【ཕན་ནུས།】 ཤེལ་ཕེང་ལ་ཀ། ཀྱུ་ཀྲག་ཀྲུམས་པའི་ཚད་པ་སེལ་བར་བྱེད། ཁེས་དང༌། སྙུན་ཀྱི་འཁྲུངས་དབེ་ཏེ་མེད་ཤེལ་ཀྱི་མེ་ལོང་ལ་ས། ནུས་པས་ཀྲུ

ཀྲུམས་ལ་ཤུགས་པས་ཚད་པ་དང་འབམ་སྐྲམ་སེལ། ཀྱུ་ཀྲུམས་བསྐྱེད་པ་སོགས་ལ་ཕན།

  【用法与用量】6~9 g；鲜品 9~15 g。

  【贮藏】置阴凉干燥处。

大叶碎米荠质量标准起草说明

  【名称】中文名为大叶碎米荠，拼音名为 Dayesuimiji，拉丁药名为 CARDAMINIS MACROPHYLLAE HERBA。藏文名为"ཆུ་ཀྲུག་པ།"，音译名为"曲如巴"。

  【品种考证】大叶碎米荠和紫花碎米荠在《晶珠本草》《藏药晶镜本草》《藏药志》《宇妥本草》《度母本草》等中均有记载。《晶珠本草》记载："大叶碎米荠治疗筋络之热症。"《藏药晶镜本草》记载："大叶碎米荠味甘，性凉，治疗腱筋损伤，风湿关节病。"《藏药志》记载："紫花碎米荠以地上全草入药，清热除湿，利水消肿；治关节炎，水肿；外敷筋腱断裂。"《宇妥本草》记载：紫花碎米荠"根子弯曲其味甘，长短四指或五指，功效治疗筋热症"。经考证，大叶碎米荠和紫花碎米荠的功效基本相同，但不同药用部位存在差异，临床上有分部位使用的习惯，现代研究表明两者不同部位的化学成分也有明显差异。地上部分作为"大叶碎米荠"入药，根及根茎作为"石格菜"入药。

  《中国植物志》将紫花碎米荠的中文名改为唐古碎米荠，拉丁学名无变化。

  【植物形态】大叶碎米荠多年生草本。根状茎匍匐延伸，密被纤维状的须根。茎直立。茎生叶通常 4~5 枚；小叶 4~5 对，小叶椭圆形或卵状披针形，长 4~9 cm，宽 1~2.5 cm，顶生小叶基部楔形，无小叶柄，生于最上部的 1 对小叶基部常下延。总状花序多花；花瓣淡紫色、紫红色，少有白色。长角果扁平，长 35~45 mm。花期 5—6 月，果期 7—8 月。

唐古碎米荠与大叶碎米荠的区别为根状茎匍匐，有鳞状物；茎较矮，单一，下半部裸露无叶，上部通常具 3 枚较小的羽状复叶；花瓣紫色。

【分布与生态环境】 **大叶碎米荠** 分布于四川、甘肃、青海、贵州、云南、西藏等省（区）。生于海拔 1 600~4 200 m 的山坡灌木林下、沟边、石隙、高山草坡水湿处。

唐古碎米荠 分布于河北、山西、陕西、甘肃、青海、四川、云南及西藏东部等省（区）。生于海拔 2 100~4 400 m 的高山山沟草地及林下阴湿处。

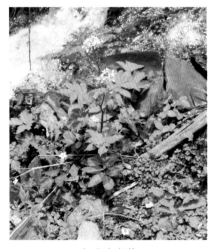 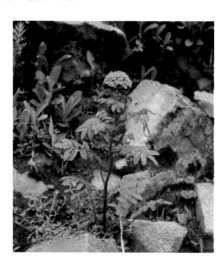

大叶碎米荠 　　　　　　　　　　　　　　　　唐古碎米荠

大叶碎米荠植物图

【性状】 根据药材样品据实描述。

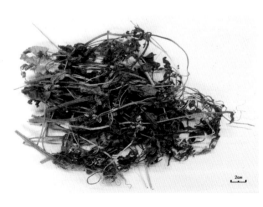 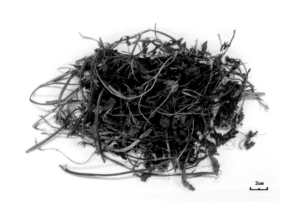

大叶碎米荠 　　　　　　　　　　　　　　　　唐古碎米荠

大叶碎米荠药材图

【鉴别】 （1）显微鉴别 经对本品粉末显微特征的观察，其茎表皮细胞、叶表皮细胞、石细胞等特征明显，收入标准正文。

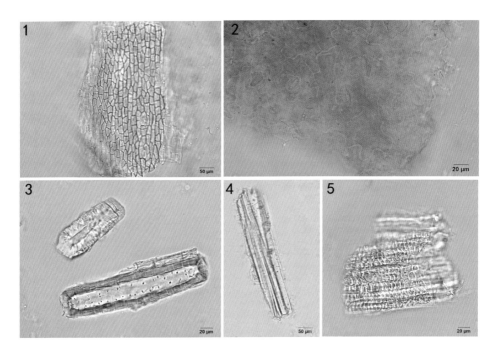

大叶碎米荠粉末显微特征图
1—茎表皮细胞　2—叶表皮细胞　3—石细胞　4—纤维　5—导管

（2）薄层鉴别　建立了以槲皮素为对照的薄层色谱鉴别方法，方法的分离度及重现性均较好。

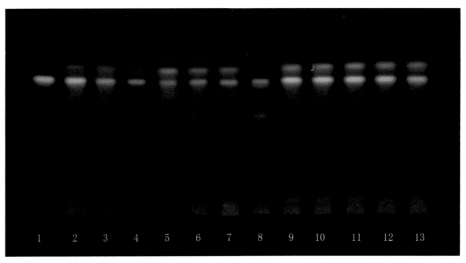

大叶碎米荠薄层色谱图
1—槲皮素对照品　2~8—唐古碎米荠样品　9~13—大叶碎米荠样品

【检查】 **水分**　12 批样品水分的测定结果为 7.0%~9.3%，平均值为 8.2%，结合"药材和饮片检定通则（通则 0212）"相关要求，规定限度不得过 13.0%。

总灰分　12 批样品总灰分的测定结果为 12.6%~17.8%，平均值为 14.7%，规定限度不得过 18.0%。

酸不溶性灰分 12 批样品酸不溶性灰分的测定结果为 1.0%~7.0%，平均值为 3.3%，规定限度不得过 6.0%。

【浸出物】 12 批样品浸出物的测定结果为 19.0%~25.4%，平均值为 22.9%，规定限度不得少于 17.0%。

【含量测定】 大叶碎米荠主要含黄酮类成分，其中以槲皮素含量最高。采用 HPLC 法，建立了大叶碎米荠药材中槲皮素的含量测定方法。经方法验证，槲皮素在 0.071~1.133 μg 范围内线性关系良好（r=0.999 9），平均加样回收率为 99.5%，RSD 为 1.6%。12 批大叶碎米荠样品中的槲皮素含量测定结果为 0.20%~0.83%，平均值为 0.41%。根据测定结果，规定"本品按干燥品计算，含槲皮素（$C_{15}H_{10}O_7$）不得少于 0.15%"。

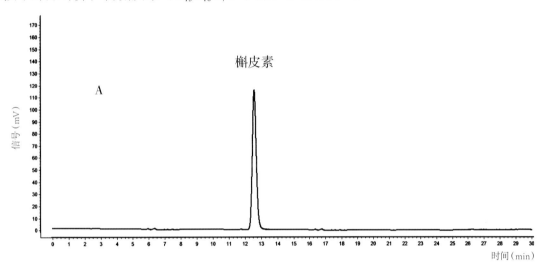

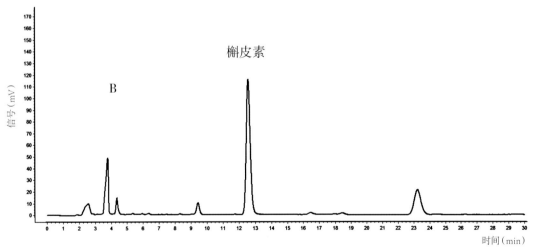

大叶碎米荠液相色谱图
A—槲皮素对照品溶液　B—药材样品

【味性】【功能与主治】 根据《晶珠本草》《藏药晶镜本草》拟定。

【用法与用量】 根据藏医药文献及临床使用习惯拟定。

参考文献

[1] 帝玛尔·丹增彭措 . 晶珠本草（藏文）[M]. 北京：民族出版社，2005.

[2] 嘎务 . 藏药晶镜本草（藏文）[M]. 北京：民族出版社，2018.

[3] 希瓦措 . 度母本草 [M]. 毛继祖等，译 . 西宁：青海人民出版社，2016.

[4] 前宇妥·云丹衮波 . 宇妥本草 [M]. 毛继祖等，译 . 西宁：青海人民出版社，2016.

[5] 中国科学院西北高原生物研究所 . 藏药志 [M]. 西宁：青海人民出版社，1991.

[6] 中国科学院中国植物志编辑委员会 . 中国植物志：第 33 卷 [M]. 北京：科学出版社，1987.

[7] 张秋博 . 紫花碎米荠的化学成分研究 [D]. 郑州：河南中医药大学，2012.

[8] 郜瑞 . 大叶碎米荠和百里香的化学成分及活性研究 [D]. 西安：陕西师范大学，2009.

起草单位：西南民族大学

起草人：刘　圆　蔡晓霞　海来约布　李文兵

复核单位：四川省药品检验研究院

大白芸豆 མཁལ་ནོ་དཀར་པོ།

Dabaiyundou
卡肖嘎尔保

PHASEOLI LUNATI SEMEN

本品为豆科植物棉豆 *Phaseolus lunatus* L. 的干燥成熟种子。秋季果实成熟时摘取荚果，剥取种子，晒干。

【性状】 本品呈扁椭圆形或肾形，长 12~30 mm，宽 8~18 mm，厚 3~9 mm。表面白色或黄白色，光滑，有的可见辐射状条纹；侧面可见凸出的短线形种脐。质坚硬，不易破碎。种皮薄而脆，子叶 2，肥厚，黄白色。气微，味淡，嚼之有豆腥气。

【鉴别】 （1）本品粉末黄白色。淀粉粒极多，主要为单粒，呈类圆形、卵圆形、肾形或不规则形，直径 3~65 μm，脐点人字状、裂缝状。种皮表皮细胞的表面观呈多角形，壁极厚，胞腔小；侧面观成栅状，细胞 1 列。薄壁细胞表面可见纹孔。

（2）取本品粉末 2 g，加 70% 乙醇 40 ml，超声处理 30 分钟，滤过，滤液蒸干，残渣加水 10 ml 使溶解，加水饱和正丁醇振摇提取 2 次，每次 20 ml，合并正丁醇液，蒸干，残渣加甲醇 10 ml 使溶解，再加入盐酸 1 ml，加热回流 1 小时，蒸干，残渣加甲醇 1 ml 使溶解，作为供试品溶液。另取齐墩果酸对照品，加甲醇制成每 1 ml 含 0.2 mg 的溶液，作为对照品溶液。照薄层色谱法（通则 0502）试验，吸取上述两种溶液各 5 μl，分别点于同一硅胶 G 薄层板上，以甲苯 – 丙酮 – 甲酸（10∶2∶0.05）为展开剂，展开，取出，晾干，喷以 10% 硫酸乙醇溶液，在 105℃ 加热至斑点显色清晰，置紫外光灯（365 nm）下检视。供试品色谱中，在与对照品色谱相应的位置上，显相同颜色的荧光斑点。

【检查】 **水分** 不得过 13.0%（通则 0832 第二法）。

总灰分 不得过 5.0%（通则 2302）。

【浸出物】 照醇溶性浸出物测定法（通则 2201）项下的热浸法测定，用稀乙醇作溶剂，不得少于 20.0%。

【含量测定】 **三萜及甾醇对照品溶液的制备** 取齐墩果酸对照品适量，精密称定，加无水乙醇制成每 1 ml 含 0.2 mg 的溶液，即得。

标准曲线的制备 精密量取对照品溶液 0.1 ml、0.2 ml、0.3 ml、0.4 ml、0.5 ml，分别置 10 ml 具塞试管中，挥干，放冷，精密加入新配制的香草醛冰醋酸溶液（精密称取香草醛 0.5 g，加冰醋酸使溶解成 10 ml，即得）0.3 ml、高氯酸 0.7 ml，摇匀，在 55℃ 水浴中加热 20 分钟，取出，迅速冷却至室温，再精密加入冰醋酸 5 ml，摇匀，以相应试剂为空白，照紫外 – 可见分光光度法（通则 0401），在 560 nm 波长处测定吸光度，以吸光度为纵坐标，浓度为横坐标，绘制标准曲线。

供试品溶液的制备　取本品粉末（过三号筛）约 3 g，精密称定，置具塞锥形瓶中，精密加入 70% 乙醇 50 ml，超声处理（功率 250 W，频率 50 kHz）45 分钟，滤过，取续滤液，即得。

测定法　精密量取供试品溶液 0.1 ml，置 10 ml 具塞试管中，照标准曲线制备项下的方法，自"挥干"起，同法操作，测定吸光度，从标准曲线上读出供试品溶液中齐墩果酸的重量（μg），计算，即得。

本品按干燥品计算，含三萜及甾醇以齐墩果酸（$C_{30}H_{48}O_3$）计，不得少于 0.50%。

饮　片

【炮制】除去杂质。

【味性】味甘，性平。

【功能与主治】温肾助阳。用于肾病。

【ཕན་ནུས།】ཤིལ་ཕྲེང་ལས། མཁལ་མ་ཚོ་ཤས་མཁལ་ཚད་སེལ། ཞིབ་དང་། སྲན་གྱི་འབྱུངས་དབ་ཏི་མེད་ཤིལ་གྱི་མེ་ལོང་ལས། རུས་པ་མཁལ་ ཚད་སེལ། མཁལ་མའི་སྲོབས་སྐྱེད། མཁལ་ནོད་ཉམས་པ་གསོ།

【用法与用量】6~15 g。

【贮藏】置通风干燥处，防蛀。

大白芸豆质量标准起草说明

【名称】中文名为大白芸豆，拼音名为 Dabaiyundou，拉丁药名为 PHASEOLI LUNATI SEMEN。藏文名为"མཁལ་ཞོ་དཀར་པོ"，音译名为"卡肖嘎尔保"。

【品种考证】《藏药晶镜本草》《中华本草·藏药卷》等均有记载。《藏药晶镜本草》记载："大白芸豆缠绕其他植物生长，花略小，呈白色或微黄色，且在凋谢后有两种或四种果实；白色种子形状如肾。在白、红、黑三种颜色的种子中，以前者为佳。味甘，化后平，消肾炎，补肾。"《中华本草·藏药卷》记载："棉豆的种子性平，味甘、苦，用于补血、活血、消肿，主治血虚，胸腹疼痛，跌打肿痛，水肿。"

经对四川甘孜州、阿坝州等地临床应用及市场流通情况调研，大白芸豆的基原主要为豆科植物棉豆 *Phaseolus lunatus* L. 的干燥种子。

【植物形态】一年生或多年生缠绕草本。茎无毛或被微柔毛。羽状复叶具 3 小叶；小叶卵形，长 5~12 cm，宽 3~9 cm。总状花序腋生；小苞片较花萼短，椭圆形，有 3 条粗脉；花冠白色、淡黄或淡红色，旗瓣圆形或扁长圆形；翼瓣倒卵形；龙骨瓣先端旋卷 1~2 圈。荚果镰状长圆形，长 5~10 cm，宽 1.5~2.5 cm，扁平，顶端有喙，内有种子 2~4 颗。种子肾形，扁，光滑，长 18~30 mm，宽 12~18 mm，白色、紫色或其他颜色，种脐白色，凸起。

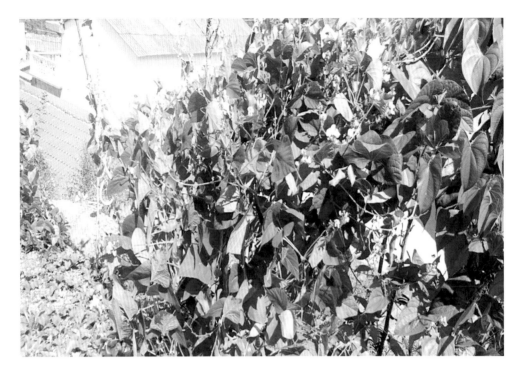

大白芸豆植物图

【产地及生态环境】我国四川、云南、贵州、西藏、广西、湖南等省（区）有栽培。

【性状】根据药材样品据实描述。

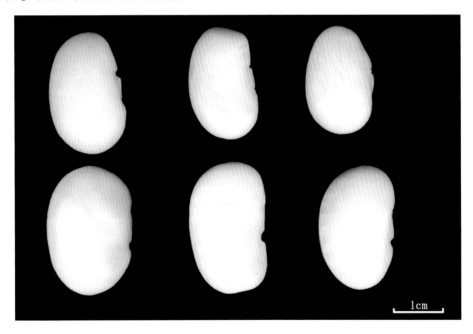

大白芸豆药材图

【鉴别】（1）显微鉴别　经对本品粉末显微特征的观察，其淀粉粒、种皮表皮细胞、薄壁细胞等显微特征明显，收入标准正文。

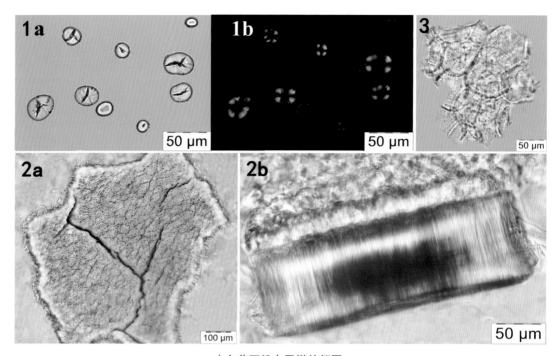

大白芸豆粉末显微特征图
1a，1b—淀粉粒　2a—种皮栅状细胞顶面观　2b—种皮栅状细胞断面观　3—薄壁细胞

（2）薄层色谱鉴别　建立了以齐墩果酸对照品为对照的薄层色谱鉴别方法，方法的分离度及重现性均较好。

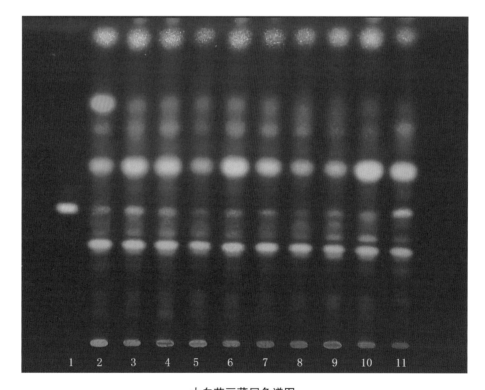

大白芸豆薄层色谱图
1—齐墩果酸对照品　2~11—药材样品

【检查】**水分** 10 批样品水分的测定结果为 8.5%~11.9%，平均值为 10.5%，结合"药材和饮片检定通则（通则 0212）"相关要求，规定限度不得过 13.0%。

总灰分 10 批样品总灰分的测定结果为 3.3%~4.0%，平均值为 3.8%，规定限度不得过 5.0%。

【浸出物】 10 批样品浸出物的测定结果为 21.9%~27.0%，平均值为 25.4%，规定限度不得少于 20.0%。

【含量测定】 大白芸豆主要含三萜及甾醇类成分，采用紫外 – 可见分光光度法，以齐墩果酸为对照，建立了大白芸豆药材中三萜及甾醇类成分的含量测定方法。经方法验证，三萜及甾醇在 3.4~16.8 μg/ml 范围内线性关系良好（r =0.999 7），平均加样回收率为 97.5%，RSD 为 1.8%。10 批大白芸豆样品中的三萜及甾醇含量测定结果为 0.58%~0.80%，平均值为 0.72%。根据测定结果，规定"本品按干燥品计算，含三萜及甾醇以齐墩果酸（$C_{30}H_{48}O_3$）计，不得少于 0.50%"。

【味性】【功能与主治】根据《晶珠本草》《藏药晶镜本草》拟定。

【用法与用量】根据《中国藏药》拟定。

参考文献

[1] 嘎务 . 藏药晶镜本草（藏文）[M]. 北京：民族出版社，2018.

[2] 中国科学院中国植物志编辑委员会 . 中国植物志：第 41 卷 [M]. 北京：科学出版社，1995.

[3] 国家中医药管理局《中华本草》编委会 . 中华本草：藏药卷 [M]. 上海：上海科学技术出版社，2002.

[4] 曹岚，杜小浪，钟卫红，等 . 豆科藏药品种与标准整理 [J]. 中国中药杂志，2015，40（24）：4914 – 4922.

[5] 李成刚，张永忠，迟玉杰，等 . 齐墩果酸分光光度法测定大豆异黄酮粉中总皂苷含量 [J]. 东北农业大学学报，2008，39（7）：13 – 16.

[6] 青海省药品检验所，青海省藏医药研究所 . 中国藏药 [M]. 上海：上海科学技术出版社，1996.

起草单位：成都中医药大学

起草人：卞金辉 吴 恒 杜蕾蕾 吕光华

复核单位：四川省药品检验研究院

大理白前

Dalibaiqian

ཕོ་དུག་མོ་ལྕུང་ཞེར་པོ

莪杜模牛色保

CYNANCHI FORRESTII HERBA

本品为萝藦科植物大理白前 *Cynanchum forrestii* Schltr. 的干燥全草。7—8 月采挖，洗净，晒干。

【性状】 本品根茎呈扁圆柱形，下面有密集须根或须根痕，表面灰棕色，断面浅黄色。须根圆柱形，质脆，易折断，断面中柱鞘黄色，皮部灰白色。茎圆柱形，直径 1~3 mm，表面浅黄色、绿色至紫色，被短柔毛，中空。叶对生，微被柔毛，叶片上面暗绿色，下面黄绿色，薄纸质。伞形状聚伞花序，花萼裂片披针形，被柔毛；花冠辐状。蓇葖果披针形，种子扁，棕色，卵形或矩圆形，密生黄白色种毛。气微，味微甘。

【鉴别】 （1）本品粉末黄绿色。叶表皮细胞多角形或类椭圆形，气孔不定式。果皮表皮细胞微波状弯曲，不规则镶嵌排列；种毛多见，透明，多断裂。草酸钙簇晶散在或存在于薄壁细胞中，有时排列成行，直径 10~30 μm。导管为螺纹导管和网纹导管，直径 15~50 μm。

（2）取本品粉末 1 g，加乙酸乙酯 25 ml，超声处理 30 分钟，滤过，滤液蒸干，残渣加甲醇 2 ml 使溶解，作为供试品溶液。另取 β－谷甾醇对照品，加甲醇制成每 1 ml 含 1 mg 的溶液，作为对照品溶液。照薄层色谱法（通则 0502）试验，吸取上述两种溶液各 2~5 μl，分别点于同一硅胶 G 薄层板上，以环己烷－丙酮（4:1）为展开剂，展开，取出，晾干，喷以 10% 硫酸乙醇溶液，在 105℃加热至斑点显色清晰，分别置日光和紫外光灯（365 nm）下检视。供试品色谱中，在与对照品色谱相应的位置上，显相同颜色的斑点或荧光斑点。

【检查】 **水分** 不得过 13.0%（通则 0832 第二法）。

总灰分 不得过 9.0%（通则 2302）。

酸不溶性灰分 不得过 5.0%（通则 2302）。

【浸出物】 照醇溶性浸出物测定法（通则 2201）项下的冷浸法测定，用稀乙醇作溶剂，不得少于 20.0%。

饮 片

【炮制】除去杂质，切碎。

【性状】本品为不规则的段，其余主要特征同药材。

【鉴别】【检查】【浸出物】同药材。

【味性】味苦，性凉。

【功能与主治】清热止泻。用于"赤巴"引起的各种热症，胆囊炎，肠炎，肠道寄生虫病。

【ཕན་ནུས།】 ཤེལ་ཕྲེང་ལས། དུག་མོ་ཞུང་གིས་མཁྲིས་སེལ་ཚ་འབྲུ་གཅོད། ཆེས་དང་། རྩུན་གྱི་འབྲངས་དབུ་དི་ཤེད་ཤེལ་གྱི་མེ་འོང་ལས། མཁྲིས་པ་ཚ་བའི་ནད་རིགས་སྟེ་དང་ཁྲད་པར་སྟོང་མཁྲིས་ཀྱི་ཚད་པ་སེལ་ཞིང་། ཚད་འཁྲུ་གཅོད། རྒྱའི་སྲིན་འབུལ་འཇོམ་ཐབས།

【用法与用量】6~9 g。

【贮藏】置通风干燥处。

大理白前质量标准起草说明

【名称】中文名为大理白前，拼音名为 Dalibaiqian，拉丁药名为 CYNANCHI FORRESTII HERBA。藏文名为" སྲུ་དུག་མོ་ཞུང་སེར་པོ།"，音译名为"莪杜模牛色保"。

【品种考证】《晶珠本草》《甘露本草明镜》均有记载。《晶珠本草》记载："生于土山、沟滩和林间，茎缠绕其他树木而生，常与被缠绕的树木等高，不缠绕的长约数尺，叶状如锦鸡儿，但较大，花小，黄色，荚果圆而嘴长，种子状如鹦鹉嘴，外有秃鹰羽毛状物包裹，扁平，一端有白色绒毛。多生于向阳山坡较干燥处。"

经对四川甘孜州、阿坝州等地区临床应用及市场流通情况调研，作为莪杜模牛色保入药的主流品种为大理白前，故收入标准。

【植物形态】多年生直立草本，单茎，被柔毛。叶对生，薄纸质，宽卵形，基部近心形或钝形，长 4~8 cm，宽 1.5~4 cm，顶端急尖，近无毛。伞形状聚伞花序腋生或近顶生；花长和直径约 3 mm；花冠黄色、辐状，裂片卵状长圆形，有缘毛，其基部有柔毛；副花冠肉质，裂片三角形，与合蕊柱等长。蓇葖多数单生，披针形，无毛；种子扁平；种毛长 2 cm。花期4—7月，果期6—11月。

【分布及生态环境】分布于西藏、甘肃、四川、贵州和云南等省（区）。生于海拔 1 000~3 500 m 的高原或山地、灌木林缘、干旱草地或路边草地上，也有在林下或沟谷林下水边草地上。

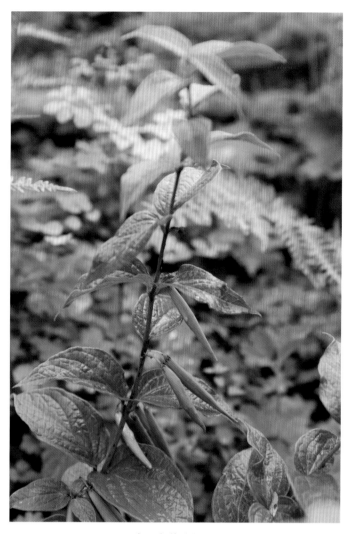

大理白前植物图

【性状】 根据药材样品据实描述。

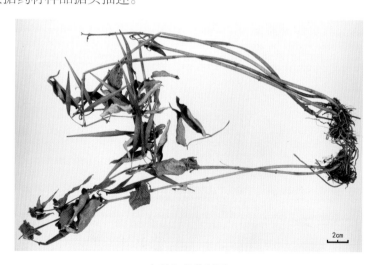

大理白前药材图

【鉴别】（1）显微鉴别　经对本品粉末显微特征的观察，其叶表皮细胞、果皮细胞、种毛等特征明显，收入标准正文。

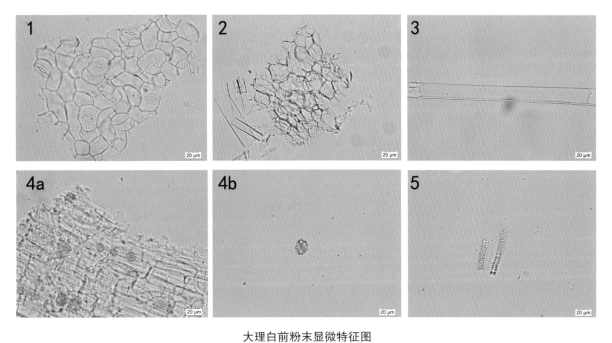

大理白前粉末显微特征图

1—叶表皮细胞及气孔　2—果皮细胞　3—种毛　4a，4b—草酸钙簇晶　5—导管

（2）薄层鉴别　建立了以β-谷甾醇为对照的薄层色谱鉴别方法，方法的分离度及重现性均较好。

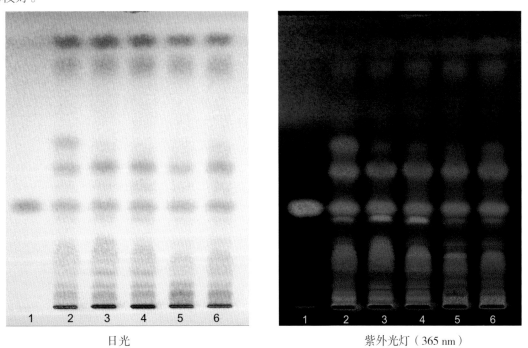

日光　　　　　　　　　　　　　　　紫外光灯（365 nm）

大理白前薄层色谱图

1—β-谷甾醇对照品　2~6—药材样品

【检查】水分　根据样品水分的测定结果并结合 "药材和饮片检定通则（通则0212）" 相关要求，规定限度不得过 13.0%。

总灰分、酸不溶性灰分　根据样品的测定结果，规定总灰分不得过 9.0%，酸不溶性灰分不得过 5.0%。

【浸出物】根据样品浸出物的测定结果，规定限度不得少于 20.0%。

【味性】【功能与主治】根据《晶珠本草》《藏药晶镜本草》拟定。

【用法与用量】根据《中华本草·藏药卷》拟定。

参考文献

[1] 帝玛尔·丹增彭措.晶珠本草（藏文）[M].北京：民族出版社，2005.

[2] 嘎务.藏药晶镜本草（藏文）[M].北京：民族出版社，2018.

[3] 中国科学院西北高原生物研究所.藏药志 [M].西宁：青海人民出版社，1991.

[4] 国家中医药管理局《中华本草》编委会.中华本草：藏药卷 [M].上海：上海科学技术出版社，2002.

[5] 中国科学院中国植物志编辑委员会.中国植物志：第63卷 [M].北京：科学出版社，1977.

[6] 嘎玛群培.甘露本草明镜 [M].拉萨：西藏人民出版社，1993.

起草单位：四川省中医药科学院

起草人：周　毅　陈　雏　王红兰　孙洪兵

李　彬　吴　燕　杨　萍　牛　童

复核单位：四川省药品检验研究院

小角柱花　ཀྲུ་པོ་ཤི།

Xiaojiaozhuhua　恰泡子

CERATOSTIGMAE MINUS HERBA

本品为白花丹科植物小蓝雪花 *Ceratostigma minus* Stapf ex Prain 的干燥地上部分。7—8 月割取地上部分，晒干。

【性状】 本品茎枝圆柱形，黄褐色至暗褐色，栓皮条片状脱落，脱落部位呈黄褐色；质坚硬，断面木部浅黄色，髓部黄白色。叶互生，易脱落，倒卵形、匙形或近菱形，长 1~3 cm，宽 6~16 mm，先端钝或圆，下部渐狭成柄；上表面黄绿色，无毛或有稀疏长硬毛，下表面粉白色，被较密的长硬毛；两面均被白色钙质颗粒，全缘，边缘具刺状睫毛。花极小，极易脱落。气微，味微涩。

【鉴别】 （1）本品粉末黄绿色。叶表皮细胞呈不规则多边形，气孔环式，副卫细胞 3~4 个。纤维成束，木化，含草酸钙方晶，形成嵌晶纤维。非腺毛单细胞，长短不一，表面具明显刺状凸起。石细胞散在或聚集，类方形，直径 15~30 μm，壁厚 5~10 μm。导管主为螺纹导管和具缘纹孔导管，直径 20~30 μm。

（2）取本品粉末 1 g，加乙酸乙酯 25 ml，超声处理 30 分钟，滤过，滤液蒸干，残渣加甲醇 2 ml 使溶解，作为供试品溶液。另取 β - 谷甾醇对照品，加甲醇制成每 1 ml 含 1 mg 的溶液，作为对照品溶液。照薄层色谱法（通则 0502）试验，吸取上述两种溶液各 3~5 μl，分别点于同一硅胶 G 薄层板上，以石油醚（60~90℃）- 乙酸乙酯（5∶1）为展开剂，展开，取出，晾干，喷以 10% 硫酸乙醇溶液，在 105℃加热至斑点显色清晰，分别置日光和紫外光灯（365 nm）下检视。供试品色谱中，在与对照品色谱相应的位置上，显相同颜色的斑点或荧光斑点。

【检查】 水分　不得过 13.0%（通则 0832 第二法）。

总灰分　不得过 6.0%（通则 2302）。

酸不溶性灰分　不得过 1.0%（通则 2302）。

【浸出物】 照醇溶性浸出物测定法（通则 2201）项下的热浸法测定，用稀乙醇作溶剂，不得少于 10.0%。

饮　片

【炮制】 除去杂质，洗净，切段，干燥。

【性状】 本品为不规则的段。其余主要特征同药材。

【鉴别】【检查】【浸出物】同药材。

【味性】味甘、涩，性平。

【功能与主治】止血，调经，清肺脓。用于月经过多，肺病引起的咯血，鼻衄等。

【དཔེ་ཚིགས】ཤེལ་ཕྲེང་ལས། བྱ་པོ་ཙི་ཡིས་བྱད་མེད་ཟླ་མཚན་གཅོད། །ཚེས་དང་། སྨན་གྱི་འབྱུང་དངོས་རྗེ་མེད་ཤེལ་གྱི་མེ་ལོང་ལས། རྩ་མཚན་འབྱམས་པ་དང་། ཁྲག་ཕོར་བ། སྦྲོ་རྫོང་སོགས་གཅོད། སྦྲོ་ནུས་འཇིན།

【用法与用量】4~6 g。

【贮藏】置通风干燥处。

小角柱花质量标准起草说明

【名称】中文名为小角柱花，拼音名为 Xiaojiaozhuhua，拉丁药名为 CERATOSTIGMAE MINUS HERBA。藏文名为"བྱ་པོ་ཙི"，音译名为"恰泡子"。

【品种考证】《晶珠本草》《甘露本草明镜》均有记载。《晶珠本草》记载："生于低山和浅山灌木林中，或生于沟中阴阳坡交界处，状如贝母，根盘结，高度如矮小鞭麻（金露梅），叶小，粗糙，老时变红色，被糙毛，花小，淡蓝色，状如邦见花（龙胆）。"《甘露本草明镜》记载："为多年生灌木。根淡红色，稍圆，坚硬，具须根。茎红紫色，细，有一卡之长，具多数分枝。叶青绿色，质硬，扁长，叶背灰色，边缘具刺，近成熟时变红色，花淡蓝色，钟状。叶茎均被淡黄色粗毛。"

各地藏医所用恰泡子的基原植物差异较大，石竹科女娄菜、蔓茎蝇子草，罂粟科曲花紫堇，豆科豌豆均作恰泡子入药，小蓝雪花是最常用且性状符合藏药本草的描述，为其主流品种。

【植物形态】落叶灌木；老枝红褐色至暗褐色，髓小（较两侧木质部的总和为小），新枝密被白色或黄白色长硬毛；芽鳞小，鳞片状。叶倒卵形、匙形或近菱形，先端钝或圆，下部渐狭成柄；叶柄基部不形成抱茎的鞘。花序小，顶生和侧生；花冠长 15~17（19）mm，筒部紫色，花冠裂片蓝色，近心状倒三角形，先端缺凹处伸出一丝状短尖。蒴果卵形。花期 7—10 月，果期 7—11 月。

【分布及生态环境】我国特有物种。分布于四川西部、西藏东部、云南中部等地。生于干热河谷的岩壁和砾石或砂质基地上，多见于山麓、路边、河边向阳处。

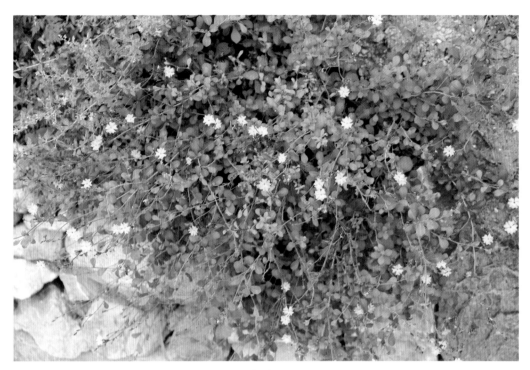

小角柱花植物图

【性状】 根据药材样品据实描述。

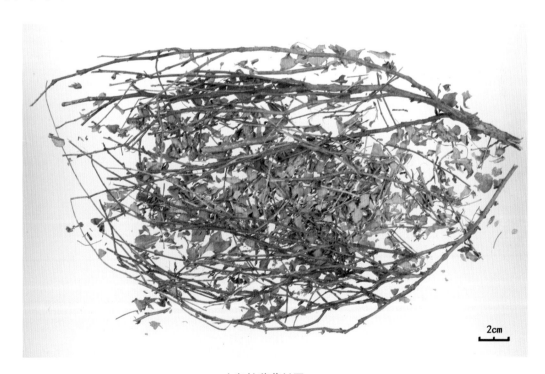

2cm

小角柱花药材图

【鉴别】 （1）显微鉴别 经对本品粉末显微特征的观察，其叶表皮细胞、气孔、嵌晶纤维等特征明显，收入标准正文。

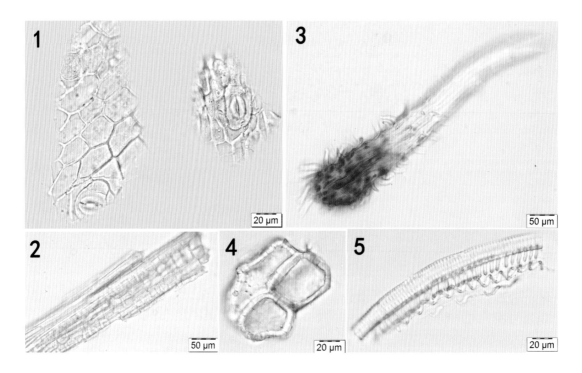

小角柱花粉末显微特征图
1—叶表皮细胞及气孔　2—嵌晶纤维　3—非腺毛　4—石细胞　5—导管

（2）薄层鉴别　建立了以β–谷甾醇为对照的薄层色谱鉴别方法，方法的分离度及重现性均较好。

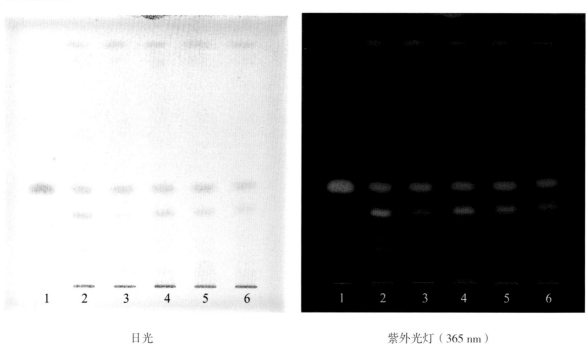

日光　　　　　　　　　　　　　　　　　　紫外光灯（365 nm）

小角柱花薄层色谱图
1—β–谷甾醇对照品　2~6—药材样品

【检查】水分　根据样品水分的测定结果并结合 "药材和饮片检定通则（通则 0212）"相关要求，规定限度不得过 13.0%。

总灰分、酸不溶性灰分　根据样品的测定结果，规定总灰分不得过 6.0%，酸不溶性灰分不得过 1.0%。

【浸出物】根据样品浸出物的测定结果，规定限度不得少于 10.0%。

【味性】【功能与主治】根据《晶珠本草》《藏药晶镜本草》拟定。

【用法与用量】根据《中华本草·藏药卷》拟定。

参考文献

[1] 帝玛尔·丹增彭措. 晶珠本草（藏文）[M]. 北京：民族出版社，2005.

[2] 嘎务. 藏药晶镜本草（藏文）[M]. 北京：民族出版社，2018.

[3] 中国科学院西北高原生物研究所. 藏药志 [M]. 西宁：青海人民出版社，1991.

[4] 国家中医药管理局《中华本草》编委会. 中华本草：藏药卷 [M]. 上海：上海科学技术出版社，2002.

[5] 中国科学院中国植物志编辑委员会. 中国植物志：第 60 卷 [M]. 北京：科学出版社，1987.

[6] 嘎玛群培. 甘露本草明镜 [M]. 拉萨：西藏人民出版社，1993.

起草单位：四川省中医药科学院

起草人：周　毅　陈　雏　王红兰　孙洪兵

　　　　李　彬　吴　燕　杨　萍　牛　童

复核单位：四川省药品检验研究院

小檗皮 ཀྱེར་ཤུན།

Xiaobopi　　杰星

BERBERIS CORTEX

本品为小檗科植物甘肃小檗 *Berberis kansuensis* Schneid.、鲜黄小檗 *Berberis diaphana* Maxim.、西北小檗（匙叶小檗）*Berberis vernae* Schneid. 或刺红珠 *Berberis dictyophylla* Franch. 的干燥茎皮或根皮。春末夏初砍取地上部分或挖出根，刮去栓皮，除出木心，晒干。

【性状】 本品为不规则长条形片块，略弯曲或扭曲，有的呈半圆筒状，长短不一，厚 0.3~3 mm。外表面黄棕色，偶见残留栓皮，内表面棕黄色或棕褐色，纹理细密。质脆，易折断，断面不平整，黄色。气微，味苦。

【鉴别】 （1）本品粉末鲜黄色至黄绿色。石细胞黄绿色至黄棕色，大小、形态各异，常成片存在，直径 10~50 μm，壁厚 12~22 μm；纤维状石细胞常见，孔沟深而清晰，壁孔明显，长 50~80 μm。韧皮纤维淡黄色，长棱形，孔沟细密而清晰，壁孔明显，长 90~110 μm，直径 20~30 μm，壁略厚。韧皮薄壁细胞成片存在，多由 3 个以上纺锤形细胞端壁相连而成，细胞壁呈扁珠状或均匀加厚。草酸钙方晶易见，多呈菱形和不规则形，直径 3~26 μm。木栓细胞淡黄色，长方形或类方形，排列紧密，垂周壁微波状增厚。

（2）取本品粉末 0.5 g，加甲醇 5 ml，超声处理 30 分钟，滤过，取滤液作为供试品溶液。另取盐酸小檗碱对照品，加甲醇制成每 1 ml 含 0.2 mg 的溶液，作为对照品溶液。照薄层色谱法（通则 0502）试验，吸取上述两种溶液各 1~2 μl，分别点于同一硅胶 G 薄层板上，以甲苯 - 乙酸乙酯 - 甲醇 - 异丙醇 - 水（6∶3∶3∶2∶1）为展开剂，置氨蒸气饱和的展开缸内，展开，取出，晾干，置紫外光灯（365 nm）下检视。供试品色谱中，在与对照品色谱相应的位置上，显相同颜色的荧光斑点。

【检查】 **水分**　不得过 13.0%（通则 0832 第二法）。

总灰分　不得过 10.0%（通则 2302）。

【浸出物】 照醇溶性浸出物测定法（通则 2201）项下的热浸法测定，用稀乙醇作溶剂，不得少于 20.0%。

【含量测定】 照高效液相色谱法（通则 0512）测定。

色谱条件与系统适用性试验　以十八烷基硅烷键合硅胶为填充剂；以乙腈为流动相 A，以 0.2% 磷酸溶液为流动相 B，按下表中的规定进行梯度洗脱；检测波长为 270 nm。理论板数按盐酸小檗碱峰计算应不低于 5 000。

时间（分钟）	流动相 A（％）	流动相 B（％）
0~10	17 → 19	83 → 81
10~11	19 → 28	81 → 72
11~18	28 → 34	72 → 66
18~25	34	66

对照品溶液的制备　取盐酸小檗碱对照品适量，精密称定，加甲醇制成每 1 ml 含 0.15 mg 的溶液，即得。

供试品溶液的制备　取本品粉末（过四号筛）约 0.5 g，精密称定，置具塞锥形瓶中，精密加入盐酸 – 70% 甲醇（1∶100）50 ml，密塞，称定重量，超声处理（功率 250 W，频率 40 kHz）30 分钟，放冷，再称定重量，用盐酸 – 70% 甲醇（1∶100）补足减失的重量，摇匀，滤过，取续滤液，即得。

测定法　分别精密吸取对照品溶液 10 μl 与供试品溶液 5~10 μl，注入液相色谱仪，测定，即得。

本品按干燥品计算，含小檗碱以盐酸小檗碱（$C_{20}H_{17}NO_4 \cdot HCl$）计，不得少于 1.0%。

饮　片

【炮制】除去杂质，洗净，切段，干燥。

【性状】本品为不规则的段。其余主要特征同药材。

【鉴别】【检查】【浸出物】【含量测定】同药材。

【味性】味苦，性凉。

【功能与主治】清热解毒，干"黄水"。用于腹泻疾病，糖尿病，肾炎及结膜炎，瘟疫，"陈旧热"等。

【ནུས་ནུས】 ཤེལ་ཕྲེང་ལས། སྐྱེར་པ་མེ་ཆོད་དུག་སྲུད་ཁུ་སྲེར་སེལ། ཞིས་དང་། སྐྲན་གྱི་འཁྲུངས་དཔེ་དེ་ཉིད་ཤེལ་གྱི་ལྡོང་ལས། ཉམས་པས་དུག སྲུད་ཁུ་སྲེར་སྐྱེས། རིམས་དང་ཚད་རྙིང་ནུས་ལ་ཞེན་པ་འདོས། ཁུད་པར་རྒྱུ་གཟེར་ཚད་འཁྲུའི་རིགས་ལ་བསྐུལ་བས།

【用法与用量】3~5 g。外用适量。

【贮藏】置通风干燥处，防潮。

小檗皮质量标准起草说明

【名称】 中文名为小檗皮，拼音名为 Xiaobopi，拉丁药名为 BERBERIS CORTEX。藏文名为"ཤེར་ཤུན།"，音译名为"杰星"或"吉尔训""给尔驯"等。

【品种考证】《晶珠本草》《蓝琉璃》《中华本草·藏药卷》《中国藏药》《藏药晶镜本草》《晶珠本草正本诠释》等均有记载。《晶珠本草》记载："小檗皮性凉、糙，解毒，排黄水。"小檗皮为多基原药材，《中国藏药》收载了 6 种小檗属植物 [甘肃小檗 *Berberis kansuensis* Schneid.、刺红珠 *B. dictyophylla* Franch.、大黄檗 *B. francisci-ferdinandi* Schneid.、川滇小檗 *B. jamesiana* Forrest et W. W. Smith、西北小檗（匙叶小檗）*B.vernae* Schneid. 和粉叶小檗 *B. pruinosa* Franch.]。《卫生部药品标准·藏药第一册》（1995 年版）附录及《宁夏中药材标准》（2018 年版）收载了甘肃小檗；《藏药标准》（1978 年版）收载了直穗小檗 *B. dasystachya* Maxim. 和小檗 *B. vulgaris* L.。

经对四川甘孜州、阿坝州等地临床应用及市场流通情况调研，小檗皮主流品种有 4 种：甘肃小檗、鲜黄小檗、匙叶小檗和刺红珠，故收入标准。

【植物形态】

1. 花单生或 2 至多朵簇生

    2. 花单生，叶全缘，胚珠 3~4 枚……………………………………………刺红珠

    2. 花 2~5 朵簇生，叶缘具刺齿，胚珠 6~10 枚………………………………鲜黄小檗

1. 总状花序

    3. 高 0.5~1.5 m；叶片倒披针形或匙状倒披针形，长 1~5 cm，宽 0.3~1 cm；叶全缘，偶具 1~3 刺齿；叶柄长 2~6 mm………………………………………………匙叶小檗

    3. 高达 3 m；叶片近圆形或阔椭圆形，长 2.5~5 cm，宽 2~3 cm；叶缘每边具 15~30 刺齿；叶柄长 1~2 cm…………………………………………………………………甘肃小檗

【分布与生态环境】 **甘肃小檗**　分布于甘肃、青海、四川、西藏等省（区），生于海拔 1 400~2 800 m 的山坡灌丛或杂木林中。

刺红珠　分布于云南、四川、西藏等省（区），生于海拔 2 500~4 000 m 的山坡灌丛中、河滩草地、林下、林缘、草坡。

鲜黄小檗　分布于甘肃、青海、西藏等省（区），生于海拔 1 620~3 600 m 的灌丛、草

甸、林缘、坡地或云杉林中。

匙叶小檗 分布于四川、甘肃、青海等省（区），生于海拔 2 200~3 850 m 的河滩地或山坡灌丛中。

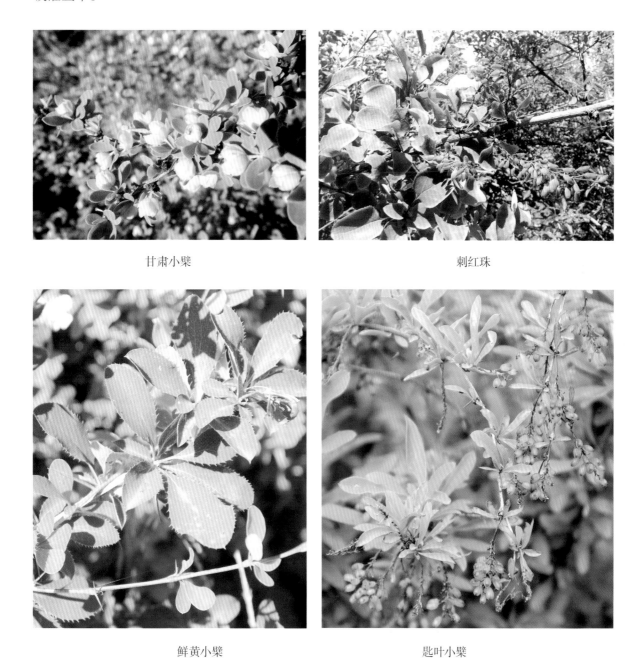

甘肃小檗　　　　　　　　　　　　刺红珠

鲜黄小檗　　　　　　　　　　　　匙叶小檗

小檗皮植物图

【**性状**】 根据药材样品据实描述。

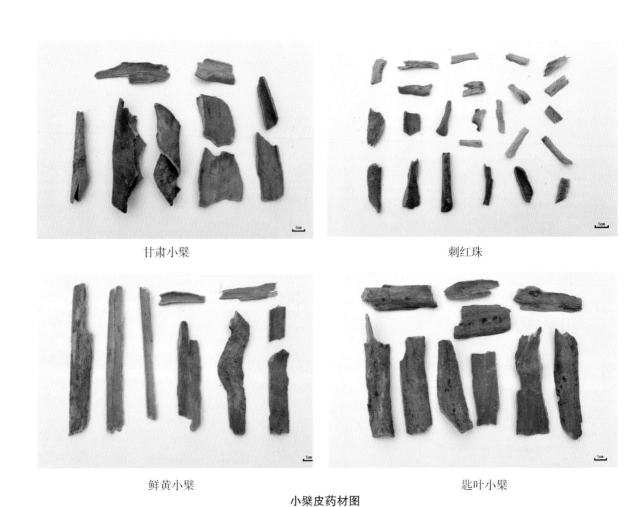

甘肃小檗　　　　　　　　　　　　刺红珠

鲜黄小檗　　　　　　　　　　　　匙叶小檗

小檗皮药材图

【鉴别】（1）显微鉴别　经对本品粉末显微特征的观察，其石细胞、纤维状石细胞、韧皮纤维等特征明显，收入标准正文。

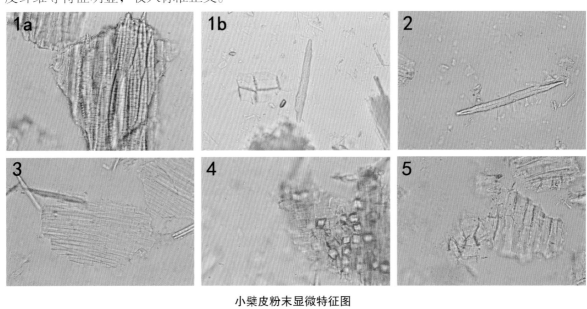

小檗皮粉末显微特征图

1a—石细胞　1b—纤维状石细胞　2—韧皮纤维　3—韧皮薄壁细胞　4—草酸钙方晶　5—木栓细胞

（2）薄层鉴别　　建立了以盐酸小檗碱对照品为对照的薄层色谱鉴别方法，方法的分离度及重现性均较好。

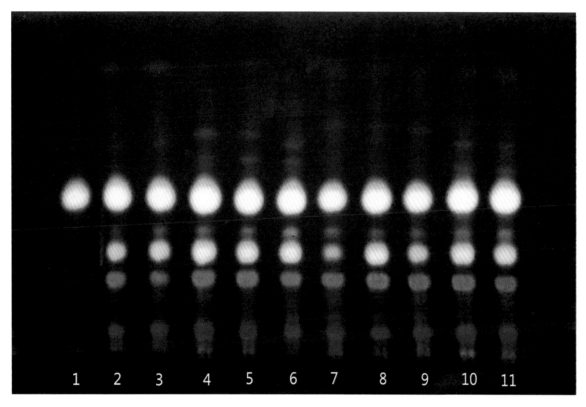

小檗皮薄层色谱图

1—盐酸小檗碱对照品　　2~3—甘肃小檗样品　　4~5—刺红珠样品
6~9—鲜黄小檗样品　　10~11—匙叶小檗样品

【检查】　水分　　10 批样品水分的测定结果为 4.4%~10.5%，平均值为 7.2%，结合"药材和饮片检定通则（通则 0212）"相关要求，规定限度不得过 13.0%。

总灰分　　10 批样品总灰分的测定结果为 4.2%~10.0%，平均值为 6.0%，规定限度不得过 10.0%。

【浸出物】　　10 批样品浸出物的测定结果为 20.6%~48.7%，平均值为 33.9%，规定限度不得少于 20.0%。

【含量测定】　　小檗皮主要含生物碱类成分，其中以盐酸小檗碱含量相对较高。采用 HPLC 法，建立了小檗皮药材中盐酸小檗碱的含量测定方法。经方法验证，盐酸小檗碱在 0.02~0.35 mg/ml 范围内线性关系良好（r=0.999 9），平均加样回收率为 100.6%，RSD 为 1.5%。10 批小檗皮样品中的盐酸小檗碱测定结果为 1.4%~3.5%，平均值为 2.2%。根据测定结果，规定"本品按干燥品计算，含小檗碱以盐酸小檗碱（$C_{20}H_{17}NO_4 \cdot HCl$）计，不得少于 1.0%"。

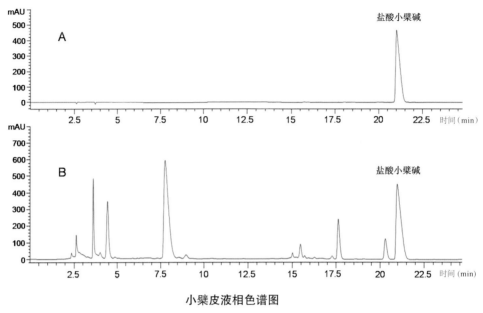

小檗皮液相色谱图

A—盐酸小檗碱对照品　B—药材样品

【味性】【功能与主治】根据《晶珠本草》《藏药晶镜本草》拟定。

【用法与用量】根据《中华本草·藏药卷》拟定。

参考文献

[1] 帝玛尔·丹增彭措．晶珠本草（藏文）[M]．北京：民族出版社，2005.

[2] 青海省药品检验所，青海省藏医药研究所．中国藏药 [M]．上海：上海科学技术出版社，1996.

[3] 罗达尚．中华藏本草 [M]．北京：民族出版社，1997.

[4] 卫生部药典委员会．中华人民共和国卫生部药品标准：藏药第一册 [S]．北京：人民卫生出版社，1995.

[5] 宁夏食品药品监督管理局．宁夏中药材标准 [S]．银川：阳光出版社，2018.

[6] 李铁钢，李钰婷，武小赟，等．黄连及其炮制品薄层鉴别方法的研究 [J]．时珍国医国药，2011，22（3）：677–679.

[7] 孙颖平，李莉．新疆特色药材黑果小檗薄层鉴别方法研究 [J]．西北药学杂志，2013，28（3）：231–234.

[8] 嘎务．藏药晶镜本草（藏文）[M]．北京：民族出版社，2018.

[9] 中国科学院中国植物志编辑委员会．中国植物志：第29卷 [M]．北京：科学出版社，2001.

[10] 国家中医药管理局《中华本草》编委会．中华本草：藏药卷 [M]．上海：上海科学技术出版社，2002.

[11] 第司·桑杰嘉措．蓝琉璃 [M]．上海：上海科学技术出版社，2012.

[12] 西藏、青海、四川、甘肃、云南、新疆卫生局．藏药标准 [S]．西宁：青海人民出版社，1978.

起草单位：成都中医药大学

起草人：范　刚　赖先荣　李琪

复核单位：四川省药品检验研究院

川西合耳菊 ཡུ་གུ་ཤིང་དཀར་པོ།

Chuanxiheerju 叶格兴嘎保

SYNOTIS SOLIDAGINEAE HERBA

本品为菊科植物川西合耳菊 *Synotis solidaginea* (Hand. – Mazz.) C. Jeffrey et Y. L. Chen 的干燥地上部分。夏至秋季花期采收地上部分，除去杂质，晒干。

【性状】 本品茎呈细圆柱形，表面灰绿色、黄棕色或紫褐色。叶互生，多皱缩破碎，完整叶片展开后呈长圆形或长圆状披针形，长 6~12 cm，宽 2~5 cm，先端渐尖，基部楔形，边缘有锯齿；下表面被疏毛或近无毛。头状花序，总苞筒状，花黄白色，冠毛白色。气清香，味苦。

【鉴别】 （1）本品粉末黄绿色。叶表皮细胞呈不规则形，垂周壁波状弯曲，气孔不定式，副卫细胞 5~7 个。花粉粒类球形，直径 15~30 μm，具有 3 个萌发孔，外壁锯齿状突起。冠毛为多列性分枝状毛，各分枝为单细胞，先端渐尖。非腺毛为单细胞，基部直径 15~25 μm。螺纹导管多见。

（2）取本品粉末 0.5 g，加甲醇 20 ml，超声处理 30 分钟，滤过，滤液浓缩至约 2 ml，作为供试品溶液。另取异槲皮苷对照品，加甲醇制成每 1 ml 含 0.3 mg 的溶液，作为对照品溶液。照薄层色谱法（通则 0502）试验，吸取上述两种溶液各 3~5 μl，分别点于同一硅胶 G 薄层板上，以乙酸乙酯 – 甲酸 – 水（17∶1∶1）为展开剂，展开，取出，晾干，喷以三氯化铝试液，在 105℃加热至斑点显色清晰，置紫外光灯（365 nm）下检视。供试品色谱中，在与对照品色谱相应的位置上，显相同颜色的荧光斑点。

【检查】 水分 不得过 13.0%（通则 0832 第二法）。

总灰分 不得过 10.0%（通则 2302）。

酸不溶性灰分 不得过 2.0%（通则 2302）。

【浸出物】 照醇溶性浸出物测定法（通则 2201）项下的热浸法，用稀乙醇作溶剂，不得少于 30.0%。

【含量测定】 照高效液相色谱法（通则 0512）测定。

色谱条件与系统适用性试验 以十八烷基硅烷键合硅胶为填充剂；以乙腈 – 0.4% 甲酸溶液（18∶82）为流动相；检测波长为 256 nm。理论板数按异槲皮苷峰计算应不低于 8 000。

对照品溶液的制备 取异槲皮苷对照品适量，精密称定，加 70% 乙醇制成每 1 ml 含 50 μg 的溶液，即得。

供试品溶液的制备 取本品粉末（过四号筛）约 1 g，精密称定，置具塞锥形瓶中，精密加入 70% 乙醇 20 ml，密塞，称定重量，超声处理（功率 250 W，频率 40 kHz）1 小时，放冷，再称定重量，用70%乙醇补足减失的重量，摇匀，滤过，取续滤液，即得。

测定法 分别精密吸取对照品溶液与供试品溶液各10 μl，注入液相色谱仪，测定，即得。

本品按干燥品计算，含异槲皮苷（$C_{21}H_{20}O_{12}$）不得少于0.12%。

饮　片

【炮制】除去杂质，洗净，切段，干燥。

【性状】本品为不规则的段。其余主要特征同药材。

【鉴别】【检查】【浸出物】【含量测定】同药材。

【味性】味苦，性凉。

【功能与主治】清热解毒，消炎接骨。用于伤口愈合。

【དཔེ་ཚུལ།】ཤེལ་ཕྲེང་ལས། ཡུ་གུ་ཤིང་གིས་རྩ་སྟོར་དུག་ཚད་སེལ། ཞེས་དང་། སྨན་གྱི་འབྱུང་དབྱེ་རུ་ཏི་མེད་ཤེལ་གྱི་མི་ལོང་ལས། རུས་པ་ས་ཀྲ་གསོ། རུས་ཚག་སྟོར། དུག་ཚད་སེལ།

【用法与用量】3~9 g；外用适量，捣碎敷患处。

【贮藏】置阴凉干燥处。

川西合耳菊质量标准起草说明

【名称】中文名为川西合耳菊，别名"川西千里光""川西尾药菊"，拼音名为Chuanxi heerju，拉丁药名为SYNOTIS SOLIDAGINEAE HERBA。藏文名为"ཡུ་གུ་ཤིང་དཀར་པོ"，音译名为"叶格兴嘎保"或"玉勾相噶保"等。

【品种考证】《晶珠本草》《度母本草》《藏药志》《藏药晶镜本草》《中国藏药》中均有记载。《藏药晶镜本草》记载："川西合耳菊为传统藏药叶格兴嘎保。"《藏药志》记载："藏药叶格兴嘎保的原植物为菊科植物川西千里光。据考证，川西合耳菊又名川西千里光。"《中国植物志》中记载的菊科植物川西合耳菊植物特征描述与《藏药志》《藏药晶镜本草》记载的藏药"叶格兴嘎保"相符。《藏药志》记载："叶格兴嘎保为川西合耳菊全草阴干所得；有清肝胆诸热，清解毒热的功效；主治伤口发炎、肿胀、急性结膜炎、疮痈、皮炎等疾病。"

经对四川甘孜州、阿坝州等地临床应用及市场流通情况调研，藏药叶格兴嘎保植物主要来源于菊科植物川西合耳菊 *Synotis solidaginea* (Hand. – Mazz.) C. Jeffrey et Y. L. Chen。

【植物形态】多年生草本，形成大簇。茎直立，高30~70 cm。叶卵状披针形，披针形或椭圆状长圆形，长6~12 cm，宽2~4.5 cm，边缘具规则的密尖锯齿，纸质，两面初时被疏蛛丝状毛，后渐脱毛；头状花序排列成顶生及上部腋生，通常密而狭的塔状复圆锥聚伞花序；花梗被密白色绒毛，具钻状小苞片。总苞片4~5。无舌状花；管状花3，两性；花冠淡黄色或乳黄色。瘦果圆柱形，被柔毛；冠毛白色或淡禾秆色。花期 7—10 月。

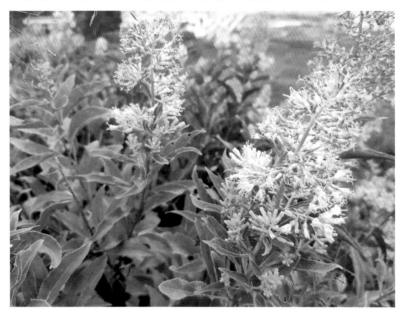

川西合耳菊植物图

【分布与生态环境】 主要分布于西藏东部、四川西部、云南西北部，生于海拔 2 900~3 900 m 的开阔阳坡。四川的川西合耳菊主产于甘孜州、阿坝州。

【性状】 根据药材样品据实描述。

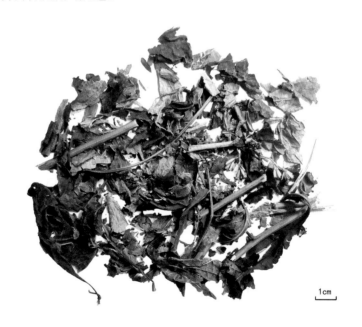

1cm

川西合耳菊药材图

【鉴别】（1）显微鉴别 经对本品粉末显微特征的观察，其叶表皮细胞、花粉粒、冠毛等特征明显，收入标准正文。

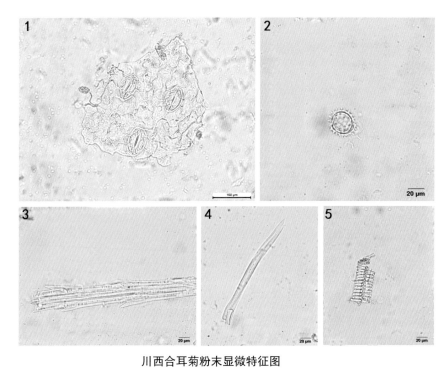

川西合耳菊粉末显微特征图

1—叶表皮细胞及气孔　2—花粉粒　3—冠毛　4—非腺毛　5—导管

（2）薄层鉴别　建立了以异槲皮苷对照品为对照的薄层色谱鉴别方法，方法的分离度及重现性均较好。

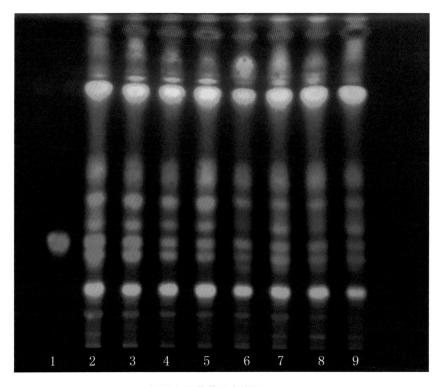

川西合耳菊薄层色谱图

1—异槲皮苷对照品　2~9—药材样品

【检查】 水分　根据样品水分的测定结果并结合"药材和饮片检定通则（通则0212）"相关要求，规定限度不得过13.0%。

总灰分、酸不溶性灰分　根据样品的测定结果，规定总灰分不得过10.0%，酸不溶性灰分不得过2.0%。

【浸出物】 根据样品浸出物的测定结果，规定限度不得少于30.0%。

【含量测定】 川西合耳菊含黄酮类成分，其中异槲皮苷的含量较高，采用HPLC法，以异槲皮苷为对照，建立了川西合耳菊中含量测定的方法。经方法验证，异槲皮苷在0.01~0.3 mg/ml范围内线性良好（r=0.999 8），平均加样回收率为99.6%，RSD值为0.3%。根据样品测定结果，规定"本品按干燥品计，含异槲皮苷（$C_{21}H_{20}O_{12}$）不得少于0.12%"。

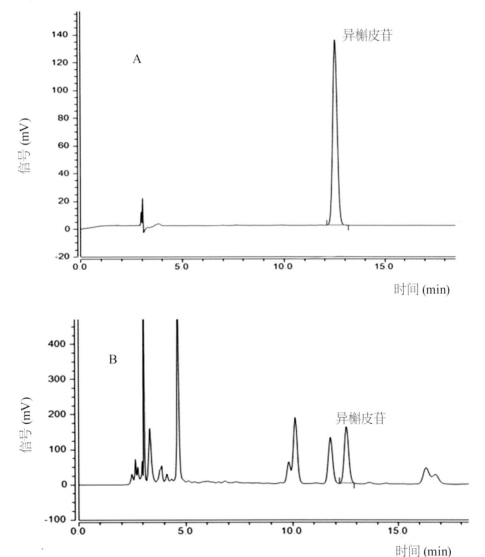

川西合耳菊液相色谱图

A—异槲皮苷对照品　B—药材样品

【味性】【功能与主治】根据《晶珠本草》《藏药晶镜本草》拟定。

【用法与用量】根据藏医药文献及临床使用习惯拟定。

参考文献

[1] 帝玛尔·丹增彭措.晶珠本草（藏文）[M].北京：民族出版社，2005.

[2] 希瓦措.度母本草 [M].毛继祖等，译.西宁：青海人民出版社，2016.

[3] 中国科学院西北高原生物研究所.藏药志 [M].西宁：青海人民出版社，1991.

[4] 嘎务.藏药晶镜本草（藏文）[M].北京：民族出版社，2018.

[5] 青海省药品检验所，青海省藏医药研究所.中国藏药 [M].上海：上海科学技术出版社，1996.

[6] 中国科学院中国植物志编辑委员会.中国植物志：第 77 卷 [M].北京：科学出版社，1999.

起草单位：成都中医药大学

起草人：吕光华　雷　鑫　陈　蓉　龙　飞

复核单位：四川省药品检验研究院

牛尾蒿 ཕུར་ནག

Niuweihao 普尔那

ARTEMISIAE DUBIAE HERBA

本品为菊科植物牛尾蒿 *Artemisia dubia* Wall. ex Bess. 的干燥地上部分。夏末秋初花期采割，切段，晾干。

【性状】 本品茎呈细圆柱形，长短不一，具纵棱，表面绿色至棕绿色或紫红色，光滑或着稀疏绢状短柔毛，具叶柄残迹；质脆，易折断，断面不平整，绿白色或黄白色，中央髓部乳白色或呈小孔。叶多皱缩，破碎，淡绿色或暗绿色，完整者 3~5~7 指裂或不裂，叶背主脉突出。头状花序皱缩，小球形，淡黄色或淡紫色，具短梗；总苞片边缘具膜质，透明。气微清香，味苦，微涩。

【鉴别】 （1）本品粉末黄褐色。"T"形非腺毛多见，具短柄。叶表皮细胞壁呈波状弯曲，气孔不定式，副卫细胞 2~6 个。花粉粒直径 20~35 μm，外层较内层明显增厚，具 3 个萌发孔。纤维长条形，胞腔狭小，两端渐尖或呈叉状。石细胞，多呈长方形。可见具缘纹孔导管、网纹导管、螺纹导管，直径 20~36 μm。

（2）取本品粉末 0.2 g，加 70% 甲醇 25 ml，超声处理 30 分钟，滤过，滤液蒸干，残渣加甲醇 2 ml 使溶解，作为供试品溶液。另取绿原酸对照品、3，5-*O*-二咖啡酰基奎宁酸对照品，加甲醇分别制成每 1 ml 含 0.3 mg 的溶液，作为对照品溶液。照薄层色谱法（通则 0502）试验，吸取上述三种溶液各 5~10 μl，分别点于同一硅胶 G 薄层板上，以乙酸丁酯－甲酸－水（7：7：7）的上层溶液为展开剂，展开，取出，晾干，置紫外光灯（365 nm）下检视。供试品色谱中，在与对照品色谱相应的位置上，显相同颜色的荧光斑点。

【检查】 **水分** 不得过 13.0%（通则 0832 第四法）。

总灰分 不得过 9.0%（通则 2302）。

酸不溶性灰分 不得过 1.0%（则 2302）。

【浸出物】 照醇溶性浸出物测定法（通则 2201）项下的热浸法测定，用 70% 乙醇作溶剂，不得少于 13.0%。

【含量测定】 照高效液相色谱法（通则 0512）测定。

色谱条件与系统适用性试验 以十八烷基硅烷键合硅胶为填充剂；以乙腈－0.2% 磷酸溶液（20：80）为流动相；检测波长为 327 nm。理论板数按绿原酸峰计算应不低于 5 000。

对照品溶液的制备 取绿原酸对照品适量，精密称定，加 50% 甲醇制成每 1 ml 含 40 μg 的溶液，即得。

供试品溶液的制备 取本品粉末（过三号筛）约 0.5 g，精密称定，置具塞锥形瓶中，精密加入 50% 甲醇 50 ml，密塞，称定重量，超声处理（功率 250 W，频率 40 kHz）30 分钟，放冷，再称定重量，用 50% 甲醇补足减失的重量，摇匀，滤过，取续滤液，即得。

测定法 分别精密吸取对照品溶液与供试品溶液各 10 μl，注入液相色谱仪，测定，即得。

本品按干燥品计算，含绿原酸（$C_{16}H_{18}O_9$）不得少于 0.30%。

饮 片

【炮 制】 除去杂质。

【味性】 味苦、辛，性凉。

【功能与主治】 清热解毒，祛邪化脓。用于流行性疾病，"黄水"病。

【ཕན་ནུས།】 ཤེལ་ཕྲེང་ལས། ཕུར་མོང་ནིང་གསོད་གཉན་སྐྱོག་ནད་གཅོད་འཇོམས། །ཞེས་དང་། རྨ་ཀྱི་འབྱུང་བའི་དྲི་མེད་ཤེལ་མེ་ལོང་ལས།

གཉན་ཚད་དང་ཀ་གསོག་སྐྱོག་འཇོམས་པའི་ནུས་ཡོད།།

【用法与用量】 6~9 g。

【贮藏】 置阴凉干燥处。

牛尾蒿质量标准起草说明

【名称】 中文名为牛尾蒿，拼音名为 Niuweihao，拉丁药名为 ARTEMISIAE DUBIAE HERBA。藏文名为"ཕུར་ནག"，音译名为"普尔那"，也可译为"普尔芒那保"。

【品种考证】 《晶珠本草》《蓝琉璃》《藏药志》等均有记载。《晶珠本草》记载："普尔芒那保（ཕུར་མོང་ནག་པོ，黑色蒿），长在阴山低处。叶圆形，被毛；花青黑色，气味不香，味苦。多加工成膏或灰。"《卫生部药品标准·藏药第一册》（1995 年版）、《藏药标准》（1978 年版）均收载牛尾蒿，为菊科蒿属植物牛尾蒿 *Artemisia subdigitata* Mattf. 的干燥地上部分。《中国植物志》将牛尾蒿的拉丁学名更改为 *Artemisia dubia* Wall. ex Bess.。

【植物形态】 半灌木状草本。茎直立，丛生。叶厚纸质或纸质，叶面微有短柔毛，背面毛密，宿存；基生叶与茎下部叶大，卵形或长圆形，羽状 5 深裂；中部叶卵形，长 5~12 cm，宽 3~7 cm，羽状 5 深裂，裂片椭圆状披针形、长圆状披针形或披针形；上部叶与苞片叶指状 3 深裂或不分裂。头状花序多数，在分枝的小枝上排成穗状花序或穗状花序状的总状花序；总苞片 3~4 层，背面无毛。花果期 8—10 月。

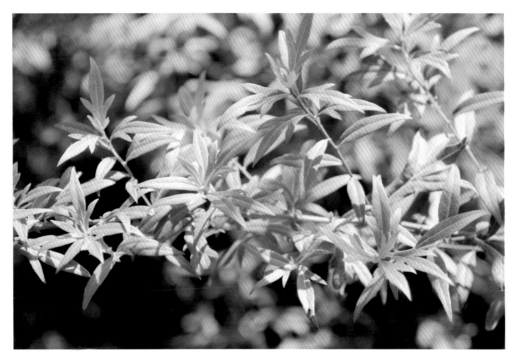

牛尾蒿植物图

【分布及生态环境】 分布于四川、甘肃（中部以南）、内蒙古（南部）、青海、宁夏、山西、陕西、云南、贵州、河北、河南（南部）、湖北（西部）、山东（西部）、广西（西北部）等省（区）。生于海拔 3 500 m 以下地区的荒坡、路旁、河边、沟谷、灌丛及林缘等地。

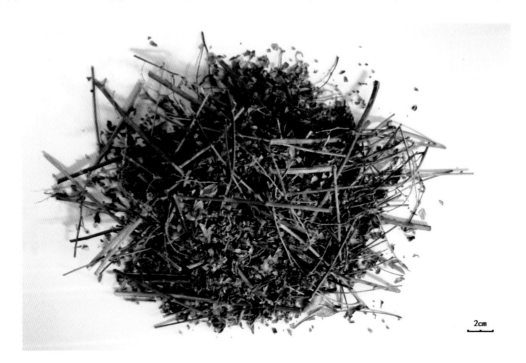

牛尾蒿药材图

【性状】 根据药材样品据实描述。

【鉴别】（1）显微鉴别 经对本品粉末显微特征的观察，其非腺毛、叶表皮细胞、花粉粒等显微特征明显，收入标准正文。

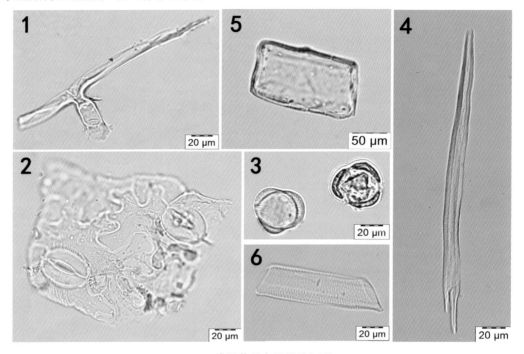

牛尾蒿粉末显微特征图

1—非腺毛 2—叶表皮细胞及气孔 3—花粉粒 4—纤维 5—石细胞 6—导管

（2）薄层鉴别 建立了以绿原酸对照品和3，5－O－二咖啡酰基奎宁酸对照品为对照的薄层色谱鉴别方法，方法的分离度及重现性均较好。

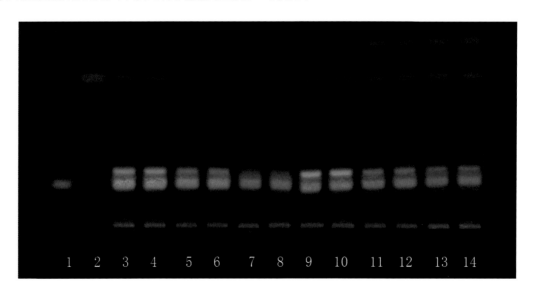

牛尾蒿薄层色谱图

1—绿原酸对照品 2—3，5－O－二咖啡酰基奎宁酸对照品 3~14—药材样品

【检查】 **水分** 12 批样品水分的测定结果为 3.6%~5.2%，平均值为 4.5%，结合 "药材和饮片检定通则（通则 0212）" 相关要求，规定限度不得过 13.0%。

总灰分 12 批样品总灰分的测定结果为 4.4%~7.1%，平均值为 5.8%，规定限度不得过 9.0%。

酸不溶性灰分 12 批样品酸不溶性灰分的测定结果为 0.4%~0.6%，平均值为 0.4%，规定限度不得过 1.0%。

【浸出物】 12 批样品浸出物的测定结果为 17.3%~24.3%，平均值为 20.4%，规定限度不得少于 13.0%。

【含量测定】 采用 HPLC 法，建立了牛尾蒿药材中绿原酸的含量测定方法。经方法验证，绿原酸在 0.010~0.246 mg/ml 范围内线性关系良好（r= 0.999 9），平均加样回收率为 99.5%，RSD 为 1.3%。12 批牛尾蒿样品中的绿原酸含量测定结果为 0.4%~1.3%，平均值为 0.7%。根据测定结果，规定 "本品按干燥品计算，含绿原酸（$C_{16}H_{18}O_9$）不得少于 0.30%"。

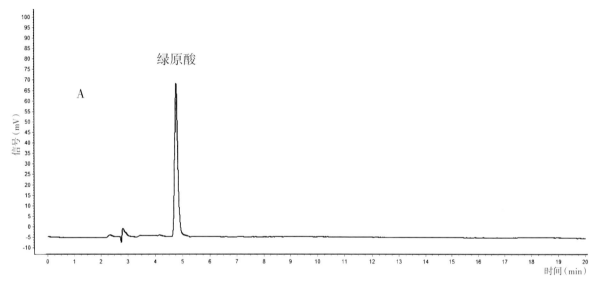

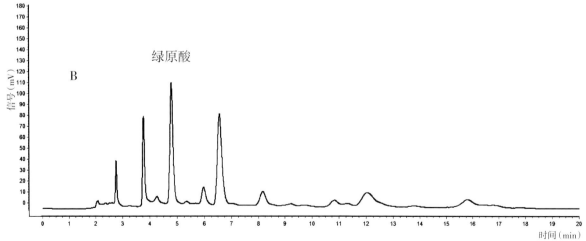

牛尾蒿液相色谱图

A—绿原酸对照品　B—药材样品

【味性】【功能与主治】根据《晶珠本草》《藏药晶镜本草》拟定。

【用法与用量】根据《中华本草·第 7 卷》拟定。

参考文献

[1] 帝玛尔·丹增彭措 . 晶珠本草（藏文）[M]. 北京：民族出版社，2005.

[2] 嘎务 . 藏药晶镜本草（藏文）[M]. 北京：民族出版社，2018.

[3] 中国科学院西北高原生物研究所 . 藏药志 [M]. 西宁：青海人民出版社，1991.

[4] 中国科学院中国植物志编辑委员会 . 中国植物志：第 76 卷 [M]. 北京：科学出版社，1991.

[5] 登巴达吉 . 略论藏药普尔芒的识别及应用 [J]. 中国藏学，2014，2：146 – 151.

[6] 国家中医药管理局《中华本草》编委会 . 中华本草：第 7 卷 [M]. 上海：上海科学技术出版社，1999.

[7] 卫生部药典委员会 . 中华人民共和国卫生部药品标准：藏药第一册 [S]. 北京：人民卫生出版社，1995.

[8] 西藏、青海、四川、甘肃、云南、新疆卫生局 . 藏药标准 [S] . 西宁：青海人民出版社，1978.

[9] 第司·桑杰嘉措 . 蓝琉璃 [M]. 上海：上海科学技术出版社，2012.

起草单位：西南民族大学

起草人：杨正明　李奕松　刘　圆

复核单位：四川省药品检验研究院

毛莲蒿 ཕུར་ནག་ལོ་སེལ།

Maolianhao 普尔那洛斯

ARTEMISIAE VESTITAE HERBA

本品为菊科植物毛莲蒿 Artemisia vestita Wall. ex Bess. 的干燥地上部分。夏季开花时采收，除去泥沙，切段，阴干。

【性状】 本品为段状，长 5~10 cm。茎圆柱形，多分枝；茎枝表面红褐色或紫红色；质略硬而脆，易折断，断面有髓，具纤维性。叶皱缩易碎，绿色或灰绿色，完整者 2~3 回羽状全裂，裂片卵形至长圆形，上表面被疏毛，下表面被白色绒毛。头状花序小、顶生；花球形或半球形，黄绿色。香气浓烈，味苦。

【鉴别】 （1）本品粉末灰绿色。叶表皮细胞不规则形，细胞壁呈波状弯曲；气孔不定式，副卫细胞 4~7 个。腺毛头部 1~3 个细胞，柄单细胞。非腺毛有两种，一种呈"V"字形，顶端细长而弯曲；一种为单列性，弯曲而狭长。纤维多狭长，两端渐尖。花粉粒呈圆形或椭圆形，表面光滑，具 3 个萌发孔，壁三面增厚。木栓细胞呈长方形或类长方形紧密排列。

（2）取本品粉末 0.5 g，加甲醇 20 ml，超声处理 30 分钟，滤过，滤液作为供试品溶液。另取绿原酸对照品、3，5−O−二咖啡酰基奎宁酸对照品，加甲醇制成每 1 ml 各含 0.3 mg 的混合溶液，作为对照品溶液。照薄层色谱法（通则 0502）试验，吸取上述两种溶液各 5~8 μl，分别点于同一硅胶 G 薄层板上，以乙酸丁酯−甲酸−水（2∶1∶1）上层溶液为展开剂，展开，取出，晾干，置紫外光灯（365 nm）下检视。供试品色谱中，在与对照品色谱相应的位置上，显相同颜色的荧光斑点。

【检查】 水分 不得过 13.0%（通则 0832 第四法）。

总灰分 不得过 8.0%（通则 2302）。

酸不溶性灰分 不得过 2.0%（通则 2302）。

【浸出物】 照醇溶性浸出物测定法（通则 2201）项下的热浸法测定，以 70% 乙醇为溶剂，不得少于 12.0%。

【含量测定】 照高效液相色谱法（通则 0512）测定。

色谱条件与系统适用性试验 以十八烷基硅烷键合硅胶为填充剂；以乙腈为流动相 A，以 0.2% 磷酸溶液为流动相 B，按下表中的规定进行梯度洗脱；检测波长为 327 nm。理论板数按 3，5−O−二咖啡酰基奎宁酸峰计算应不低于 5 000。

时间（分钟）	流动相 A(%)	流动相 B(%)
0~5	10 → 25	90 → 75
5~20	25	75
20~25	25 → 30	75 → 70

对照品溶液的制备　取 3，5－O－二咖啡酰基奎宁酸对照品适量，精密称定，加 70% 甲醇制成每 1 ml 含 90 μg 的溶液，即得。

供试品溶液的制备　取本品粉末（过四号筛）约 0.5 g，精密称定，置具塞锥形瓶中，精密加入 70% 甲醇 50 ml，称定重量，超声处理（功率 250 W，频率 40 kHz）30 分钟，放冷，称定重量，用 70% 甲醇补足减失的重量，摇匀，滤过，取续滤液，即得。

测定法　分别精密吸取对照品溶液与供试品溶液各 10 μl，注入液相色谱仪，测定，即得。

本品按干燥品计算，含 3，5－O－二咖啡酰基奎宁酸（$C_{25}H_{24}O_{12}$）不得少于 0.40%。

饮　片

【炮制】除去杂质。

【味性】味苦，性凉。

【功能与主治】清热解瘟，祛湿驱虫。用于瘟疫，虫病，愈合伤口。

【པར་ནུས།】ཤེལ་ཕྲེང་ལས། ཕྱུར་མོང་སྲིན་དུག་གཅན་གནོན་རྩོ་ནད་གཉེན་འཇོམས། ཞིན་དང་། སྲན་གྱི་འཁྲུངས་དབྱེ་ཏེ་མེད་ཤེལ་གྱི་མེ་ལོང་ལས་གཉན་སྲིན་འཇོམས་པའི་ནུས་པ་ལེགས།

【用法与用量】6~9 g。

【贮藏】置阴凉干燥处。

毛莲蒿质量标准起草说明

【名称】中文名为毛莲蒿，拼音名为 Maolianhao，拉丁药名为 ARTEMISIAE VESTITAE HERBA。藏文名为" ཕུར་ནག་ལོ་མེན །"，音译名为"普尔那洛斯"。

【品种考证】《晶珠本草》《蓝琉璃》《甘露本草明镜》《藏药志》《中华本草·藏药卷》等均有记载。《甘露本草明镜》记载："普尔那洛斯为多年生草本植物。根淡灰色或灰色，如青蒿之根。茎紫黑、细直，基部分枝，全株着灰白色短柔毛，厚而多。叶深绿色略泛紫色互生，两面被灰白色密绒毛，2~3回羽状全裂，裂片较短而互生，有香气。花紫红小而多，伞状叠生于茎枝顶端。"

经对四川藏医临床应用"普尔那洛斯"的调研，并经实地采集和鉴别，菊科植物毛莲蒿 *Artemisia vestita* Wall. ex Bess. 为四川甘孜州、阿坝州等地"普尔那洛斯"的主流品种，也可称为"结血蒿"。

【植物形态】 半灌木状草本。植株有浓烈的香气。茎直立，丛生，高 50~120 cm；茎、枝被蛛丝状微柔毛。叶两面被灰白色密绒毛；茎下部与中部叶卵形、椭圆状卵形或近圆形，二（至三）回栉齿状的羽状分裂，第一回全裂或深裂，每侧有裂片 4~6 枚，裂片长椭圆形、披针形或楔形，第二回为深裂，小裂片小，边缘常具数枚栉齿状的深裂齿，裂齿细小，近椭圆形，先端有小尖头，中轴两侧有栉齿状小裂片，叶柄基部常有小型、栉齿状的假托叶；苞片叶披针形，边缘有少量栉齿。头状花序多数，球形或半球形，直径 2.5~3.5(~4)mm，在茎的分枝上排成总状花序、复总状花序或近似于穗状花序；总苞片 3~4 层，外层背面被灰白色短柔毛。花果期 8—11 月。

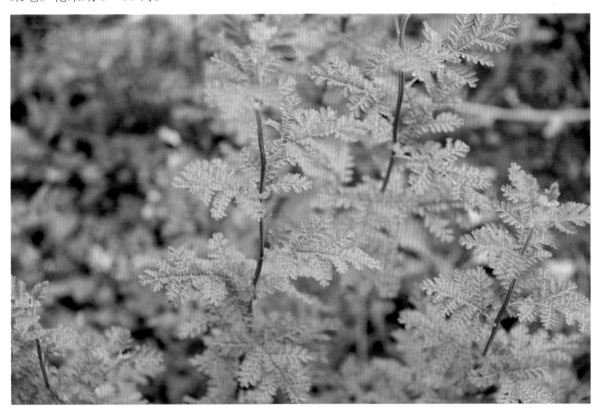

毛莲蒿植物图

【分布及生态环境】 分布于四川、西藏、甘肃、青海等省（区）。生于海拔

2 000~4 000 m 的草地、灌丛、山坡或林缘。

【**性状**】根据药材样品据实描述。

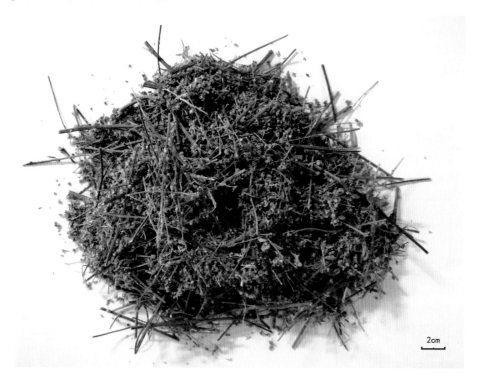

毛莲蒿药材图

【**鉴别**】（1）显微鉴别　经对本品粉末显微特征的观察，其腺毛、非腺毛、纤维等特征明显，收入标准正文。

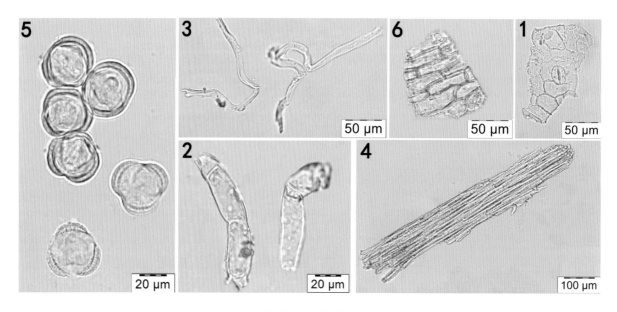

毛莲蒿粉末显微特征图
1—叶表皮细胞及气孔　2—腺毛　3—非腺毛　4—纤维　5—花粉粒　6—木栓细胞

（2）薄层鉴别　建立了以绿原酸对照品和3，5－O－二咖啡酰基奎宁酸对照品为对照的薄层色谱鉴别方法，方法的分离度及重现性均较好。

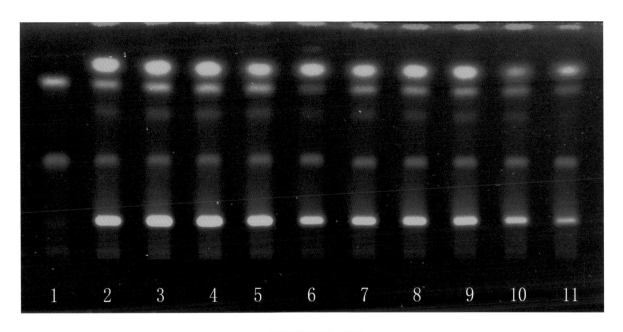

毛莲蒿薄层色谱图
1—混合对照品（从下至上分别为绿原酸、3，5－O－二咖啡酰基奎宁酸）　2~11—药材样品

【检查】水分　10批样品水分的测定结果为3.0%~5.5%，平均值为3.9%，结合"药材和饮片检定通则（通则0212）"相关要求，规定限度不得过13.0%。

　　总灰分　10批样品总灰分的测定结果为5.2%~6.4%，平均值5.6%，规定限度不得过8.0%。

　　酸不溶性灰分　10批样品酸不溶性灰分的测定结果为0.5%~1.7%，平均值为0.9%，规定限度不得过2.0%。

【浸出物】10批样品浸出物的测定结果为15.9%~23.0%，平均值为19.7%，规定限度不得少于12.0%。

【含量测定】采用HPLC法，建立了毛莲蒿药材中3，5－O－二咖啡酰基奎宁酸的含量测定方法。经方法验证，3，5－O－二咖啡酰基奎宁酸在0.006 4~0.257 6 mg/ml范围内线性关系良好（r=0.999 9），平均加样回收率为99.3%，RSD为1.8%。10批毛莲蒿样品中的3，5－O－二咖啡酰基奎宁酸含量测定结果为0.6~1.8%，平均值为1.3%。根据测定结果，规定"本品按干燥品计算，含3，5－O－二咖啡酰基奎宁酸（$C_{25}H_{24}O_{12}$）不得少于0.40%"。

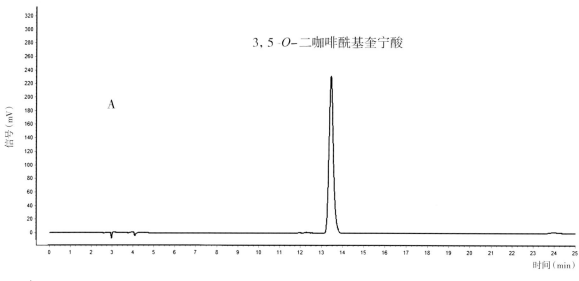

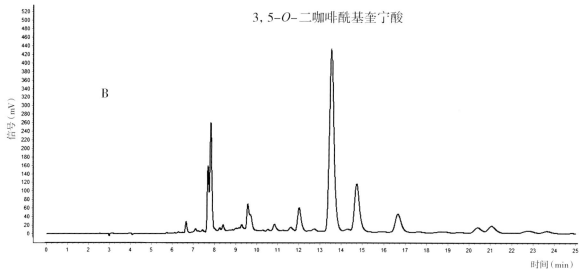

毛莲蒿液相色谱图

A—3，5-O-二咖啡酰基奎宁酸对照品　B—药材样品

【**味性**】【**功能与主治**】根据《晶珠本草》《藏药晶镜本草》拟定。

【**用法与用量**】根据《中华本草·藏药卷》拟定。

参考文献

[1] 帝玛尔·丹增彭措 . 晶珠本草（藏文）[M]. 北京：民族出版社，2005.

[2] 登巴达吉 . 略论藏药普尔芒的识别及应用 [J]. 中国藏学，2014，2：146 – 151.

[3] 中国科学院西北高原生物研究所 . 藏药志 [M]. 西宁：青海人民出版社，1991.

[4] 国家中医药管理局《中华本草》编委会 . 中华本草：藏药卷 [M]. 上海：上海科学技术出版社，2002.

[5] 第司·桑杰嘉措. 蓝琉璃 [M]. 上海：上海科学技术出版社，2012.

[6] 嘎玛群培. 甘露本草明镜 [M]. 拉萨：西藏人民出版社，1993.

[7] 龚强强，王大仟，姜迪，等. 藏药结血蒿生药鉴定与质量标准研究 [J]. 北京中医药，2014，33（9）：695 – 698.

[8] 嘎务. 藏药晶镜本草（藏文）[M]. 北京：民族出版社，2018.

[9] 中国科学院中国植物志编辑委员会. 中国植物志：第 76 卷 [M]. 北京：科学出版社，1999.

起草单位：西南民族大学

起草人：杨正明　刘　圆

复核单位：四川省药品检验研究院

长鞭红景天

ཀླུ་ཚན་དམར་པོ།

Changbianhongjingtian

拉灿玛保

RHODIOLAE FASTIGIATAE RADIX ET RHIZOMA

本品为景天科植物长鞭红景天 *Rhodiola fastigiata* (Hook. f. et Thoms.) S. H. Fu 的干燥根及根茎。秋季采挖，除去杂质，洗净，干燥；或切厚片，干燥。

【性状】 本品呈类圆柱形或椭圆形片状，直径 1~1.5 cm，表面深棕色至黑褐色，凹凸不平，具众多残留的茎基，木栓层易剥落。断面红棕色或红黄色相间。气芳香，味微苦涩、后甜。

【鉴别】 （1）本品粉末淡黄色至粉红色。木栓细胞棕黄色或无色，表面观多角形或长多角形，较大，壁稍厚，细胞中常含黄色颗粒物。木薄壁细胞成片存在，长圆形，无色，细胞中含有草酸钙砂晶。色素块不规则形，棕黄色。螺纹导管多见，排列较密。

（2）取本品粉末 1 g，加乙酸乙酯 15 ml，加热回流 30 分钟，放冷，滤过，滤液浓缩至约 1 ml，作为供试品溶液。另取长鞭红景天对照药材 1 g，同法制成对照药材溶液。照薄层色谱法（通则 0502）试验，吸取上述两种溶液各 5~10 µl，分别点于同一硅胶 G 薄层板上，以三氯甲烷 – 乙酸丁酯 – 甲醇 – 甲酸（6：5：1.2：0.5）为展开剂，展开，取出，晾干，喷以三氯化铁试液。供试品色谱中，在与对照药材色谱相应的位置上，显相同颜色的斑点。

【检查】 水分　不得过 13.0%（通则 0832 第二法）。

总灰分　不得过 6.0%（通则 2302）。

【浸出物】 照醇溶性浸出物测定法（通则 2201）项下的热浸法测定，用 30% 乙醇作溶剂，不得少于 20.0%。

饮　片

【炮制】 除去杂质。未切片者，润透，切厚片，干燥。

【性状】 本品为椭圆形片状。其余主要特征同药材。

【鉴别】【检查】【浸出物】 同药材。

【味性】 味涩、苦、甘，性凉。

【功能与主治】 清热，利肺。用于感冒引起的肺炎，气管炎，口臭。

【ཕན་ནུས།】 སྨན་གྱི་འབྲས་བུའི་རེ་མེད་ཅེས་ཀྱི་མེ་ཚོད་ལ། སྲོ་གཤོ་སྲོ་བའི་ཚད་པ་སེལ། དྲགས་མེ་བདེ་བ་ལ་ཕན། ཁའི་ཉན་སེལ་བ་དེ།

ཕྱུང་། ཆམ་ཚད་སྲོ་ལ་ཕན་པ་མཚན། །

【用法与用量】 3~9 g。

【贮藏】 置阴凉干燥处，防潮，防蛀。

长鞭红景天质量标准起草说明

【名称】 中文名为长鞭红景天，拼音名为 Changbianhongjingtian，拉丁药名为 RHODIOLAE FASTIGIATAE RADIX ET RHIZOMA。藏文名为"ཤུ་ཚན་དམར་པོ་"，音译名为"拉灿玛保"。

【品种考证】 红景天为多基原药材，《四部医典》《晶珠本草》《藏药晶镜本草》《中华本草·藏药卷》等均有记载。《藏药志》考证认为，藏医所用红景天共涉及 3 属 10 种，包括大花红景天 *Rhodiola crenulata* (Hook. f. et Thoms.) H. Ohba、长鞭红景天 *R. fastigiata* (Hook. f. et Thoms.) S. H. Fu 等。《中华藏本草》记载长鞭红景天为红景天药材的基原品种之一。《中国药典》（2020 年版）收载了大花红景天 *R. crenulata*，《四川省藏药材标准》（2014 年版）收载了狭叶红景天 *R. kirilowii* (Regel) Maxim.。经对四川甘孜州、阿坝州等地资源分布、临床应用、市场流通情况调研，长鞭红景天也为该地区常用品种。

【植物形态】 多年生草本。根茎长达 50 cm，不分枝或少分枝，直径 1~1.5 cm。花茎 4~10，着生主轴顶端，长 8~20 cm。叶互生，线状长圆形、线状披针形、椭圆形至倒披针形，长 8~12 mm，宽 1~4 mm，先端钝，基部无柄，全缘。花序伞房状；萼片 5，线形或长三角形；花瓣 5，红色，长圆状披针形；雄蕊 10；心皮 5。蓇葖长直立，先端稍向外弯。花期 6—8 月，果期 9 月。

【分布与生态环境】 分布于四川、西藏、云南、青海等省（区）。生于海拔 2 500~5 400 m 的山坡石上。

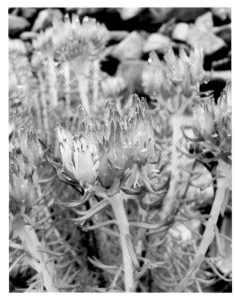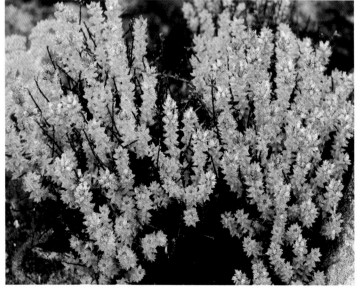

长鞭红景天植物图

【性状】根据药材样品据实描述。

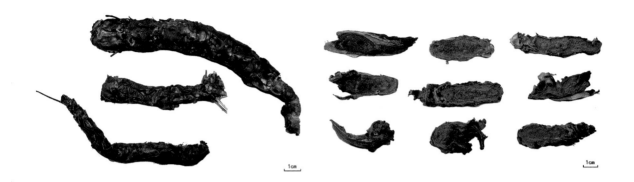

长鞭红景天药材图

【鉴别】（1）显微鉴别　经对本品粉末显微特征的观察，其木栓细胞、木薄壁细胞（含草酸钙砂晶）等特征明显，收入标准正文。

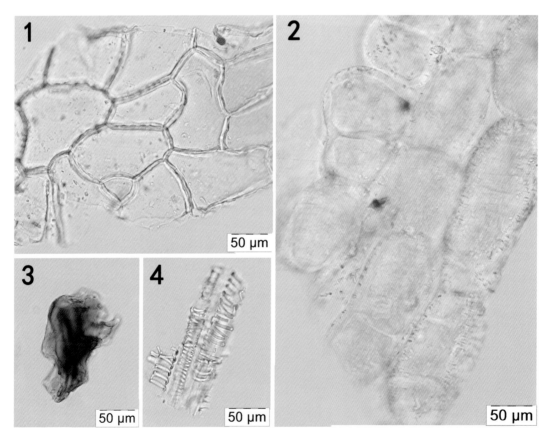

长鞭红景天粉末显微特征图
1—木栓细胞　2—木薄壁细胞（含草酸钙砂晶）　3—色素块　4—导管

（2）薄层鉴别　建立了以长鞭红景天对照药材为对照的薄层色谱鉴别方法，方法的分离度及重现性均较好。

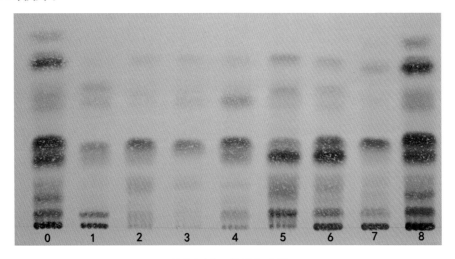

长鞭红景天薄层色谱图
0—长鞭红景天对照药材　1~8—药材样品

【检查】**水分**　根据样品水分的测定结果并结合"药材和饮片检定通则（通则0212）"相关要求，规定限度不得过 13.0%。

总灰分　根据样品总灰分的测定结果，规定限度不得过 6.0%。

【浸出物】根据样品浸出物的测定结果，规定限度不得少于 20.0%。

【味性】【功能与主治】根据《晶珠本草》《藏药晶镜本草》拟定。

【用法与用量】根据《中华本草·藏药卷》拟定。

参考文献

[1] 宇妥·元丹贡布.四部医典 [M].马世林等，译.上海：上海科学技术出版社，1987.

[2] 帝玛尔·丹增彭措.晶珠本草（藏文）[M].北京：民族出版社，2005.

[3] 嘎务.藏药晶镜本草（藏文）[M].北京：民族出版社，2018.

[4] 国家中医药管理局《中华本草》编委会.中华本草：藏药卷 [M].上海：上海科学技术出版社，2002.

[5] 四川省食品药品监督管理局.四川省藏药材标准 [S].成都：四川科学技术出版社，2014.

[6] 罗达尚.中华藏本草 [M].北京：民族出版社，1997.

[7] 中国科学院西北高原生物研究所.藏药志 [M].西宁：青海人民出版社，1991.

[8] 吕秀梅.藏药红景天及其复方多血康胶囊提取工艺与质量分析研究 [D].成都：成都中医药大学，2017.

[9] 中国科学院中国植物志编辑委员会.中国植物志：第 34 卷 [M].北京：科学出版社，1984.

[10] 国家药典委员会.中华人民共和国药典：一部 [S].北京：中国医药科技出版社，2020.

起草单位：成都中医药大学

起草人：范　刚　赵程成

复核单位：四川省药品检验研究院

公绵羊角 ལུག་ཕྲུག་ར།

Gongmianyangjiao 鲁土拉

OVIS ARIIS CORNU

本品为牛科动物绵羊 *Ovis aries* Linnaeus. 选育留种繁殖用雄性绵羊的角。屠宰时，收集羊角，除去杂质，洗净，风干。

【性状】 本品呈弯曲螺旋状，近端粗壮，远端较扁，不透明。表面黄白色或棕黑色，带有条纹状纹理。角尖外上方弯曲呈"S"字形，角壁厚，壁外侧具环脊，间距不等。环棱有的突起明显，有的隐约可见，角壁内侧较平滑，具棱。基部锯口三角形，中空。质坚硬，气腥，味淡。

【鉴别】 取本品粉末 1 g，加 70% 甲醇 20 ml，超声处理 1 小时，滤过，滤液蒸干，残渣加 70% 甲醇 1 ml 使溶解，作为供试品溶液。另取亮氨酸对照品、丙氨酸对照品、丝氨酸对照品，加 70% 甲醇制成每 1 ml 各含 0.5 mg 的混合溶液，作为对照品溶液。照薄层色谱法（通则 0502）试验，吸取上述两种溶液各 1~2 μl，分别点于同一高效硅胶 G 薄层板上，以正丁醇－冰乙酸－水（3.5：2：0.8）为展开剂，展开，取出，晾干，喷以茚三酮试液，在 105℃ 加热至斑点显色清晰。供试品色谱中，在与对照品色谱相应的位置上，显相同颜色的斑点。

饮　片

【炮制】 除去杂质，锯成长段，劈开，除去角塞。用水漂洗 2~3 天，至无腥味，捞出，镑片，干燥；或干燥，锉粗粉。

【性状】【鉴别】 同药材。

【味性】 味咸，性平。

【功能与主治】 清热，催产。用于妇科疾病。

【ཕན་ནུས།】 ཤེས་ཏིང་ལས། རྒྱུ་ར་ལུག་ཕྲུག་གཙོ་ནས་བ་འཕེན་ཅིད། མོ་ནད་ལ་ཡང་པན། ཞེས་དང་། སྐྱན་གྱི་འབྱུངས་དཔེ་ཏི་མེད་ཤེལ་གྱི་མེ་ལོང་ལས། ལུག་ཕྲུག་ར་ཡིས་བུ་འབྱིན། མོ་ནད་ལཞང་པན།

【用法与用量】 1~3 g。

【贮藏】 置阴凉干燥处。防蛀。

公绵羊角质量标准起草说明

【名称】 中文名为公绵羊角，拼音名为 Gongmianyangjiao，拉丁药名为 OVIS ARIIS

CORNU。藏文名为"ཤ་ཀྱུག་རྭ།"，音译名为"鲁土拉"。

【品种考证】 "鬣羚角"是藏医方剂中的常用药，为上品，其功效为"催生利产，用于治疗妇女病"，《四部医典》《蓝琉璃》《晶珠本草》《藏药晶镜本草》等均有记载。鬣羚属于国家二级保护动物，《中华人民共和国野生动物保护法》明确规定禁止捕杀买卖鬣羚。《晶珠本草》记载，"公绵羊角"与"鬣羚角"的功效相同，"鬣羚角"可以用"公绵羊角"代替。

【动物形态】 选育留种繁殖用雄性绵羊，体躯丰满而较宽。头短，角大，弯曲，或成螺旋状，唇薄而灵活，四肢强健。全体被毛绵密，毛长，柔软而卷曲，多白色。

【分布与生态环境】 四川、西藏、青海、甘肃、新疆、内蒙古等省（区）均有饲养。

【性状】 根据药材样品据实描述。

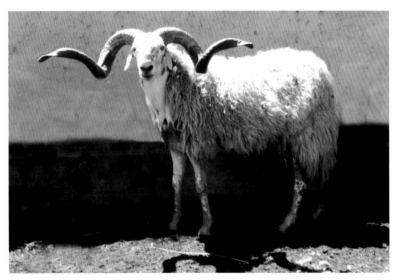

公绵羊角原动物

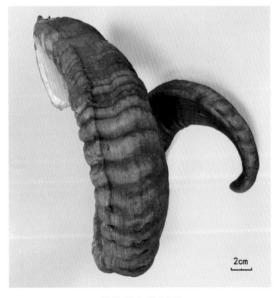

公绵羊角药材图

【鉴别】　薄层鉴别　建立了以亮氨酸对照品、丙氨酸对照品、丝氨酸对照品为对照的薄层色谱鉴别方法，方法的分离度及重现性均较好。

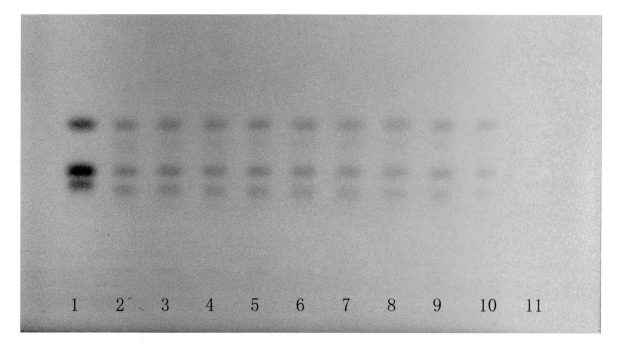

公绵羊角薄层色谱图
1—亮氨酸对照品、丙氨酸对照品、丝氨酸对照品（从上至下）　2~11—药材样品

【味性】【功能与主治】　根据《四部医典》《晶珠本草》《藏药晶镜本草》拟定。

【用法与用量】　参照《中国药典》（2020 年版）收载的羚羊角日服量拟定。

参考文献

[1] 宇妥·元丹贡布.四部医典 [M].马世林等，译.上海：上海科学技术出版社，1987.

[2] 第司·桑杰嘉措.蓝琉璃 [M].上海：上海科学技术出版社，2012.

[3] 帝玛尔·丹增彭措.晶珠本草（藏文）[M].北京：民族出版社，2005.

[4] 嘎务.藏药晶镜本草（藏文）[M].北京：民族出版社，2018.

[5] 国家中医药管理局《中华本草》编委会.中华本草：藏药卷 [M].上海：上海科学技术出版社，2002.

[6] 王亮，陈佳乐，张小利，等.山羊角药材历史沿革、资源及商品考察 [J].中药材，2020，9（8）：1850－1855.

[7] 赵悦新，姜雪，王淼，等.羊角散中 10 种氨基酸的含量测定 [J].沈阳药科大学学报，2020，37（6）：494－500.

[8] 宋华玲，谭红琳，祖恩东.黄羊角及其角塞的鉴别与化学成分分析 [J].华西药学杂志，2020，35（1）：62－66.

[9] 王亮，陈万生.山羊角研究概况 [J].江苏中医药，2019，51（12）：86－89.

[10] 刘闯.羚羊角及其制品鉴定技术规范研究 [D].哈尔滨：东北林业大学，2019.

[11] 陈会丛，杨海润，钟雨秋，等.山羊角替代羚羊角后同仁牛黄清心丸的毒理学研究 [J].中华中医药杂志，2016，31（2）：668－673.

[12] 国家药典委员会.中华人民共和国药典：一部 [S].北京：中国医药科技出版社，2020.

起草单位：成都中医药大学

起草人：张　艺　干志强　陶红林　王佳怡

复核单位：四川省药品检验研究院

甘青青兰　ཤྱི་ཡང་གུ

Ganqingqinglan　知杨故

DRACOCEPHALI TANGUTICI HERBA

　　本品为唇形科植物甘青青兰 *Dracocephalum tanguticum* Maxim. 的干燥地上部分。花初开时采收，除去杂质，干燥。

　　【性状】　本品茎呈方形或四棱形，直径 1~4 mm，有纵沟，表面灰绿色或紫红色，具节，质脆，易折断，断面中央有黄色髓或中空。叶对生，多破碎，完整者润湿后展开呈羽状深裂至全裂，裂片狭披针形，宽 1.5~4 mm，两面被短柔毛。花冠二唇形，蓝紫色或黄绿色。气清香，味辛、甘，微苦。

　　【鉴别】　（1）本品粉末浅绿色或灰绿色。叶表皮细胞垂周壁波状弯曲，周围角质线纹明显，气孔不定式。非腺毛呈锥形，由 1~4 个细胞组成，基部直径 45~50 μm，具疣状突起。可见网纹导管、环纹导管和螺纹导管。

　　（2）取本品粉末 1 g，加甲醇 10 ml，超声处理 30 分钟，滤过，滤液作为供试品溶液。另取甘青青兰对照药材 1 g，同法制成对照药材溶液。照薄层色谱法（通则 0502）试验，吸取上述两种溶液各 2~5 μl，分别点于同一硅胶 G 薄层板上，以石油醚（60~90℃）– 乙酸乙酯 – 甲醇（8：2：1）为展开剂，展开，取出，晾干，喷以 10% 硫酸乙醇溶液，在 105℃加热至斑点显色清晰，置紫外光灯（365 nm）下检视。供试品色谱中，在与对照药材色谱相应的位置上，显相同颜色的荧光斑点。

　　【检查】　**水分**　不得过 13.0%（通则 0832 第二法）。

　　总灰分　不得过 12.0%（通则 2302）。

　　酸不溶性灰分　不得过 2.0 %（通则 2302）。

　　【浸出物】　照醇溶性浸出物测定法（通则 2201）项下的热浸法测定，用 70% 乙醇作溶剂，不得少于 20.0%。

　　【含量测定】　照高效液相色谱法（通则 0512）测定。

　　色谱条件与系统适用性试验　以十八烷基硅烷键合硅胶为填充剂；以甲醇 – 0.1 mol/L 乙酸铵溶液（78：22）为流动相；柱温 25℃，检测波长为 210 nm。理论板数按齐墩果酸峰计算应不低于 3 000。

　　对照品溶液的制备　取齐墩果酸对照品、熊果酸对照品适量，精密称定，加甲醇制成每 1 ml 含齐墩果酸 0.15 mg、熊果酸 0.45 mg 的混合溶液，即得。

　　供试品溶液的制备　取本品粉末（过三号筛）约 1 g，精密称定，置具塞锥形瓶中，精密加入无水乙醇 25 ml，称定重量，超声处理（功率 250 W，频率 40 kHz）30 分钟，放冷，再称定重量，用无水乙醇补足减失的重量，摇匀，滤过，取续滤液，即得。

　　测定法　分别精密吸取对照品溶液与供试品溶液各 10 μl，注入液相色谱仪，测定，即得。

　　本品按干燥品计算，含齐墩果酸（$C_{30}H_{48}O_3$）和熊果酸（$C_{30}H_{48}O_3$）的总量不得少于 1.0%。

饮　片

　　【炮制】　除去杂质，洗净，切段，干燥。

　　【性状】　本品为不规则的段。其余主要特征同药材。

　　【鉴别】【检查】【浸出物】【含量测定】　同药材。

　　【味性】　味甘、苦，性凉。

　　【功能与主治】　清热解毒，疏肝利胆，止血愈疮。用于"木布"病，消化性溃疡，胃炎，肝炎，胆囊炎等。

　　【ཕན་ནུས།】　ཤེལ་ཕྲེང་ལས། ཁྲི་ཡང་ཀུ་ཡིས་ཕོ་མཆིན་ཚ་བ་སེལ། །ཟིན་དང་། སྐྲན་གྱི་འབྲུངས་དཔེ་ཏེ་མེད་ཤེས་ཀྱི་མེ་ཕོང་ལས། ནུས་པས་ཕོ་བ་དང་། སྐྲོ། མཆིན་པའི་ཚད་པ་སེལ། ཁྲག་གཅོད། རྨ་འབྲུག རྒྱེར་སྐྱེས། རིམས་ནད་སེལ།

　　【用法与用量】　9~15 g。

　　【贮藏】　置干燥通风处。

甘青青兰质量标准起草说明

　　【名称】　中文名为甘青青兰，拼音名为 Ganqingqinglan，拉丁药名为 DRACOCEPHALI TANGUTICI HERBA。藏文名为"ཁྲི་ཡང་ཀུ"，音译名为"知杨故"或"知羊故"等。

　　【品种考证】　《晶珠本草》《藏药晶镜本草》《中国藏药》《中华本草·藏药卷》中均有记载。《晶珠本草》记载："知羊故味甘、苦，清胆热，止血、愈疮、干黄水；阴阳两坡都生，花及叶均蓝色。"《卫生部药品标准·藏药第一册》（1995 年版）收载甘青青兰，为唇形科植物甘青青兰 *Dracocephalum tanguticum* Maxim. 的干燥地上部分。

　　【植物形态】　多年生草本；有香气。茎直立，节间长 3~6 cm。叶羽状全裂，裂片 2~3 对，呈披针形；叶下面密被灰白色短柔毛，边缘全缘，内卷。轮伞花序；苞片似叶，极小，1 对裂片，长为萼长的 1/2~1/3。花萼外面中部以下密被伸展的短毛及金黄色腺点；花冠紫蓝色至暗紫色。小坚果平滑。花期 6—8 月或 8—9 月（南部），果期 8—9 月。

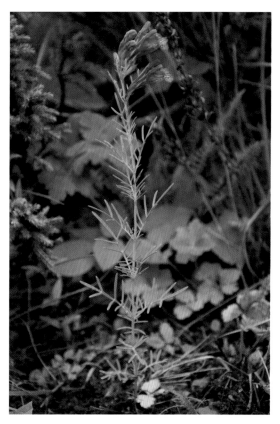

甘青青兰植物图

【分布与生态环境】　分布于四川甘孜州、阿坝州等地、西藏东南部、甘肃西南以及青海东部等省（区）。生于海拔 1 900~4 000 m 的干燥河谷的河岸、田野、草滩或灌丛林缘。

【性状】　根据药材样品据实描述。

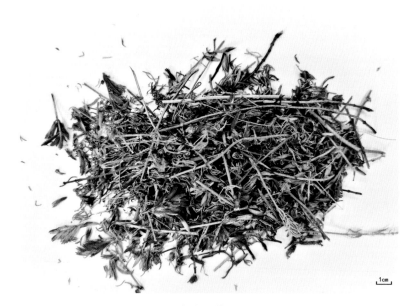

甘青青兰药材图

【鉴别】（1）显微鉴别　经对本品粉末显微特征的观察，其叶表皮细胞、非腺毛、导管等特征明显，收入标准正文。

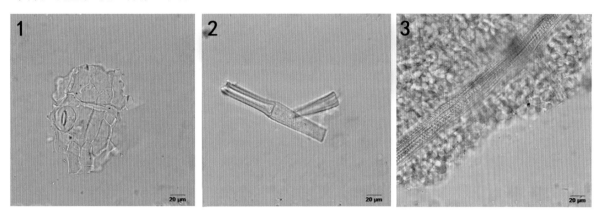

甘青青兰粉末显微特征图
1—叶表皮细胞及气孔　2—非腺毛　3—导管

（2）薄层鉴别　建立了以甘青青兰对照药材为对照的薄层色谱鉴别方法，方法的分离度及重现性均较好。

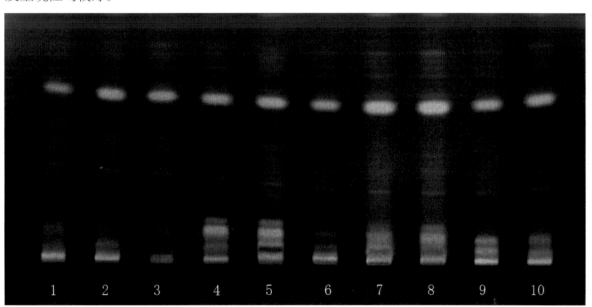

甘青青兰薄层色谱图
1—甘青青兰对照药材　2~10—药材样品

【检查】　**水分**　根据样品水分的测定结果并结合"药材和饮片检定通则（通则0212）"相关要求，规定限度不得过 13.0%。

总灰分　根据样品总灰分的测定结果，规定限度不得过 12.0%。

酸不溶性灰分　根据样品酸不溶性灰分的测定结果，规定限度不得过 2.0%。

【浸出物】　根据样品浸出物的测定结果，规定限度不得少于 20.0%。

【含量测定】 甘青青兰含萜类成分，其中以齐墩果酸、熊果酸含量相对较高。采用 HPLC 法，建立了甘青青兰药材中齐墩果酸、熊果酸的含量测定方法。经方法验证，齐墩果酸在 0.06~0.41 mg/ml 范围内线性关系良好（r=0.999 3），平均加样回收率为 102.0%，RSD 为 1.7%；熊果酸在 0.14~0.90 mg/ml 范围内线性关系良好（r=0.999 6），平均加样回收率为 100.3%，RSD 为 2.9%。甘青青兰样品中的齐墩果酸含量测定结果为 0.3%~0.6%，平均值为 0.4%；熊果酸测定结果为 0.9%~1.3%，平均值为 1.1%。根据测定结果，规定"本品按干燥品计算，含齐墩果酸（$C_{30}H_{48}O_3$）和熊果酸（$C_{30}H_{48}O_3$）的总量不得少于 1.0%。"

【味性】【功能与主治】根据《晶珠本草》《藏药晶镜本草》拟定。

【用法与用量】根据《中华本草·藏药卷》拟定。

参考文献

[1] 帝玛尔·丹增彭措. 晶珠本草（藏文）[M]. 北京：民族出版社，2005.

[4] 嘎务. 藏药晶镜本草（藏文）[M]. 北京：民族出版社，2018.

[3] 青海省药品检验所，青海省藏医药研究所. 中国藏药 [M]. 上海：上海科学技术出版社，1996.

[4] 国家中医药管理局《中华本草》编委会. 中华本草：藏药卷 [M]. 上海：上海科学技术出版社，2002.

[5] 卫生部药典委员会. 中华人民共和国卫生部药品标准：藏药第一册 [S]. 北京：人民卫生出版社，1995.

[6] 中国科学院中国植物志编辑委员会. 中国植物志：第 65 卷 [M]. 北京：科学出版社，1998.

[7] 绪丁，邵成雷，刘玉芹，等. 藏降脂胶囊质量标准研究 [J]. 中成药，2013，35（3）：534 – 539

[8] 中国科学院西北高原生物研究所. 藏药志 [M]. 西宁：青海人民出版社，1991.

起草单位：西南民族大学

起草人：李文兵 谭 玲 群 培 刘 圆

复核单位：四川省药品检验研究院

甘松叶　སྤང་སྤོས།

Gansongye　邦贝

NARDOSTACHYOS JATAMANSIS HERBA

本品为败酱科植物甘松 *Nardostachys jatamansi* DC. 的干燥地上部分。6—8 月采收，除去泥沙和杂质，切段，阴干。

【性状】　本品呈长短不等的节段，长 3~8 cm。花梗圆柱形，空筒状，有纵棱，表面浅棕色或棕黄色，质脆，易折断。叶皱缩或破碎，棕黄色或棕褐色，完整者展开后呈线状狭倒卵形，前端钝，基部渐狭，下延为叶柄，边缘有时具疏睫毛，主脉在背面凸起。聚伞花序顶生，苞片和小苞片常为披针状卵形或宽卵形。气特异，味微苦。

【鉴别】（1）本品粉末淡黄色或棕黄色。叶表皮细胞紧密排列，不规则形；气孔多为不定式，副卫细胞 4~6 个。非腺毛多见，呈圆锥形或条带形，多断裂，表面具细小纹理。花粉粒类球形，表面有圆颗粒状雕纹，具 3 个萌发孔。木纤维成束，常断裂。螺纹导管多见，偶见具缘纹孔导管。

（2）取本品粉末 0.2 g，加 70% 甲醇 10 ml，超声处理 30 分钟，滤过，滤液蒸干，残渣加甲醇 1 ml 使溶解，作为供试品溶液。另取绿原酸对照品、3，5 - O - 二咖啡酰基奎宁酸对照品，加甲醇分别制成每 1 ml 含 1 mg 的溶液，作为对照品溶液。照薄层色谱法（通则0502）试验，吸取上述三种溶液各 5 µl，分别点于同一硅胶 G 薄层板上，以乙酸丁酯 - 甲酸 - 水（2∶1∶1）的上层液为展开剂，展开，取出，晾干，置紫外光灯（365 nm）下检视。供试品色谱中，在与对照品色谱相应的位置上显相同颜色的荧光斑点。

【检查】　水分　不得过 13.0%（通则 0832 第四法）。

总灰分　不得过 13.0%（通则 2302）。

酸不溶性灰分　不得过 6.0%（通则 2302）。

【浸出物】　照醇溶性浸出物测定法项下的热浸法（通则 2201），以稀乙醇作溶剂，不得少于 23.0%。

【含量测定】　照高效液相色谱法（通则 0512）测定。

色谱条件与系统适用性试验　以十八烷基硅烷键合硅胶为填充剂；以乙腈为流动相 A，以 0.1% 磷酸溶液为流动相 B，按下表中的规定进行梯度洗脱；检测波长为 327 nm。理论板数按绿原酸峰计算应不低于 3 000。

时间（分钟）	流动相 A	流动相 B
0~15	10 ﹐20	90 → 80
15~25	20 → 40	80 → 60
25~30	40	60
30~35	40 → 10	60 → 90

对照品溶液的制备　取绿原酸对照品、3，5－O－二咖啡酰基奎宁酸对照品适量，精密称定，置棕色量瓶中，加 70% 甲醇制成每 1 ml 含绿原酸 50 μg、3，5－O－二咖啡酰基奎宁酸 20 μg 的混合溶液，即得。

供试品溶液的制备　取本品粉末（过三号筛）约 0.5 g，精密称定，置具塞锥形瓶中，精密加入 70% 甲醇 50 ml，称定重量，超声处理（功率 250 W，频率 40 kHz）30 分钟，放冷，再称定重量，用 70% 甲醇补足减失的重量，摇匀，滤过，取续滤液，即得。

测定法　分别精密吸取对照品溶液与供试品溶液各 10 μl，注入液相色谱仪，测定，即得。

本品按干燥品计算，含绿原酸（$C_{16}H_{18}O_9$）不得少于 0.45%，含 3，5－O－二咖啡酰基奎宁酸（$C_{25}H_{24}O_{12}$）不得少于 0.14%。

饮　片

【炮制】除去杂质。

【味性】味苦，性凉。

【功能与主治】清热解毒，驱虫消肿。用于"陈旧热"，毒热症，咽喉炎，虫病。

【པན་ནུས།】ཤེལ་ཕྲེང་ལས། སྤང་སྤོས་ཚད་རྩེ་དུག་ཚད་སེལ་སྐྲངས་འདག། ཞེས་དང་། རྒྱུན་གྱི་འཁྲུངས་དཔེ་ར་མེད་ཤེལ་གྱི་མེ་ཏོག་འདྲ། ནུས་པས་དུག་ཚད་དང་རྐྱེངས་ཚད་སེལ། གཉན་དང་ཚད་པས་ག་རྐྱངས་པ་འཇོམས། གག་ལྐོག་དང་སྲིན་ལ་ཕན།

【用法与用量】3~5 g。外用适量。

【贮藏】置阴凉干燥处。

甘松叶质量标准起草说明

【名称】中文名为甘松叶，拼音名为 Gansongye，拉丁药名为 NARDOSTACHYOS JATAMANSIS HERBA。藏文名为"སྤང་སྤོས།"，音译名为"邦贝"。

【品种考证】《蓝琉璃》《晶珠本草》《藏药晶镜本草》《藏药志》《中华本草·藏药卷》等均有记载。历版《中国药典》均收载甘松药材标准，其药用部位为根及根茎。《中华本草·藏药卷》记载甘松以全草入药；《诚书》（卷十二）中收载的方剂"安中丸"，以"甘松叶"入药。通过文献典籍考证及临床调研，四川藏医常用甘松叶（地上部分）治疗"陈旧热"，毒热症，咽喉炎，虫病等疾病。

【植物形态】 多年生草本，高 7~30 cm；根状茎木质，有烈香。基出叶丛生，长匙形或线状倒披针形。花梗旁出，茎生叶 2~3 对，下部的椭圆形至倒卵形，基部下延成叶柄，上部倒披针形至披针形，有时具疏齿，无柄。聚伞花序头状，顶生。花冠紫红色，钟形，筒外微被毛；花冠筒喉部具长髯毛。瘦果倒卵形，有宿萼，光滑无毛。

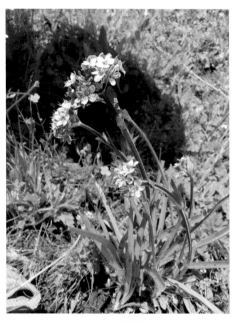

甘松叶植物图

【分布与生态环境】 分布于四川、青海、甘肃、西藏等省（区）。生于海拔 2 800~4 600 m 的丘状高原和平坦高原区的高山草地及灌丛。

【性状】 根据药材样品据实描述。

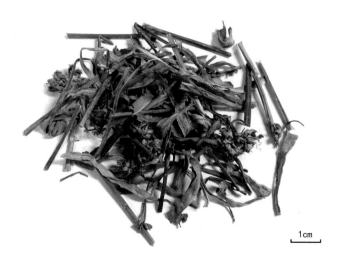

1cm

甘松叶药材图

【鉴别】（1）显微鉴别　经对本品粉末显微特征的观察，其叶表皮细胞、非腺毛、花粉粒等特征明显，收入标准正文。

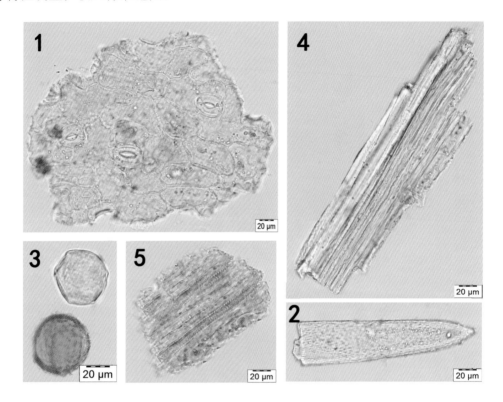

甘松叶粉末显微鉴别特征图
1—叶表皮细胞及气孔　2—非腺毛　3—花粉粒　4—木纤维　5—导管

（2）薄层鉴别　建立了以绿原酸对照品和3，5－O－二咖啡酰基奎宁酸对照品为对照的薄层色谱鉴别方法，方法的分离度及重现性均较好。

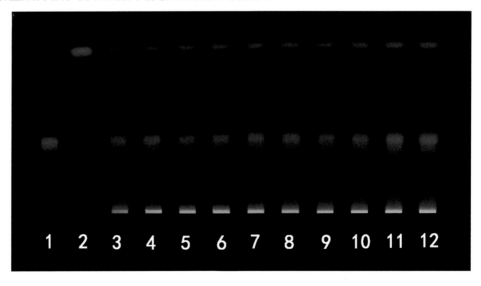

甘松叶薄层色谱图
1—绿原酸对照品　2—3，5－O－二咖啡酰基奎宁酸对照品　3~12—药材样品

【检查】 **水分** 10 批样品水分的测定结果为 5.2%~6.8%，平均值为 5.8%，结合 "药材和饮片检定通则（通则 0212）" 相关要求，规定限度不得过 13.0%。

总灰分 10 批样品总灰分的测定结果为 6.7%~12.0%，平均值为 9.7%，规定限度不得过 13.0%。

酸不溶性灰分 10 批样品酸不溶性灰分的测定结果为 0.7%~4.7%，平均值为 3.9%，规定限度不得少于 6.0%。

【浸出物】 10 批样品浸出物的测定结果为 26.9%~33.7%，平均值为 30.1%，规定限度不得少于 23.0%。

【含量测定】 绿原酸和 3，5－O－二咖啡酰基奎宁酸为甘松叶的主要成分。采用 HPLC 法，建立了甘松叶中绿原酸和 3，5－O－二咖啡酰基奎宁酸的含量测定方法。经方法验证，绿原酸在 0.002~1.084 mg/ml 范围内线性关系良好（r=0.999 8），平均加样回收率为 99.1%，RSD 为 1.7%。10 批甘松叶样品中的绿原酸含量测定结果为 0.45%~1.08%，平均值为 0.67%。3，5－O－二咖啡酰基奎宁酸在 0.001~0.505 mg/ml 范围内线性关系良好（r=0.999 9），平均加样回收率为 98.0%，RSD 为 2.1%。10 批甘松叶样品中的 3，5－O－二咖啡酰基奎宁酸含量测定结果为 0.18%~0.29%，平均值为 0.24%。根据测定结果，规定 "本品按干燥品计算，含绿原酸（$C_{16}H_{18}O_9$）不得少于 0.45%，含 3，5－O－二咖啡酰基奎宁酸（$C_{25}H_{24}O_{12}$）不得少于 0.14%"。

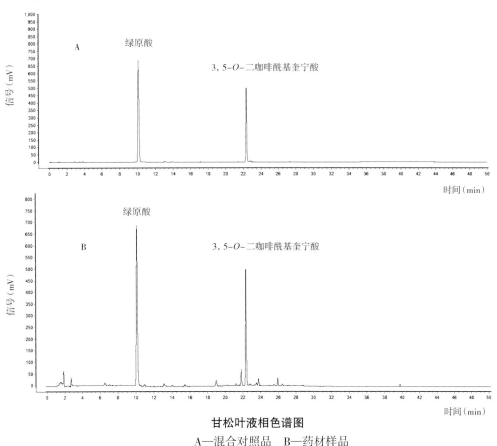

甘松叶液相色谱图

A—混合对照品　B—药材样品

【味性】【功能与主治】根据《四部医典》《晶珠本草》《藏药晶镜本草》拟定。
【用法与用量】根据《中华本草·藏药卷》拟定。

参考文献

[1] 第司·桑杰嘉措.蓝琉璃[M].上海：上海科学技术出版社，2012.

[2] 帝玛尔·丹增彭措.晶珠本草（藏文）[M].北京：民族出版社，2005.

[3] 嘎务.藏药晶镜本草（藏文）[M].北京：民族出版社，2018.

[4] 中国科学院西北高原生物研究所.藏药志[M].西宁：青海人民出版社，1991.

[5] 国家中医药管理局《中华本草》编委会.中华本草：藏药卷[M].上海：上海科学技术出版社，2002.

[6] 谈金章.诚书[M].北京：中医古籍出版社，1986.

[7] 中国科学院中国植物志编辑委员会.中国植物志：第73卷[M].北京：科学出版社，1986.

[8] 李艳忙，刘国林，乔晶，等.HPLC 同时测定不同产地甘松中绿原酸和甘松新酮的含量[J].中医药信息，2015，32（6）：27－30.

[9] 刘英慧，雷鹏，朱露，等.RP－HPLC 法同时测定甘松中绿原酸和蒙花苷的含量[J].中药新药与临床药理，2012，23（3）：318－321.

起草单位：西南民族大学
起草人：李文兵　钟海蓉　金　乾　刘　圆
复核单位：四川省药品检验研究院

甘肃棘豆 གཡུ་ཐོག་སྲང་དཀར།

Gansujidou 宇托塞嘎

OXYTROPIS KANSUENSIS HERBA

本品为豆科植物甘肃棘豆 *Oxytropis kansuensis* Bunge 的干燥地上部分。6—7 月割取地上部分，除去枯叶、残茎，洗净，晒干。

【性状】 本品各部位疏被糙伏毛或柔毛。茎扁圆柱形，长 10~70 cm，表面黄绿色、紫色或浅褐色，中上部多分枝，断面中空。单数羽状复叶，小叶片对生，8~14 对，卵状披针形，全缘。总状花序顶生，苞片膜质，线形，花萼筒状，萼齿线形，花冠淡黄色。荚果纸质或革质，长圆形或长圆状卵形，褐色或黄白色。气微，味苦、微涩。

【鉴别】 （1）本品粉末灰绿色至黄绿色。非腺毛众多，单细胞，长短不一。叶表皮细胞表面观为多角形、类长方形或不规则形，气孔不定式，副卫细胞 3~5 个。花粉粒椭圆形，直径 15~30 μm。导管多为螺纹导管、网纹导管，直径 10~50 μm。

（2）取本品粉末 1 g，加乙酸乙酯 25 ml，超声处理 60 分钟，滤过，滤液蒸干，残渣加甲醇 2 ml 使溶解，作为供试品溶液。另取 β-谷甾醇对照品，加甲醇制成每 1 ml 含 1 mg 的溶液，作为对照品溶液。照薄层色谱法（通则 0502）试验，吸取上述两种溶液各 3~5 μl，分别点于同一硅胶 G 薄层板上，以石油醚（60~90℃）-乙酸乙酯（5∶1）为展开剂，展开，取出，晾干，喷以 10% 硫酸乙醇溶液，在 105℃加热至斑点显色清晰，分别置日光和紫外光灯（365 nm）下检视。供试品色谱中，在与对照品色谱相应的位置上，显相同颜色的斑点或荧光斑点。

【检查】 水分 不得过 13.0%（通则 0832 第二法）。

总灰分 不得过 15.0%（通则 2302）。

酸不溶性灰分 不得过 6.0%（通则 2302）。

【浸出物】 照醇溶性浸出物测定法（通则 2201）项下的冷浸法测定，用稀乙醇作溶剂，不得少于 12.0%。

饮 片

【炮制】 除去杂质，切段，干燥。

【性状】 本品为不规则的段。其余主要特征同药材。

067

【鉴别】【检查】【浸出物】同药材。

【味性】味甘、苦、微涩，性温。

【功能与主治】利水消肿，清肺热、脾热。用于治疗"培根"引起的水肿，脾病，肺热等症。

【ཕན་ནུས།】 དཔལ་བཟས་ཏྲོག་ཞིང་ལས། སྲད་མ་དཀར་པོ་རྒྱ་འགགས་སེལ། །མཚེར་ནད་རྒྱུ་གཟེར་འཇོམས་པར་བྱེད། །ཞེས་དང་། ཕྱི་རྒྱུད་ལས། སྲད་དཀར་ཆེན་ཤང་མཚེར་ཚད་དྲུ་རྒྱུ་སེལ། །རང་བྱུང་ལས། སྲད་དཀར་སྐྲོ་ཚད་སེལ་བའི་མཆོག །ཞེས་དང་། འབྱུང་དཔེར། ནུས་ལས་བད་ཀན་རྩ་ཐབ་སེལ། །ཞེས་གསུངས་སོ། །

【用法与用量】6~15 g。

【贮藏】置通风干燥处。

甘肃棘豆质量标准起草说明

【名称】中文名为甘肃棘豆，拼音名为 Gansujidou，拉丁药名为 OXYTROPIS KANSUENSIS HERBA。藏文名为"ག་ཡ་ཐོག་སྲད་དཀར"，音译名为"宇托塞嘎"。

【品种考证】《晶珠本草》《甘露本草明镜》等均有记载。《晶珠本草》记载："生于高山土质坚硬之地，叶被白毛，花白色。"《甘露本草明镜》记载："本品根淡黄色，圆锥形，粗而长，有须根。茎淡绿色，细而圆，丛生，顶端分枝，高约一卡。叶淡绿色，奇数羽状复叶，疏被白色长毛。花状如豌豆花，白色而具黄光。"

据调研，不同地区藏医所用宇托塞嘎的植物基原有所不同，青海主要用乳白黄芪，西藏用云南黄芪，甘肃、四川多用甘肃棘豆。甘肃省中藏药材标准（标准号：YCBZ 2020-003）收载甘肃棘豆 *Oxytropis kansuensis* Bunge。

【植物形态】多年生草本。全株疏或密被黑色短毛和白色糙伏毛。茎细弱，铺散或直立。羽状复叶；托叶草质，彼此合生至中部。小叶 17~23（29），卵状长圆形、披针形，长（5）7~13 mm，宽 3~6 mm，先端急尖，基部圆形。多花组成头形总状花序；苞片膜质，线形；花长约 12 mm；花萼筒状，长 8~9 mm，萼齿线形，较萼筒短或与之等长；花冠黄色。荚果纸质，长圆形或长圆状卵形，膨胀。花期 6—9 月，果期 8—10 月。

【分布及生态环境】分布于四川、云南、西藏、宁夏、甘肃、青海等省（区）。生于海拔 1 900~5 300 m 的草甸、林下、沼泽地。

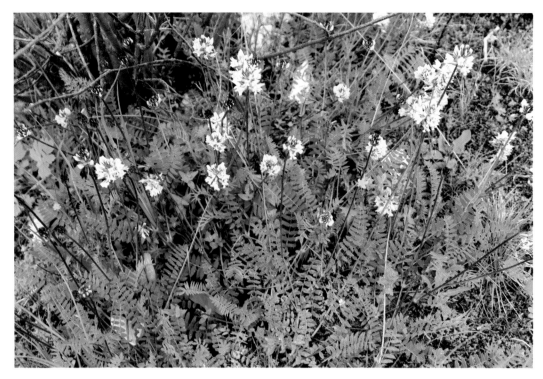

甘肃棘豆植物图

【性状】根据药材样品据实描述。

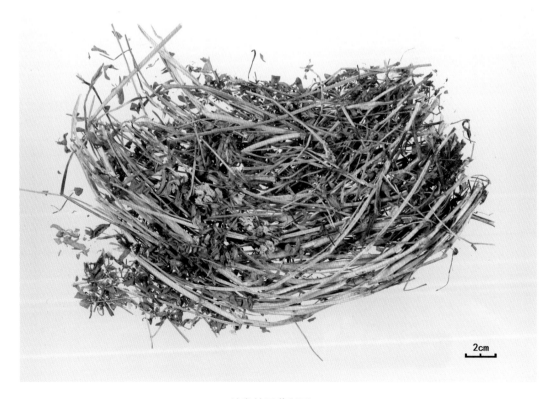

2cm

甘肃棘豆药材图

【鉴别】（1）显微鉴别　经对本品粉末显微特征的观察，其非腺毛、叶表皮细胞、花粉粒等特征明显，收入标准正文。

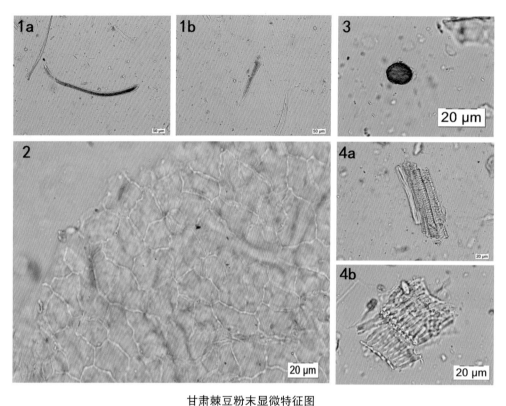

甘肃棘豆粉末显微特征图
1a，1b—非腺毛　2—叶表皮细胞及气孔　3—花粉粒　4a，4b—导管

（2）薄层鉴别　建立了以β‐谷甾醇对照品为对照的薄层色谱鉴别方法，方法的分离度及重现性均较好。

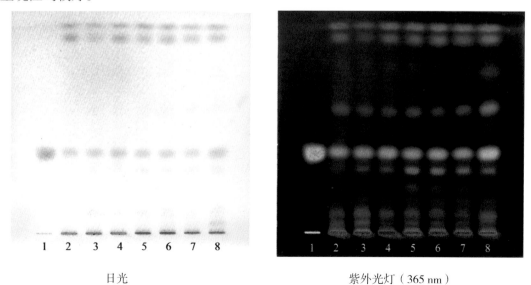

日光　　　　　　　　　　　　　　　紫外光灯（365 nm）
甘肃棘豆薄层色谱图
1—β‐谷甾醇对照品　2~8—药材样品

【检查】 **水分** 根据样品水分的测定结果并结合 "药材和饮片检定通则（通则 0212）" 相关要求，规定限度不得过 13.0%。

总灰分、酸不溶性灰分 根据样品的测定结果，规定总灰分不得过 15.0%，酸不溶性灰分不得过 6.0%。

【浸出物】 根据样品浸出物的测定结果，规定限度不得少于 12.0%。

【味性】【功能与主治】 根据《晶珠本草》《藏药晶镜本草》拟定。

【用法与用量】 根据《中华本草·第 4 卷》拟定。

参考文献

[1] 帝玛尔·丹增彭措 . 晶珠本草（藏文）[M]. 北京：民族出版社，2005.

[2] 嘎玛群培 . 甘露本草明镜 [M]. 拉萨：西藏人民出版社，1993.

[3] 嘎务 . 藏药晶镜本草（藏文）[M]. 北京：民族出版社，2018.

[4] 中国科学院中国植物志编辑委员会 . 中国植物志：第 42 卷 [M]. 北京：科学出版社，1998.

[5] 国家中医药管理局《中华本草》编委会 . 中华本草：第 4 卷 [M]. 上海：上海科学技术出版社，2002.

起草单位：四川省中医药科学院
起草人：周　毅　陈　雏　王红兰　孙洪兵
　　　　李　彬　吴　燕　杨　萍　牛　童
复核单位：四川省药品检验研究院

石格菜　ཆུ་ཆུག་པའི་ཚ་བ།

Shigecai　曲如比咋哇

CARDAMINIS RADIX ET RHIZOMA

本品为十字花科植物唐古碎米荠 *Cardamine tangutorum* O. E. Schulz 或大叶碎米荠 *Cardamine macrophylla* Willd. 的干燥根及根茎。春、夏二季采挖，除去杂质，洗净，晒干。

【性状】本品根状茎呈长圆柱形，有分枝，完整者长 5~25 cm，直径 0.1~2 cm，须根少或密被纤维状的须根。表面黄棕色或黄褐色，微有光泽，光滑或具深浅不等的纵皱纹。质微脆，断面皮部黄白色，多有裂隙，维管束黄白色，呈放射状排列。气微，味微甜。

【鉴别】（1）本品粉末浅灰色或灰白色。淀粉粒单粒，类圆形，直径 5~15 μm，脐点人字状或十字状。木栓细胞淡黄棕色，表面观多角形。石细胞多见，类长方形、梭形、多角形，壁厚，纹孔细密，直径 15~120 μm。韧皮纤维多成束，壁木化，有纹孔，直径 20~60 μm。导管多为网纹导管、具缘纹孔导管、螺纹导管，直径 15~65 μm。

（2）取本品粉末 1 g，加乙酸乙酯 25 ml，超声处理 30 分钟，滤过，滤液蒸干，残渣加甲醇 2 ml 使溶解，作为供试品溶液。另取 β – 谷甾醇对照品，加甲醇制成每 1 ml 含 1 mg 的溶液，作为对照品溶液。照薄层色谱法（通则 0502）试验，吸取上述两种溶液各 5~10 μl，分别点于同一硅胶 G 薄层板上，以石油醚（30~60℃）– 乙酸乙酯（3：1）为展开剂，展开，取出，晾干，喷以 10% 硫酸乙醇溶液，在 105℃加热至斑点显色清晰，置紫外光灯（365 nm）下检视。供试品色谱中，在与对照品色谱相应的位置上，显相同颜色的荧光斑点。

【检查】水分　不得过 13.0%（通则 0832 第二法）。

总灰分　不得过 15.0%（通则 2302）。

酸不溶性灰分　不得过 8.0%（通则 2302）。

【浸出物】照水溶性浸出物测定法（通则 2201）项下的冷浸法测定，不得少于 11.0%。

饮　片

【炮制】除去杂质，切段，干燥。

【性状】本品为不规则的段。其余主要特征同药材。

【鉴别】【检查】【浸出物】同药材。

【味性】味辛、甘，性凉。

【功能与主治】 清热除湿、健胃止泻。用于筋热痛，消化不良，腹泻。

【ཕན་ནུས།】 རུས་པས་ཆུ་རྒྱུས་ལ་ཁུགས་པའི་ཚད་པ་སེལ། ཟས་མི་འཇུ་བ། བཤལ་སོགས་ལ་ཕན། ཕྱི་པར་དུ་རྩ་རྒྱུས་ཆད་མཐུད་ལ་མཆོག

【用法与用量】 6~9 g。外用适量，捣敷。

【贮藏】 置阴凉干燥处。

石格菜质量标准起草说明

【名称】 中文名为石格菜，拼音名为 Shigecai，拉丁药名为 CARDAMINE RADIX ET RHIZOMA。藏文名为" རྒྱ་ཏིག་པའི་རྩ་བ "，音译名为"曲如比咋哇"。

【品种考证】 《晶珠本草》《藏药晶镜本草》《妙音本草》《宇妥本草》《度母本草》《藏药志》等均有记载。《晶珠本草》记载："大叶碎米荠治疗筋络之热症。"《藏药晶镜本草》记载："大叶碎米荠味甘，性凉，治疗腱筋损伤，风湿关节病。"《藏药志》记载："紫花碎米荠以地上全草入药，清热除湿，利水消肿；治关节炎，水肿；外敷筋腱断裂。"《宇妥本草》记载：紫花碎米荠"根子弯曲其味甘，长短四指或五指，功效治疗筋热症"。经考证，大叶碎米荠和紫花碎米荠的功效基本相同，但不同药用部位存在差异，临床上有分部位使用的习惯，现代研究表明两者不同部位的化学成分也有明显差异。地上部分作为"大叶碎米荠"入药，根及根茎作为"石格菜"入药。

《中国植物志》将紫花碎米荠的中文名改为唐古碎米荠，拉丁学名无变化。

【植物形态】 大叶碎米荠 多年生草本。根状茎匍匐延伸，密被纤维状的须根。茎直立。茎生叶通常 4~5 枚；小叶 4~5 对，小叶椭圆形或卵状披针形，长 4~9 cm，宽 1~2.5 cm，顶生小叶基部楔形，无小叶柄、生于最上部的 1 对小叶基部常下延。总状花序多花；花瓣淡紫色、紫红色，少有白色。长角果扁平，长 35~45 mm。花期 5—6 月，果期 7—8 月。

唐古碎米荠 与大叶碎米荠的区别为根状茎匍匐，有鳞状物；茎较矮，单一，下半部裸露无叶，上部通常具 3 枚较小的羽状复叶；花紫色。

【分布与生态环境】 大叶碎米荠 分布于四川、甘肃、青海、贵州、云南、西藏等省（区）。生于海拔 1 600~4 200 m 的山坡灌木林下、沟边、石隙、高山草坡水湿处。

唐古碎米荠 分布于四川、甘肃、青海、云南、西藏、河北、山西、陕西等省（区）。生于海拔 2 100~4 400 m 的高山山沟草地及林下阴湿处。

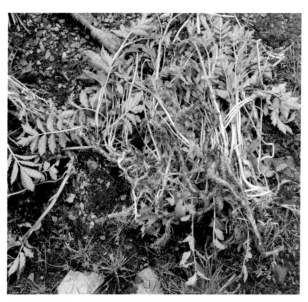 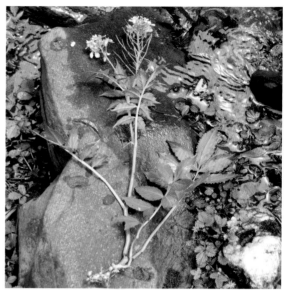

唐古碎米荠   大叶碎米荠

石格菜植物图

【**性状**】根据药材样品据实描述。

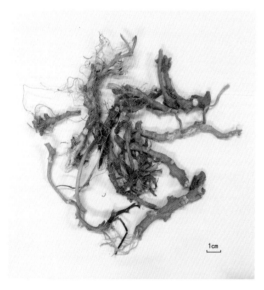 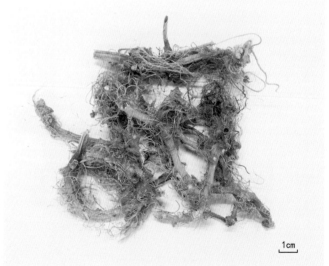

唐古碎米荠   大叶碎米荠

石格菜药材图

【**鉴别**】（1）显微鉴别　经对本品粉末显微特征的观察，其淀粉粒、木栓细胞、石细胞等特征明显，收入标准正文。

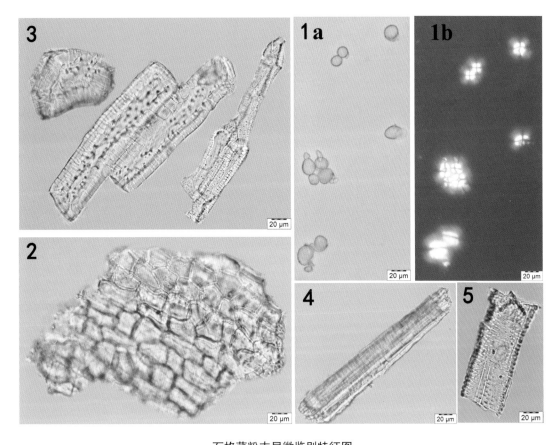

石格菜粉末显微鉴别特征图

1a，1b—淀粉粒　2—木栓细胞　3—石细胞　4—韧皮纤维　5—导管

（2）薄层鉴别　建立了以β-谷甾醇对照品为对照的薄层色谱鉴别方法，方法的分离度及重现性均较好。

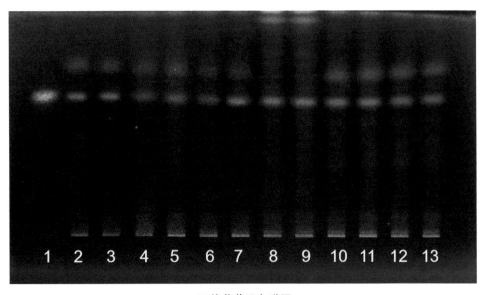

石格菜薄层色谱图

1—β-谷甾醇对照品　2~13—药材样品

　　【检查】　水分　12 批样品水分的测定结果为 7.1%~9.4%，平均值为 8.4%，结合"药材和饮片检定通则（通则 0212）"相关要求，规定限度不得过 13.0%。

　　总灰分　12 批样品总灰分的测定结果为 5.0%~13.7%，平均值为 10.6%，规定限度不得过 15.0%。

　　酸不溶性灰分　12 批样品酸不溶性灰分的测定结果为 1.3%~7.9%，平均值为 5.6%，规定限度不得过 8.0%。

　　【浸出物】　12 批样品浸出物的测定结果为 13.8%~23.9%，平均值为 18.7%，规定限度不得少于 11.0%。

　　【味性】【功能与主治】根据《晶珠本草》《藏药晶镜本草》拟定。

　　【用法与用量】根据藏医药文献及临床使用习惯拟定。

参考文献

[1] 帝玛尔·丹增彭措 . 晶珠本草（藏文）[M]. 北京：民族出版社，2005.

[2] 嘎务 . 藏药晶镜本草（藏文）[M]. 北京：民族出版社，2018.

[3] 前宇妥·云丹衮波 . 宇妥本草 [M]. 毛继祖等，译 . 西宁：青海人民出版社，2016.

[4] 白若杂纳 . 妙音本草 [M]. 毛继祖等，译 . 西宁：青海人民出版社，2016.

[5] 希瓦措 . 度母本草 [M]. 毛继祖等，译 . 西宁：青海人民出版社，2016.

[6] 中国科学院西北高原生物研究所 . 藏药志 [M]. 西宁：青海人民出版社，1991.

[7] 中国科学院中国植物志编辑委员会 . 中国植物志：第 33 卷 [M]. 北京：科学出版社，1987.

[8] 张秋博 . 紫花碎米荠的化学成分研究 [D]. 郑州：河南中医药大学，2012.

[9] 郜瑞 . 大叶碎米荠和百里香的化学成分及活性研究 [D]. 西安：陕西师范大学，2009.

起草单位：西南民族大学

起草人：刘　圆　蔡晓霞　海来约布　李文兵

复核单位：四川省药品检验研究院

白花龙胆 ཤང་རྒྱན་དཀར་པོ།

Baihualongdan 榜间嘎保

GENTIANAE SZECHENYII HERBA

本品为龙胆科植物大花龙胆 *Gentiana szechenyii* Kanitz、高山龙胆 *Gentiana algida* Pall. 或短柄龙胆 *Gentiana stipitata* Edgew. 除去基生叶的带花地上部分。秋季花期采收，除去泥沙，晒干。

【性状】 **大花龙胆** 全株长 4~12 cm。茎圆柱形，直径 1~3 mm，断面中空。茎生叶基部合生，向上渐密，狭长披针形。花多单生枝顶，偶见 2~3 朵，无花梗。花萼倒锥状筒形，上部暗紫红色至灰棕色，长 1.5~2.6 cm，裂片长 0.5~2 cm。花冠呈筒状钟形，长 4~6 cm，黄色至黄褐色，上部具蓝灰色或灰棕色条纹，裂片卵圆形或宽卵形，先端钝圆，具短小尖头，全缘，褶整齐。质脆易碎。气清香，味苦。

短柄龙胆 茎生叶多对，上部叶椭圆状披针形或倒卵状匙形。花单生枝顶。花萼裂片长 0.3~0.6 cm。花冠宽筒形，长 1.8~2.5 cm，浅蓝灰色或白色，具深蓝灰色条纹。

高山龙胆 全株长 6~20 cm。茎具棱，黄绿色或紫黑色。茎生叶对生，条状披针形，基部环包花枝。花 1~5 朵，顶生。花萼钟形或倒锥形，黄绿色，具深色条纹及斑点，裂片长 0.1~0.3 cm。花冠漏斗状，长 3~5 cm，黄色或黄绿色，冠檐部具蓝灰色条纹，裂片三角形或卵状三角形。

【鉴别】 （1）本品粉末黄绿色或灰绿色。叶表皮细胞类长方形、不规则形，垂周壁呈波状弯曲；气孔不定式，副卫细胞 4~6 个。花瓣碎片内表皮细胞平周壁呈乳突状，顶部具放射状的角质层纹理。花粉粒类球形、类椭圆形或钝三角形，直径 30~40 μm，具 3 个萌发孔。草酸钙针晶或柱晶多见，草酸钙方晶偶见。纤维多成束。导管为螺纹导管，直径 6~20 μm。

（2）**大花龙胆、短柄龙胆** 取本品粉末 1 g，加入无水乙醇 25 ml，超声处理 30 分钟，滤过，作为供试品溶液。另取大花龙胆苷 A 对照品，加甲醇制成每 1 ml 含 1 mg 的对照品溶液。照薄层色谱法（通则 0502）试验，吸取供试品溶液 5~10 μl、对照品溶液 2 μl，分别点于同一硅胶 GF$_{254}$ 薄层板上，以乙酸乙酯 – 甲醇 – 水 – 甲酸（8：1：0.5：0.2）为展开剂，展开，取出，晾干，置紫外光灯（254 nm）下检视。供试品色谱中，在与对照品色谱相应的位置上，显相同颜色的斑点。

（3）**高山龙胆** 取本品粉末 0.5 g，加甲醇 25 ml，超声处理 30 分钟，滤过，滤液作为供试品溶液。另取龙胆苦苷对照品、獐牙菜苦苷对照品，加甲醇制成每 1 ml 各含 1 mg 的溶液，作为对照品溶液。照薄层色谱法（通则 0502）试验，吸取上述三种溶液各 5 μl，分别点于同一硅胶 GF$_{254}$ 薄层板上，以甲酸乙酯 – 甲醇 – 水 – 甲酸（10：1：1：0.5）10℃以下放置分层的上层溶液为展开剂，展开，取出，晾干，置紫外光灯（254 nm）下检视。供试品色谱中，在与对照品色谱相应的位置上，显相同颜色的斑点。

【检查】**水分**　不得过 13.0%（通则 0832 第二法）。

总灰分　不得过 8.0%（通则 2302）。

酸不溶性灰分　不得过 4.0%（通则 2302）。

【浸出物】　照醇溶性浸出物测定法（通则 2201）项下的热浸法测定，用 70% 乙醇作溶剂，不得少于 20.0%。

【含量测定】**高山龙胆**　照高效液相色谱法（通则 0512）测定。

色谱条件与系统适用性试验　十八烷基硅烷键合硅胶为填充剂；以甲醇为流动相 A，以 0.2% 磷酸溶液为流动相 B，按下表中的规定进行梯度洗脱；检测波长为 240 nm。理论板数按龙胆苦苷峰计应不低于 3 000。

时间（分钟）	流动相 A（%）	流动相 B（%）
0~20	25 → 30	75 → 70
20~45	30 → 48	70 → 52

对照品溶液的制备　取龙胆苦苷对照品、异荭草苷对照品适量，精密称定，加 75% 甲醇制成每 1 ml 各含 0.1 mg 的混合溶液，即得。

供试品溶液的制备　取本品粉末（过三号筛）约 0.5 g，精密称定，置具塞锥形瓶中，精密加入 75% 甲醇 25 ml，密塞，称定重量，超声处理 30 分钟（功率 250 W，频率 40 kHz），放冷，再称定重量，用 75% 甲醇补足减失的重量，摇匀，滤过，取续滤液，即得。

测定法　分别精密吸取对照品溶液与供试品溶液各 10μl，注入液相色谱仪，测定，即得。

本品按干燥品计算，含龙胆苦苷（$C_{16}H_{20}O_9$）不得少于 0.40%，含异荭草苷（$C_{21}H_{20}O_{11}$）不少于 0.50%。

饮　片

【炮制】除去杂质。

【味性】味苦，性凉。

【功能与主治】解毒，利喉。用于热疫、肺病、咽喉病。

【ཕན་ནུས།】　ཤེལ་ཕྲེང་ལས། སྤང་རྒྱན་དཀར་པོས་དུག་དང་གཉན་རིམས། ཁྲེས་དང་། སྨན་གྱི་འབྲུངས་དང་རྡི་ མེད་ཤེལ་གྱི་མི་ཤོང་ལས། དཀར་

པོའི་ནུས་པས་དུག་ཆོད་འཇོམས། ཆད་རིགས་ལྟེ་དང་དཀར་པར་སྐོ་དང་གི་བའི་ཆད་པ་སེལ་ཞིང་། གི་བ་ཚ་འཁགས་ལ་ཕན། ཁགས་པ་འཇོམས།

【用法与用量】4.5~6 g。

【贮藏】置阴凉干燥处。

白花龙胆质量标准起草说明

【名称】中文名为白花龙胆，拼音名为 Baihualongdan，拉丁药名为 GENTIANAE SZECHENYII HERBA。藏文名为“སྤང་རྒྱན་དཀར་པོ།”，音译名为“榜间嘎保”或“邦见嘎布”等。

【品种考证】藏药“榜间”，意即“草原中的点缀”，又称龙胆花，来源于龙胆科龙胆属多种龙胆植物的花。在藏医药文献中“榜间”名下，常采用“分类”记载的形式，根据其花色，将其分为白、黑、蓝或白、蓝、杂色，藏医普遍认为白花龙胆为“榜间”类药材的上品。《晶珠本草》记载：“本品深秋生长在高山寒冷地带，叶如秦艽，无茎，从地面开出四、五朵白花，有红色光泽。花基部合生。”《四部医典》唐卡绘制了白花龙胆的植物图，经过形态比对表明，大花龙胆 *Gentiana szechenyii* Kanitz、高山龙胆 *G. algida* Pall. 植物形态与本草描述、绘图基本一致。

短柄龙胆 *G. stipitata* Edgew. 与大花龙胆同为龙胆属多枝组密叶系植物，原植物特征与大花龙胆较为相似，但花较小，花色变化大，从白色到淡蓝色、蓝紫色，其在“榜间”类的分类具有争议：如《藏药晶镜本草》将其归入“榜间温保（蓝花龙胆）”；《中华本草·藏药卷》将其归入“榜间察屋（杂花龙胆）”；而花白色者，《藏药志》将其归入“榜间嘎保（白花龙胆）”，藏医认为白色花的短柄龙胆可作白花龙胆使用。

经对四川甘孜州、阿坝州等地区临床应用及市场流通情况调研，白花龙胆的主流品种主要为大花龙胆，部分藏医院使用高山龙胆、短柄龙胆。

【植物形态】

1. 主根粗大呈圆锥状或圆柱形；不育茎的莲座叶丛较宽；叶及花萼裂片宽大，具明显的软骨质边缘。

    2. 枝多数，铺散，长 7~10 cm；茎上部叶密集，下部叶疏离；花萼裂片倒披针形，基部窄缩；花冠白色、淡蓝色、蓝紫色……………………………………………………短柄龙胆

    2. 茎少数，直伸，长 2~3 cm；茎生叶密集；花萼裂片基部不窄缩，披针形；花冠内面白色，被蓝灰色斑点及条纹……………………………………………………大花龙胆

1. 根茎短缩，直立或斜伸，具多数略肉质的须根；叶大部基生；花枝直立，花冠黄色或白色，花 1~3~（5）朵，无梗或具短梗……………………………………………高山龙胆

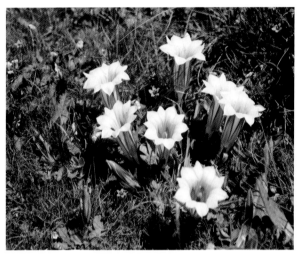 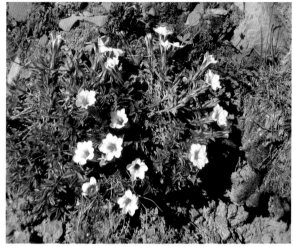

大花龙胆   短柄龙胆

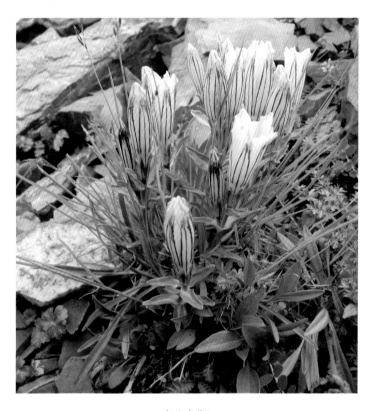

高山龙胆

白花龙胆植物图

【分布与生态环境】 **大花龙胆** 分布于四川、甘肃、青海、西藏东南部及云南西北部等地区，生长于海拔 3 000~4 800 m 阳坡高山草甸。

短柄龙胆 分布于甘肃、青海、西藏东南部及四川等地区，生于海拔 3400~4300 m 的河滩、沼泽草甸、高山灌丛草甸、阳坡石隙内。

高山龙胆 分布于新疆、青海、西藏、四川、辽宁及吉林等省（区），生于海拔

4 300~4 900 m 的山坡草地、河滩草地、灌丛中、林下、高山冻原。

【**性状**】根据药材样品据实描述。

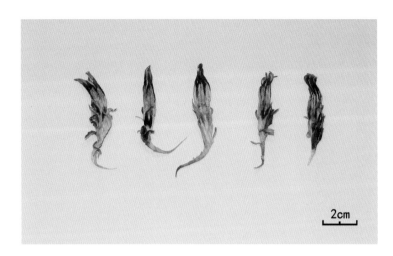

大花龙胆

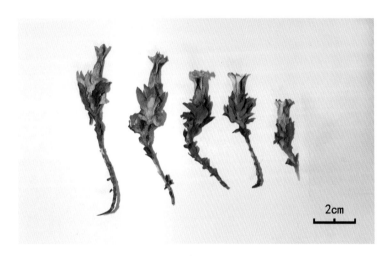

短柄龙胆

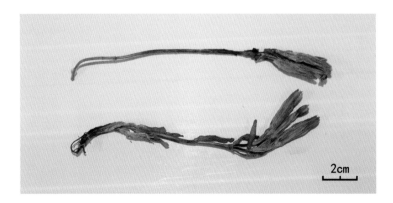

高山龙胆

白花龙胆药材图

【鉴别】（1）显微鉴别　经对本品粉末显微特征的观察，其叶表皮细胞、花瓣碎片内表皮细胞、花粉粒等显微特征明显，收入标准正文。

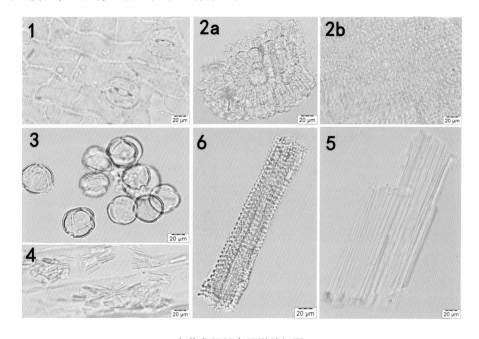

白花龙胆粉末显微特征图
1—叶表皮细胞　2a，2b—内表皮细胞　3—花粉粒　4—草酸钙晶体　5—纤维　6—导管

（2）薄层鉴别　**大花龙胆、短柄龙胆**　建立了以大花龙胆苷 A 对照品为对照的薄层色谱鉴别方法，方法的分离度及重现性均较好。

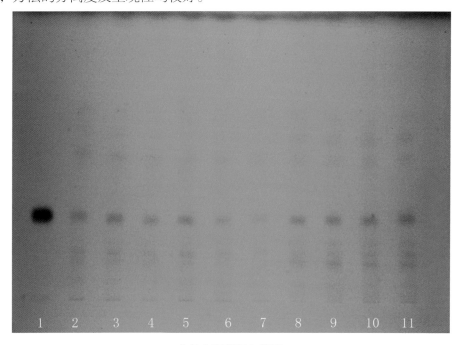

大花龙胆薄层色谱图
1—大花龙胆苷 A 对照品　2~11—大花龙胆药材样品

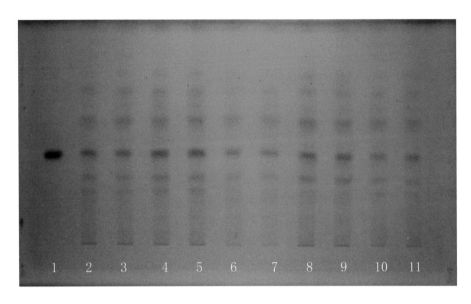

短柄龙胆薄层色谱图
1—大花龙胆苷 A 对照品　2~11—短柄龙胆药材样品

高山龙胆　建立了以龙胆苦苷对照品、獐牙菜苦苷对照品为对照的薄层色谱鉴别方法，方法的分离度及重现性均较好。

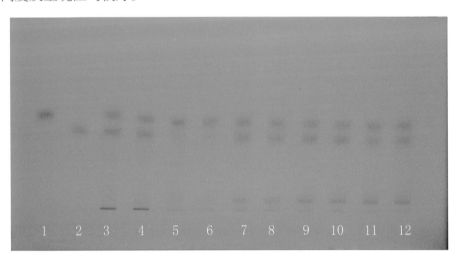

高山龙胆薄层色谱图
1—龙胆苦苷对照品　2—獐牙菜苦苷对照品　3~12—高山龙胆药材样品

【检查】　**水分**　白花龙胆 3 个基原各 10 批样品的水分测定结果为：大花龙胆 11.2%~12.3%，平均值为 11.5%；短柄龙胆 6.6%~10.0%，平均值为 7.5%；高山龙胆 6.6%~10.0%，平均值为 8.3%，结合"药材和饮片检定通则（通则 0212）"相关要求，规定限度不得过 13.0%。

总灰分　白花龙胆 3 个基原各 10 批样品的总灰分测定结果为：大花龙胆 4.5%~5.7%，平均值为 5.0%；短柄龙胆 4.8%~7.1%，平均值为 5.9%；高山龙胆 3.4%~7.0%，平均值为

5.4%，规定限度不得过 8.0%。

酸不溶性灰分　白花龙胆 3 个基原各 10 批样品的酸不溶性灰分测定结果为：大花龙胆 0.5%~1.7%，平均值为 0.9%；短柄龙胆 1.5%~4.3%，平均值为 2.5%；高山龙胆 0.9%~3.7%，平均为 1.7%，规定限度不得过 4.0%。

【浸出物】　白花龙胆 3 个基原各 10 批样品的浸出物测定结果为：大花龙胆 21.6%~25.5%，平均值为 23.5%；短柄龙胆 29.2%~44.2%，平均值为 34.7%；高山龙胆 27.1%~31.1%，平均为 29.0%，规定限度不得少于 20.0%。

【含量测定】　白花龙胆主要含黄酮类和环烯醚萜类成分，其中大花龙胆、短柄龙胆成分相似，主要含有以大花龙胆苷 A 为代表的双环烯醚萜类，而龙胆苦苷等环烯醚萜类成分含量极低或无；高山龙胆中龙胆苦苷、异荭草苷含量相对较高，而几乎不含大花龙胆苷 A 等双环烯醚萜类成分。因此，以龙胆苦苷、异荭草苷为对照，建立了高山龙胆药材的 HPLC 含量测定方法。

经方法验证，高山龙胆中龙胆苦苷在 0.042 4~1.699 2 μg（r=0.999 8）范围内线性关系良好，平均加样回收率为 97.8%，RSD 为 1.2%。异荭草苷在 0.040 2~1.609 6 μg（r=0.999 9）范围内线性关系良好，平均加样回收率为 98.6%，RSD 为 1.0%。10 批高山龙胆样品中龙胆苦苷含量测定结果为 0.4%~1.4%，平均值为 1.0%；异荭草苷含量测定结果为 0.5%~1.7%，平均值为 1.1%。规定高山龙胆的含量测定限度为"本品按干燥品计算，含龙胆苦苷（$C_{16}H_{20}O_9$）不得少于 0.40%，含异荭草苷（$C_{21}H_{20}O_{11}$）不得少于 0.50%"。

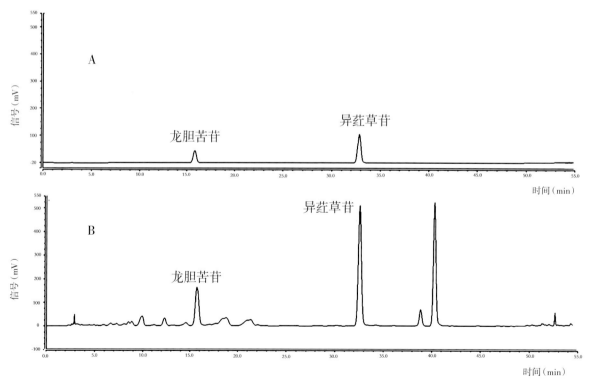

高山龙胆液相色谱图
A—混合对照品　B—高山龙胆样品

【味性】【功能与主治】根据《晶珠本草》《藏药晶镜本草》拟定。

【用法与用量】根据《中华本草·藏药卷》拟定。

参考文献

[1] 帝玛尔·丹增彭措.晶珠本草（藏文）[M].北京：民族出版社，2005.

[2] 嘎务.藏药晶镜本草（藏文）[M].北京：民族出版社，2018.

[3] 国家中医药管理局《中华本草》编委会.中华本草：藏药卷[M].上海：上海科学技术出版社，2002.

[4] 中国科学院中国植物志编辑委员会.中国植物志：第 62 卷[M].北京：科学出版社，1988.

[5] 马羚.藏药"榜间嘎保"品种整理及主流品种的品质研究[D].成都：成都中医药大学，2014.

[6] 钟世红，古锐，马羚，等.藏药白花龙胆品种考证与使用现状调查[J].中国中药杂志，2014，39
（13）：2450 – 2455.

[7] 张彩虹，古锐，钟世红，等.大花龙胆的生药学鉴别[J].华西药学杂志，2015，30（6）：694 – 696.

[8] 马羚，马逾英，古锐，等.短柄龙胆的形态组织学研究[J].华西药学杂志，2015，30（3）：314 –
316.

[9] 马羚，马逾英，陈萍，等.藏药高山龙胆的形态组织学研究[J].中药材，2017，40（3）：572 – 575.

[10] 付林，古锐，张彩虹，等.藏药大花龙胆正丁醇部位的化学成分研究[J].中草药，2018，49
（5）：1002 – 1006.

[11] 宇妥·元丹贡布.四部医典[M].马世林等，译.上海：上海科学技术出版社，1987.

[12] 中国科学院西北高原生物研究所.藏药志[M].西宁：青海人民出版社，1991.

起草单位：成都中医药大学

起草人：古 锐 南 措 马 羚

复核单位：四川省药品检验研究院

丝瓜子　གཤེར་གྱི་འབྲང་ཁ།

Siguazi　塞吉普布

LUFFAE AEGYPTIACAESEMEN

本品为葫芦科植物丝瓜 *Luffa aegyptiaca* Miller 或广东丝瓜 *Luffa acutangula* (L.) Roxb. 的干燥种子。秋季果实成熟时收集，洗净，晒干。

【性状】　**丝瓜子**　呈扁平椭圆形，长 10~15 mm，宽 7~10 mm，厚约 2 mm。表面灰黑色至黑色，边缘有极狭的翅，翅的一端有种脊，两侧各有一对呈"八"字状的突起。质稍硬，剥开后可见有膜状灰绿色的内种皮包于子叶之外，子叶 2，黄白色。气微，味微苦。

广东丝瓜子　边缘无翅较厚，表面有明显的网纹及雕纹。

【鉴别】　（1）本品粉末灰绿色。种皮表皮细胞黄棕色或棕褐色，表面观多角形或类方形，垂周壁微弯曲或波状弯曲。种皮下皮细胞无色或淡棕色，细胞长圆形或不规则形，可见明显纹孔。石细胞数个或单个存在，较小，类方形或类圆形，孔沟明显。螺纹导管众多。内种皮细胞具数个长短不一的星状分枝，连接成团，细胞界限不甚分明，无色或淡棕色，可见类圆形纹孔。子叶细胞多成片存在，无色或附有深色色素，含较多油滴。

（2）取本品粉末 0.3 g，加乙醇 20 ml，超声处理 30 分钟，滤过，滤液浓缩至约 5 ml，作为供试品溶液。另取亚油酸对照品，加乙醇制成每 1 ml 含 0.5 mg 的溶液，作为对照品溶液。照薄层色谱法（通则 0502）试验，吸取上述两种溶液各 1~2 μl，分别点于同一硅胶 G 薄层板上，以甲苯 – 甲酸（21.5：0.7）为展开剂，展开，取出，晾干，喷以 10% 硫酸乙醇溶液，在 105℃加热至斑点显色清晰，置紫外光灯（365 nm）下检视。供试品色谱中，在与对照品色谱相应的位置上，显相同颜色的荧光斑点。

【检查】　**水分**　不得过 13.0%（0832 第二法测定）。

总灰分　不得过 4.0%（通则 2302）。

【浸出物】　照醇溶性浸出物测定法（通则 2201）项下的热浸法测定，用乙醇作溶剂，不得少于 20.0%。

【含量测定】　照高效液相色谱法（通则 0512）测定。

色谱条件与系统适用性试验　以十八烷基硅烷键合硅胶为填充剂；以乙腈 – 0.2% 磷酸溶液（90：10）为流动相；检测波长为 210 nm。理论板数按亚油酸峰计算应不低于 5 000。

对照品溶液的制备　取亚油酸对照品适量，精密称定，加乙醇制成每 1 ml 含 0.5 mg 的溶液，即得。

供试品溶液的制备　取本品粉末（过四号筛）约 0.5 g，精密称定，置具塞锥形瓶中，精密加入乙醇 25 ml，密塞，称定重量，超声处理（功率 250 W，频率 40 kHz）50 分钟，放冷，再称定重量，用乙醇补足减失的重量，摇匀，滤过，取续滤液，即得。

测定法 分别精密吸取对照品溶液与供试品溶液各 10 μl，注入液相色谱仪，测定，即得。

本品按干燥品计算，含亚油酸（$C_{18}H_{32}O_2$）不得少于 2.5%。

饮 片

【炮制】除去杂质。

【味性】味苦，性凉。

【功能与主治】清热、解毒、催吐。用于"培赤"病。

【པར་ནུས།】 ཤེལ་ཕྱིང་ལས། གསེར་གྱི་ཕུང་བྱུབ་མཆིས་པ་བྱིད་དུ་འཛིན། ཞེས་དང༌། སྲན་གྱི་འབྲུང་དཔེ་དི་མེད་ཉེས་གྱི་མི་ཕོང་ལས། ནུས་པས་

དུག་ནད་དང༌། བད་མཁྲིས་སེལ་ཞིང་གྱིད་དུ་འཛིན།

【用法与用量】3~10 g。

【贮藏】置阴凉干燥处，防霉，防蛀。

丝瓜子质量标准起草说明

【名称】中文名为丝瓜子，拼音名为 Siguazi，拉丁药名为 LUFFAE AEGYPTIACAE SEMEN。藏文名为"གསེར་གྱི་ཕྱེད་ག"，音译名为"塞吉普布"。

【品种考证】《新修晶珠本草》《中国藏药》《藏药志》中均有记载。《新修晶珠本草》记载："丝瓜子状如去头的甲壳虫，味苦，性糙，具解毒之功效，能引吐赤巴和培根病；花黄色，果实如伯达（椰子）一样，有纤维包裹，内有扁而黑色的种子，种子状如无头的甲壳虫者质佳，白色的质次，状如棱者质劣。"《新修晶珠本草》《中国藏药》《藏药志》中都记载藏医所用的药材来源为葫芦科丝瓜 *Luffa cylindrica* (L.) Roem. 或广东丝瓜 *L.acutangula* (L.) Roxb. 的种子。《山西省中药材中药饮片标准·第一册》（2017 年版）和《上海市中药饮片炮制规范》（2018 年版）收载了丝瓜 *L. cylindrica* (L.) Roem.，《湖南省中药饮片炮制规范》（2010 年版）收载了丝瓜 *L. cylindrica* (L.) Roem. 和广东丝瓜 *L. acutangula* (L.) Roxb.。《中国植物志》将丝瓜的拉丁学名 *L. cylindria* (L.) Roem. 修订为 *L. aegyptiaca* Miller。

经对四川甘孜州、阿坝州等地临床应用及药材市场流通情况调研，丝瓜子主流品种有 2 种：葫芦科植物丝瓜 *L. aegyptiaca* Miller 和广东丝瓜 *L. acutangula* (L.) Roxb.。

【植物形态】**丝瓜** 一年生攀援藤本；茎枝有棱沟，被微柔毛。卷须通常 2~4 歧。叶片三角形或近圆形，通常掌状 5~7 裂，具白色短柔毛。雌雄同株。雄花为总状花序；雄蕊通常 5，稀 3。雌花单生；子房长圆柱状，有柔毛，柱头 3，膨大。果实圆柱状，表面平滑，通常有深色纵条纹，未熟时肉质，成熟后干燥，里面呈网状纤维，由顶端盖裂。种子黑色，卵形，扁，平滑，边缘狭翼状。

广东丝瓜 雄蕊 3，1 枚 1 室，2 枚 2 室。子房棍棒状，具 10 条纵棱。果实具 8~10 条纵向的锐棱和沟。种子卵形，黑色，有网状纹饰，无狭翼状边缘，基部 2 浅裂。

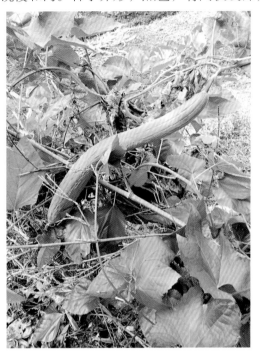 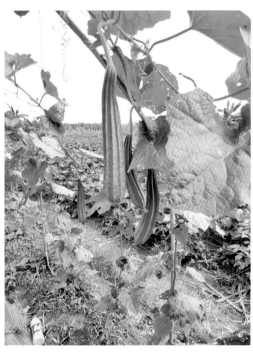

丝瓜　　　　　　　　　　　　　　　广东丝瓜

丝瓜子植物图

【分布与生态环境】 **丝瓜** 我国大部分地区均有栽培。

广东丝瓜 在我国南部多有栽培。

【性状】

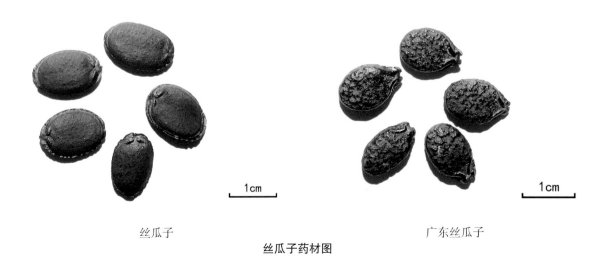

丝瓜子　　　　　　　　　　　　　　广东丝瓜子

丝瓜子药材图

【鉴别】（1）显微鉴别　经对本品粉末显微特征的观察，其种皮表皮细胞、种皮下皮细胞、石细胞等显微特征明显，收入标准正文。

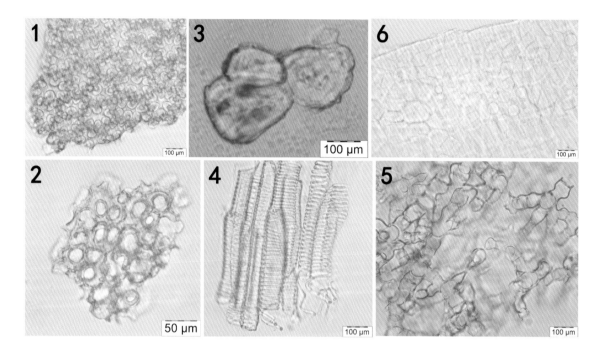

丝瓜子粉末显微特征图

1—种皮表皮细胞　2—种皮下皮细胞　3—石细胞　4—导管　5—内种皮细胞　6—子叶细胞

（2）薄层鉴别　建立了以亚油酸对照品为对照的薄层色谱鉴别方法，方法的分离度及重现性均较好。

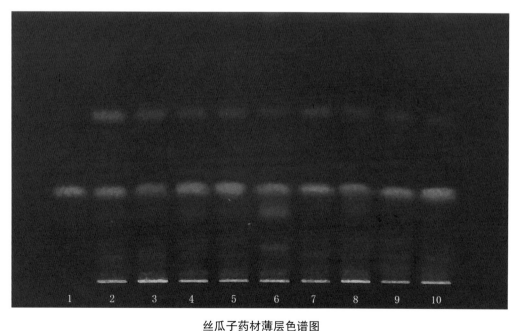

丝瓜子药材薄层色谱图

1—亚油酸对照品　2~6—丝瓜子样品　7~10—广东丝瓜子样品

【检查】 **水分** 根据样品水分的测定结果并结合"药材和饮片检定通则（通则 0212）"相关要求，规定限度不得过 13.0%。

总灰分 根据样品总灰分的测定结果，规定限度不得过 4.0%。

【浸出物】 根据样品浸出物的测定结果，规定限度不得少于 20.0%。

【含量测定】 丝瓜子主要含脂肪酸类成分，其中的亚油酸含量相对较高。采用 HPLC 法，建立了丝瓜子药材中亚油酸的含量测定方法。经方法验证，亚油酸在 0.056~1.13 mg/ml 范围内线性关系良好（r=0.999 7），平均加样回收率为 101.3%，RSD 为 2.9%。丝瓜子样品中的亚油酸测定结果为 2.2%~5.4%，平均值为 3.8%。根据测定结果，规定"本品按干燥品计算，含亚油酸（$C_{18}H_{32}O_2$）不得少于 2.5%"。

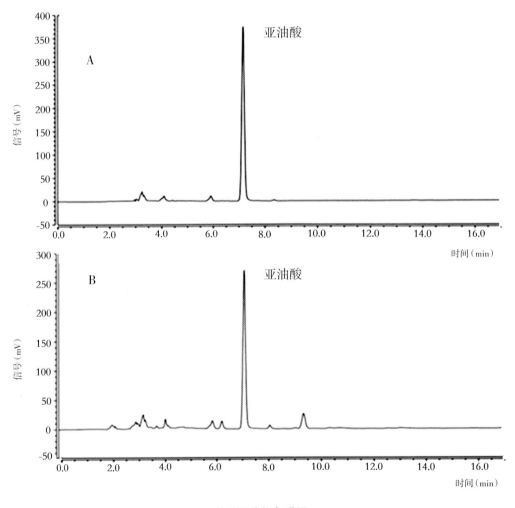

丝瓜子液相色谱图

A—亚油酸对照品　B—药材样品

【味性】【功能与主治】 根据《晶珠本草》《藏药晶镜本草》拟定。

【用法与用量】 根据藏医药文献及临床使用习惯拟定。

参考文献

[1] 罗达尚 . 新修晶珠本草 [M]. 成都：四川科学技术出版社，2004.

[2] 青海省药品检验所，青海省藏医药研究所 . 中国藏药 [M]. 上海：上海科学技术出版社，1996.

[3] 帝玛尔·丹增彭措 . 晶珠本草（藏文）[M]. 北京：民族出版社，2005.

[4] 嘎务 . 藏药晶镜本草（藏文）[M]. 北京：民族出版社，2018.

[5] 中国科学院西北高原生物研究所 . 藏药志 [M]. 西宁：青海人民出版社，1991.

[6] 山西省食品药品监督管理局 . 山西省中药材中药饮片标准：第一册 [S]. 北京：科学出版社，1997.

[7] 上海市食品药品监督管理局 . 上海市中药饮片炮制规范 [S]. 上海：上海科学技术出版社，2018.

[8] 湖南省食品药品监督管理局 . 湖南省中药饮片炮制规范 [S]. 长沙：湖南科学技术出版社，2010.

[9] 中国科学院中国植物志编辑委员会 . 中国植物志：第 73 卷 [M]. 北京：科学出版社，1986.

[10] 张金生，杨杰，李丽华，等 . 丝瓜籽油的成分分析 [J]. 中国油脂，2012，37（11）：86 – 87.

[11] 李慧峰，孟霜，陈元元，等 . 丝瓜子药材的质量标准研究 [J]. 世界中西医结合杂志，2015，10（9）：1225 – 1227.

起草单位：成都中医药大学

起草人：龙　飞　王珑静　艾　莉　赖先荣

复核单位：四川省药品检验研究院

灰毛党参

Huimaodangshen

 གློ་བདུད་རྡོ་རྗེ་དཀར་པོ།

鲁堆多吉嘎保

CODONOPSIS CANESCENS HERBA

本品为桔梗科植物灰毛党参 *Codonopsis canescens* Nannf. 的干燥地上部分。夏、秋二季茎、叶茂盛时采收，除去杂质，阴干。

【性状】 本品茎呈圆柱形，有多数分枝，长 20~85 cm，直径 0.1~0.3 cm；表面灰绿色，密被灰白色柔毛；质脆，易折断，断面白色，髓部宽广。叶在主茎上互生，在侧枝上近于对生，叶柄短；叶多脱落，皱缩卷曲，展平后呈卵形、阔卵形或近心形，长 0.4~1.5 cm，宽 0.3~1 cm，全缘；表面灰绿色，两面均密被灰白色柔毛。有的带花，花顶生；花梗长 2~16 cm；花冠阔钟状，白色或蓝白色，内面基部具色泽较深的脉纹；顶端及外侧被柔毛。气特异，味淡。

【鉴别】 （1）本品粉末灰绿色。叶表皮细胞表面观垂周壁呈波浪弯曲，气孔不等式。非腺毛为单细胞组成，长短不一，壁厚，木化，具疣状突起，少数有螺纹纹理，完整者长达920 μm。乳汁管有节，常联结成网状，直径 4~25 μm，内含黄色颗粒物。纤维成束或离散，成长条形或梭形，两端稍尖，直径 10~50 μm。花粉粒多呈类球形，偶见五角星形，直径长达 200 μm，表面有疣状突起，具 5 孔沟。导管主要为螺纹导管，亦有具缘纹孔导管、梯纹导管及网纹导管，直径 15~190 μm。

（2）取本品粉末 1 g，加甲醇 25 ml，超声处理 30 分钟，滤过，滤液蒸干，残渣加甲醇2 ml 使溶解，作为供试品溶液。另取灰毛党参对照药材 1 g，同法制成对照药材溶液。照薄层色谱法（通则 0502）试验，吸取上述两种溶液各 3~5 μl，分别点于同一硅胶 G 薄层板上，以环己烷 – 丙酮 – 甲酸（5：5：0.1）为展开剂，展开，取出，晾干，喷以 10% 硫酸乙醇溶液，在 105℃ 加热至斑点显色清晰，置紫外光灯（365 nm）下检视。供试品色谱中，在与对照药材色谱相应的位置上，显相同的蓝色荧光斑点。

【检查】 **水分** 不得过 13.0%（0832 第二法）。

总灰分 不得过 14.0%（通则 2302）。

酸不溶性灰分 不得过 6.0%（通则 2302）。

【浸出物】 照醇溶性浸出物测定法（通则 2201）项下的热浸法测定，用 30% 乙醇作溶剂，不得少于 20.0%。

饮　片

【炮制】除去杂质，洗净，切段，干燥。

【性状】本品为不规则的段。其余主要特征同药材。

【鉴别】【检查】【浸出物】同药材。

【味性】味苦、涩，性凉。

【功能与主治】除湿、调血、消肿。用于风湿关节病，"黄水"病，"岗巴"病，甲状腺肿大等。

【ཕན་ནུས།】 ཤིང་ཕྱིང་ལས། ཀླུ་བདུད་རྡོ་རྗེ་གནན་ལྒུ་འབབས་གདོན་འཛོམས། ཞིས་དང་། སྨན་གྱི་འབྱུངས་དཔེ་རྗེ་མེད་ཤེས་ཀྱི་མི་ཤོང་ལས།

ནུས་པས་གནན་དང་ཀླུ་གདོན། འབབས་སྐྱུས། ཀླུ་མེར་ལ་སོགས་ལས། བྱེད་པར་དུ་དཀར་པོ་འཛིམས་ཞིང་རྩོ་བས་ཁྲ་བ་འཛོམས། ཁྲག་འཁྲུགས་ལས།

【用法与用量】3~5 g。

【贮藏】置阴凉干燥处，防蛀。

灰毛党参质量标准起草说明

【名称】中文名为灰毛党参，拼音名为 Huimaodangshen，拉丁药名为 CODONOPSIS CANESCENS HERBA。藏文名为"ཀླུ་བདུད་རྡོ་རྗེ་དཀར་པོ།"，音译名为"鲁堆多吉嘎保"。

【品种考证】《宇妥本草》《度母本草》《晶珠本草》《藏药晶镜本草》《藏药志》等均有记载。《晶珠本草》记载："灰毛党参植株密被白毛，高 0.1~0.4 m；根粗大，分枝少；叶在主茎上互生，在侧枝上近于对生，叶片较小，椭圆形，灰绿色，叶下面有细毛；折断面有白色乳汁；7—8 月开花，花瓣 5，钟状，有 5 个角。生长在海拔 3 400~3 800 m 的高山草甸、河流旁边。其枝、叶、花、果或全草用于治疗星曜病，龙魔病，岗巴病，风湿关节病，黄水病。"

经对四川甘孜州、阿坝州等地临床应用及市场流通情况调研，灰毛党参 *Codonopsis canescens* Nannf. 为主流品种。

【植物形态】茎基具多数细小茎痕，较粗长而直立，根常肥大呈纺锤状而较少分枝。主茎 1~ 数支，直立或上升，于中部有叶及多数分枝，灰绿色，密被灰白色柔毛。叶片卵形，阔卵形或近心形，长宽可达 1.5 cm × 1 cm，全缘，灰绿色，两面均密被白色柔毛。花着生于主茎及其上部分枝的顶端；花梗长 2~16 cm；花萼贴生至子房中部，具 10 条明显辐射脉，密被白色短柔毛；花冠阔钟状，白色淡蓝色或蓝白色，内面基部具色泽较深的脉纹，顶端及外侧被柔毛；雄蕊无毛。花果期 7—10 月。

【分布与生态环境】分布于四川西部（甘孜州、阿坝州），青海南部（囊谦县），西藏东部（江达县、贡觉县）等。生于海拔 3 000~4 200 m 的山地草坡、河滩多石或向阳干旱的地方。

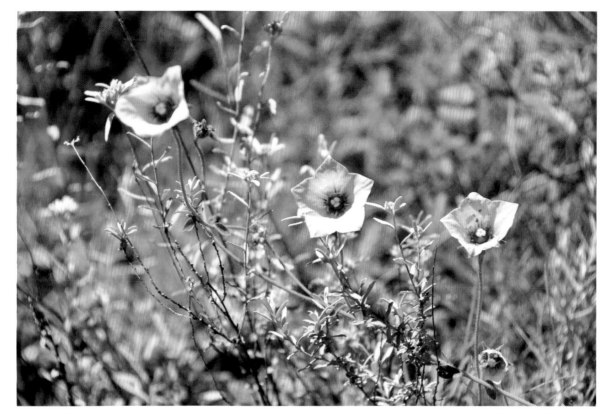

灰毛党参植物图

【**性状**】根据药材的性状据实描述。

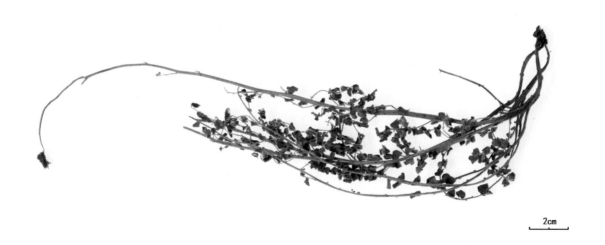

2cm

灰毛党参药材图

【**鉴别**】（1）显微鉴别　经对本品粉末显微特征的观察，其叶表皮细胞、非腺毛、乳汁管等特征明显，收入标准正文。

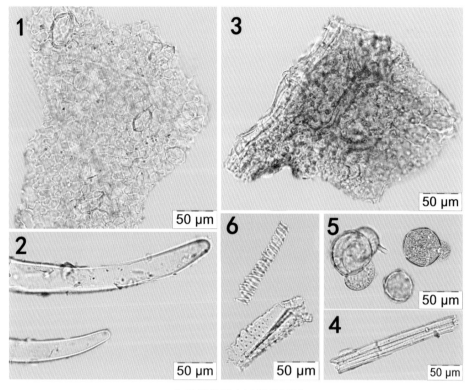

灰毛党参粉末显微特征图

1—叶表皮细胞及气孔　2—非腺毛　3—乳汁管　4—纤维　5—花粉粒　6—导管

（2）薄层鉴别　建立了以灰毛党参对照药材为对照的薄层色谱鉴别方法，方法的分离度及重现性均较好。

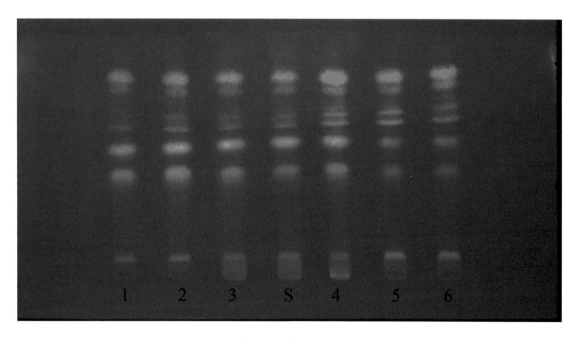

灰毛党参薄层色谱图

S—灰毛党参对照药材　1~6—药材样品

【检查】水分　根据样品水分的测定结果并结合 "药材和饮片检定通则（通则 0212）" 相关要求，规定限度不得过 13.0%。

　　总灰分、酸不溶性灰分　根据样品的测定结果，暂定总灰分不得过 14.0%，酸不溶性灰分不得过 6.0%。

　　【浸出物】根据样品浸出物的测定结果，规定限度不得少于 20.0%。

　　【味性】【功能与主治】根据《晶珠本草》《藏药晶镜本草》拟定。

　　【用法与用量】根据藏医药文献及临床使用习惯拟定。

参考文献

[1] 前宇妥·云丹衮波.宁妥本草 [M].毛继祖等，译，西宁：青海人民出版社，2016.

[2] 希瓦措.度母本草 [M].毛继祖等，译.西宁：青海人民出版社，2016.

[3] 帝玛尔·丹增彭措.晶珠本草（藏文）[M].北京：民族出版社，2005.

[4] 嘎务.藏药晶镜本草（藏文）[M].北京：民族出版社，2018.

[5] 中国科学院西北高原生物研究所.藏药志 [M].西宁：青海人民出版社，1991.

[6] 中国科学院中国植物志编辑委员会.中国植物志：第 73 卷 [M].北京：科学出版社，1998.

[7] 王峥涛、徐国钧、难波恒雄，等.党参中苍术内酯 III 的 HPLC 分析 [J].中国药科大学学报.1992（1）：48 – 50.

[8] 黄圆圆、张元、康利平，等.党参属植物化学成分及药理活性研究进展 [J].中草药，2018，49（1）：239 – 250.

　　　　　　　　　　　　　　　　　　　　　起草单位：成都中医药大学
　　　　　　　　　　　　　　　　　　　　　起草人：蒋桂华　李凤超
　　　　　　　　　　　　　　　　　　　　　复核单位：四川省药品检验研究院

光核桃仁 ཕོད་ཁཎ

Guanghetaoren 蕃康

AMYGDALI MIRAE SEMEN

本品为蔷薇科植物光核桃 *Amygdalus mira* (Koehne) Yü et Lu 的干燥成熟种子。果实成熟后采收，除去果肉和核壳，取出种子，晒干。

【性状】 本品呈长椭圆形或长卵圆形，长 1.1~1.8 cm，宽 0.7~1.2 cm，厚 0.3~0.8 cm。表面黄棕色，顶端尖，基部钝圆，稍偏斜，边缘较薄。尖端一侧有一线状种脐，自基部合点处分散出多数棕色维管束脉纹，形成布满种皮的纵向凹纹。种皮薄，子叶 2，类白色，富油性。气微，味微苦。

【鉴别】 （1）本品种皮粉末黄棕色。石细胞黄色或黄棕色，表面观类圆形或椭圆形，长 35~105 μm，宽 25~75 μm，壁厚均匀，孔沟密，纹孔小；侧面观类圆形或类方形，壁一边较厚，层纹不明显，底部壁孔沟大而较密。

（2）取本品粉末 4 g，加石油醚（60~90 ℃）50 ml，加热回流 30 分钟，滤过，弃去石油醚液，药渣挥干，加甲醇 30 ml，加热回流 1 小时，滤过，滤液作为供试品溶液。另取苦杏仁苷对照品，加甲醇制成每 1 ml 含 2 mg 的溶液，作为对照品溶液。照薄层色谱法（通则 0502）试验，吸取上述两种溶液各 10 μl，分别点于同一硅胶 G 薄层板上，以三氯甲烷－乙酸乙酯－甲醇－水（15：40：22：10）10 ℃以下放置的下层溶液为展开剂，展开，取出，晾干，喷以 0.8% 磷钼酸的 15% 硫酸乙醇溶液，在 105 ℃加热至斑点显色清晰。供试品色谱中，在与对照品色谱相应的位置上，显相同颜色的斑点。

【检查】 **水分** 不得过 7.0%（通则 0832 第二法）。

酸败度 照酸败度测定法（通则 2303）测定。

酸值 不得过 10.0。

羰基值 不得过 11.0。

黄曲霉毒素 照真菌毒素测定法（通则 2351）测定。

本品每 1 000 g 含黄曲霉毒素 B_1 不得过 5 μg，含黄曲霉毒素 G_2、黄曲霉毒素 G_1、黄曲霉毒素 B_2 和黄曲霉毒素 B_1 的总量不得过 10 μg。

【含量测定】 照高效液相色谱法（通则 0512）测定。

色谱条件与系统适用性试验 以十八烷基硅烷键合硅胶为填充剂；以甲醇－水（28：72）为流动相；检测波长为 207 nm。理论板数按苦杏仁苷峰计算应不低于 2 500。

对照品溶液的制备 取苦杏仁苷对照品适量，精密称定，加甲醇制成每 1 ml 含苦杏仁苷 0.12 mg 的溶液，即得。

供试品溶液的制备 取本品粗粉约 0.2 g，精密称定，置具塞锥形瓶中，加石油醚（60~90℃）50 ml，加热回流 30 分钟，放冷，滤过，弃去石油醚液，药渣及滤纸挥干溶剂，放入原锥形瓶中，精密加入甲醇 50 ml，称定重量，加热回流 1 小时，放冷，再称定重量，用甲醇补足减失的重量，摇匀，滤过，取续滤液，即得。

测定法 分别精密吸取对照品溶液与供试品溶液各 10 μl，注入液相色谱仪，测定，即得。

本品按干燥品计算，含苦杏仁苷（$C_{20}H_{27}NO_{11}$）不得少于 3.0%。

饮 片

【炮制】 除去杂质，用时捣碎。

【味性】 味苦，性平。

【功能与主治】 生发，通便，干"黄水"。用于脱发，便秘，创伤，"黄水"病。

【པན་ནུས།】 ཤིལ་ཁྱེད་ལགས། ཁལ་ཕྲུལ་སྐྲ་སྐོལ་བྱ་ཀྱི་ཚུ་ལེར་སྐྱེས། ཞིས་དང་། སྐྱུན་ཀྱི་འཁྲུངས་དཔེ་དྲི་ལེ་ཤིལ་ཀྱི་ལོང་ལགས། ནུས་པ་དི་མ་

འདགགས་པ་འཕྲེད། ནུས་པ་བསྐྱེགས་པའི་ཐབ་བས་ར་གསོ། ཀྱི་ལེར་སྐྱེས།

【用法与用量】 4.5~9 g。

【注意】 孕妇慎用。

【贮藏】 置阴凉干燥处，防蛀。

光核桃仁质量标准起草说明

【名称】 中文名为光核桃仁，拼音名为 Guanghetaoren，拉丁药名为 AMYGDALI MIRAE SEMEN。藏文名为"བོད་ཁམ།"，音译名为"蕃康"，也可译为"康布"。

【品种考证】《晶珠本草》《度母本草》《甘露本草明镜》《中华本草·藏药卷》中均有记载。《甘露本草明镜》记载："多年生小乔木，茎紫色，坚硬，多分枝。新生叶绿而柔，叶面绿色，叶互生，披针形，先端长而尖，边缘具细锯齿，叶柄长；花白色，带粉红色，花瓣多，春季先叶开花，夏生果实，绿色，表面有黄色到短绒毛，成熟时变紫红色。"《中华本草·藏药卷》记载："根据藏医用药，作为'康布'的有蔷薇科光核桃和桃两种植物，一般光核桃被称作'康布'，桃被称为'康布热下'。光核桃果实绿色，具黄色绒毛，成熟时变红紫色等特征与《甘露本草明镜》记载相符。"

经对四川甘孜州、阿坝州等地临床应用及市场流通情况调研及相关样品的基原鉴定，藏药光核桃仁的基原品种应该为蔷薇科植物光核桃 *Amygdalus mira* (Koehne) Yüet Lu [《四川省中药材标准》（2010 年版）收载的光桃仁的基原有误]。

【植物形态】 乔木。叶片披针形或卵状披针形，上面无毛，下面沿中脉具柔毛。花单生；萼筒钟形，无毛；花瓣粉红色。果实近球形，肉质，不开裂，外面密被柔毛；核扁卵圆形，长约 2 cm，两侧稍压扁，表面光滑，仅于背面和腹面具少数不明显纵向浅沟纹。花期3—4 月，果期 8—9 月。

【分布与生态环境】 分布于四川、云南、西藏。生于海拔 2 000~3 400 m 的山坡杂木林中或山谷沟边。

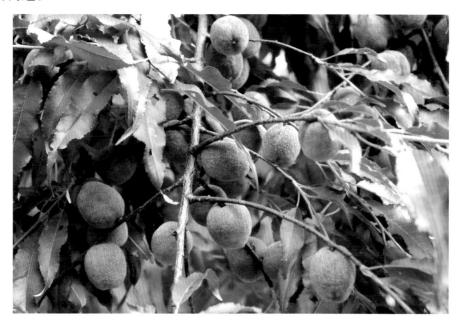

光核桃植物图

【性状】 根据药材样品据实描述。

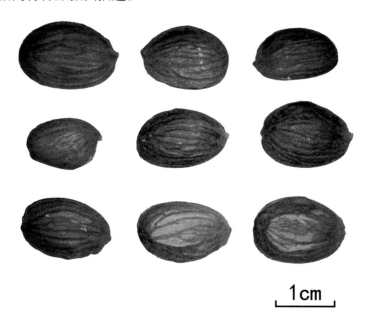

光核桃仁药材图

【鉴别】（1）显微鉴别　经对本品粉末显微特征的观察，其石细胞特征明显，收入标准正文。

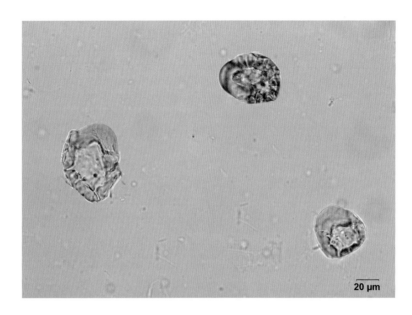

光核桃仁粉末显微特征图

（2）薄层鉴别　建立了以苦杏仁苷对照品为对照的薄层色谱鉴别方法，方法的分离度及重现性均较好。

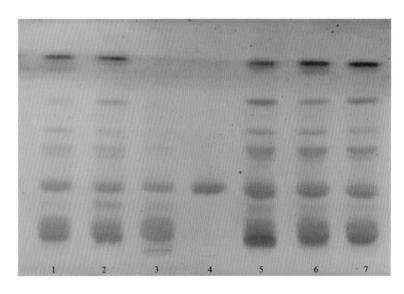

光核桃仁薄层色谱图

1~3，5~7—药材样品 4—苦杏仁苷对照品

【检查】水分　根据样品水分的测定结果并参照《中国药典》（2020 年版）"桃仁"项下的水分要求，规定限度不得过 7.0%。

酸败度　照酸败度测定法（通则 2303）项下方法测定样品的酸值和羰基值，参照

《中国药典》（2020 年版）"桃仁"项下的限度规定，规定酸值不得过 10%，羰基值不得过 11%。

黄曲霉毒素 照真菌毒素测定法（通则 2351）测定样品中的黄曲霉毒素含量，限度同《中国药典》（2020 年版）"桃仁"项下的要求。

【含量测定】 光核桃仁主要含苷类、脂质、蛋白质等成分，其中苦杏仁苷含量相对较高且具有一定的专属性。采用 HPLC 法，建立了光核桃仁药材中苦杏仁苷的含量测定方法。经方法验证，苦杏仁苷在 0.05~0.20 mg/ml 范围内线性关系良好（r=0.999 7），平均加样回收率为 97.3%，RSD 为 2.1%。光核桃仁样品中的苦杏仁苷含量测定结果为 3.9%~5.2%，平均值为 4.4%。根据测定结果，规定"本品按干燥品计算，含苦杏仁苷（$C_{20}H_{27}NO_{11}$）不得少于 3.0%"。

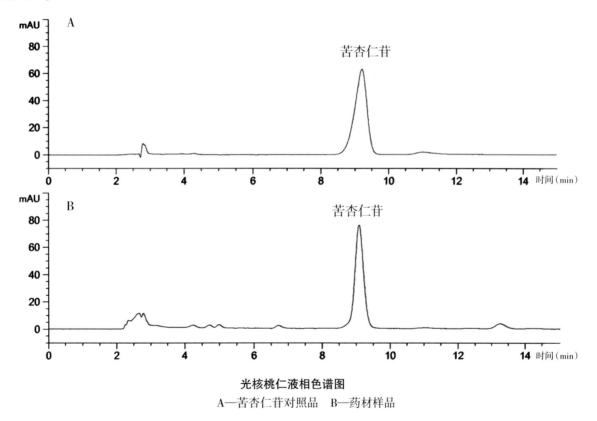

光核桃仁液相色谱图
A—苦杏仁苷对照品　B—药材样品

【味性】【功能与主治】 根据《晶珠本草》《藏药晶镜本草》拟定。
【用法与用量】 根据《中华本草·藏药卷》拟定。

参考文献

[1] 帝玛尔·丹增彭措 . 晶珠本草（藏文）[M]. 北京：民族出版社，2005.

[2] 希瓦措 . 度母本草 [M]. 毛继祖等，译 . 西宁：青海人民出版社，2016.

[3] 嘎玛群培 . 甘露本草明镜 [M]. 拉萨：西藏人民出版社，1993.

[4] 国家中医药管理局《中华本草》编委会 . 中华本草：藏药卷 [M]. 上海：上海科学技术出版社，2002.

[5] 中国科学院中国植物志编辑委员会 . 中国植物志：第 38 卷 [M]. 北京：科学出版社，1986.

[6] 中国科学院西北高原生物研究所 . 藏药志 [M]. 西宁：青海人民出版社，1991.

[7] 四川省食品药品监督管理局 . 四川省中药材标准 [S]. 成都：四川科学技术出版社，2010.

[8] 吕建珍，邓家刚 . 苦杏仁苷的药理作用研究进展 [J]. 现代药物与临床，2012，27(5)：530 – 535.

[9] 国家药典委员会 . 中华人民共和国药典：一部 [S]. 北京：中国医药科技出版社，2020.

起草单位：成都中医药大学

起草人：范　刚　王　张　李　琪

复核单位：四川省药品检验研究院

曲花紫堇　གཡུ་འབྲུག་ཟིལ་པ།

Quhuazijin　玉珠丝哇

CORYDALIS CURVIFLORAE HERBA

本品为罂粟科植物曲花紫堇 *Corydalis curviflora* Maxim. 的干燥全草。夏季花开时采收，除去泥土杂质，晾干。

【性状】 本品常皱缩，长 7~40 cm。须根长 1~4 cm，多数中部膨大，末端线状延长，淡黄色或褐色。茎圆柱形，绿色或下部带紫红色。叶互生，完整者展平后为掌状全裂，裂片宽线形或狭倒披针形；表面绿色或暗绿色；叶柄短或无。总状花序顶生或稀腋生，花 10~15 朵，花瓣背部具鸡冠状突起，矩圆筒形，长 5~6 mm，淡蓝色、淡紫色或紫红色。气微香，味微苦。

【鉴别】 （1）本品粉末绿色至灰绿色。叶表皮细胞呈不规则形，气孔不等式或不定式，副卫细胞 4~5 个。薄壁细胞垂周壁波状弯曲，连珠状增厚。花粉粒类球形，直径 55~164 μm，表面光滑，具 3 个萌发孔。螺纹导管、梯纹导管多见，少数为具缘纹孔导管，直径 13~134 μm。淀粉粒众多，单粒呈类圆形或椭圆形，直径 9~81 μm，脐点为点状、人字状、十字状，复粒由 2~3 分粒组成。

（2）取本品粉末 2 g，加浓氨试液湿润，加二氯甲烷 20 ml，超声处理 30 分钟，滤过，滤液蒸干，残渣加二氯甲烷 1 ml 使溶解，作为供试品溶液。另取原阿片碱对照品，加甲醇制成每 1 ml 含 1 mg 的溶液，作为对照品溶液。照薄层色谱法（通则 0502）试验，吸取供试品溶液 5 μl 和对照品溶液 2 μl，分别点于同一硅胶 G 薄层板上，以环己烷 - 乙酸乙酯 - 甲醇 - 氨水（10：8：1：0.05）为展开剂，展开，取出，晾干，喷以碘化铋钾试液。供试品色谱中，在与对照品色谱相应的位置上，显相同颜色的斑点。

【检查】 水分　不得过 13.0%（通则 0832 第二法）。

总灰分　不得过 15.0%（通则 2302）。

酸不溶性灰分　不得过 9.0%（通则 2302）。

【浸出物】 照醇溶性浸出物测定法（通则 2201）项下的热浸法测定，用 30% 乙醇作溶剂，不得少于 25.0%。

饮　片

【炮制】 除去杂质，切段。

【性状】 为不规则的段。其余主要特征同药材。

【鉴别】【检查】【浸出物】同药材。

【味性】味苦，性凉。

【功能与主治】清热利胆，止血镇痛，止渴。用于"赤彩"病，胆囊炎，肝炎，感冒，瘟病，隐热，"陈旧热"，烧伤等。

【ཕན་ནུས།】སྐྱུ་ཀྱི་འཁྲུངས་དཔེ་རི་མེད་ཤེལ་ཀྱི་མེ་ལོང་ལས། ཚ་ཝ་ལས་རིམས་དང་ཚད་རིམས་མ་ཐབང་དགའ་འཇོམས།

【用法与用量】3~6 g。外用适量，捣烂敷患处。

【贮藏】置阴凉干燥处。

曲花紫堇质量标准起草说明

【名称】中文名为曲花紫堇，拼音名 Quhuazijin，拉丁药名为 CORYDALIS CURVIFLORAE HERBA。藏文名为"གསུ་འཁྲུག་ཞིལ་པ།"，音译名为"玉珠丝哇"。

【品种考证】玉珠丝哇始载于《晶珠本草》。《宇妥本草》《度母本草》《妙音本草》《藏药晶镜本草》《藏药志》等均有记载。用于治血滞经痛，瘟病时疫，火烧伤，"赤巴病"之热症，流行性感冒，传染性热病，潜伏热症，宿热。

经对四川甘孜州、阿坝州等地临床应用及市场流通情况调研，玉珠丝哇的主流品种为曲花紫堇 *Corydalis curviflora* Maxim.。

【植物形态】为无毛草本。须根多数成簇，狭纺锤状肉质增粗，长 1~4 cm，具细长柄，末端线状延长，淡黄色或褐色。茎 1~4 条，不分枝，上部具叶，下部裸露，基部丝状，绿色或下部带紫红色。基生叶少数，叶柄长（2~）4~7（~13）cm，叶片轮廓圆形或肾形，3 全裂，全裂片 2~3 深裂，裂片长圆形、线状长圆形或倒卵形；茎生叶 1~4 枚，疏离，互生，具极短柄或近无柄，掌状全裂，裂片宽线形或狭倒披针形，先端急尖，背面具白粉。总状花序顶生或稀腋生，有 10~15 花或更多；苞片狭卵形、狭披针形至宽线形，全缘；花梗短于或有时等长于苞片。花瓣淡蓝色、淡紫色或紫红色，上花瓣长 1.2~1.4 cm，花瓣片舟状宽卵形，背部鸡冠状突起，矩圆筒形，长 5~6 mm，末端略渐狭并向上弯曲。蒴果线状长圆形。花果期 5—8 月。

【分布与生态环境】分布于四川、甘肃、青海。生于海拔 2 400~4 600 m 的山坡云杉林下、灌丛下或草丛中。

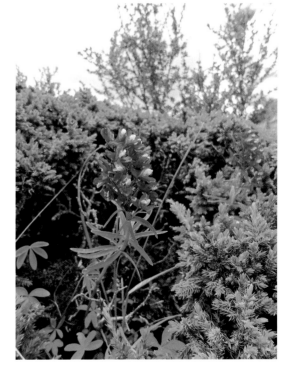

曲花紫堇植物图

【性状】根据药材样品据实描述。

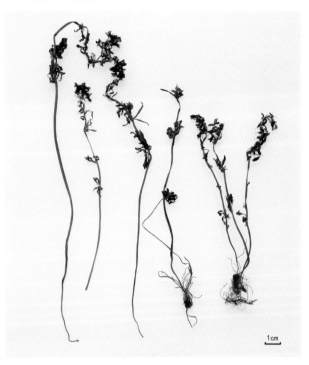

曲花紫堇药材图

【鉴别】（1）显微鉴别　经对本品粉末显微特征的观察，其叶表皮细胞、薄壁细胞、花粉粒等特征明显，收入标准正文。

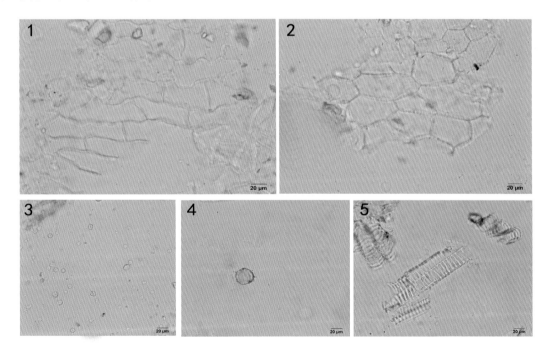

曲花紫堇粉末显微特征图

1—叶表皮细胞　2—薄壁细胞　3—淀粉粒　4—花粉粒　5—导管

（2）薄层色谱　建立了以原阿片碱对照品为对照的薄层色谱鉴别方法，方法的分离度及重现性均较好，收入标准正文。

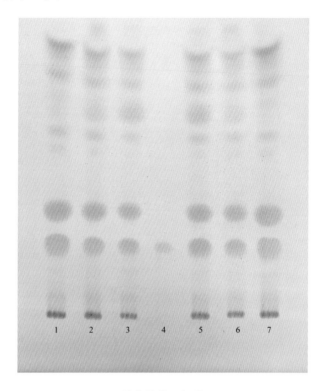

曲花紫堇薄层色谱图
1~3，5~7—药材样品　4—原阿片碱对照品

【检查】　水分　根据样品水分的测定结果，结合"药材和饮片检定通则（通则0212）"相关要求，规定限度不得过 13.0%。

　　总灰分、酸不溶性灰分　根据样品的测定结果，规定总灰分不得过 15.0%，酸不溶性灰分不得过 9.0%。

　　【浸出物】　根据样品浸出物的测定结果，规定限度不得少于 25.0%。

　　【味性】【功能与主治】　根据《晶珠本草》《藏药晶镜本草》拟定。

　　【用法与用量】　根据《中华本草·藏药卷》拟定。

参考文献

[1] 前宇妥·云丹衮波. 宇妥本草 [M]. 毛继祖等，译. 西宁：青海人民出版社，2016.

[2] 希瓦措. 度母本草 [M]. 毛继祖等，译. 西宁：青海人民出版社，2016.

[3] 白若杂纳. 妙音本草 [M]. 毛继祖等，译. 西宁：青海人民出版社，2016.

[4] 国家中医药管理局《中华本草》编委会. 中华本草：藏药卷 [M]. 上海：上海科学技术出版社，

2002.

[5] 帝玛尔·丹增彭措 . 晶珠本草（藏文）[M]. 北京：民族出版社，2005.

[6] 嘎务 . 藏药晶镜本草（藏文）[M]. 北京：民族出版社，2018.

[7] 中国科学院西北高原生物研究所 . 藏药志 [M]. 西宁：青海人民出版社，1991.

[8] 尚伟庆，陈月梅，高小力，等 . 紫堇属藏药的化学与药理学研究进展 [J]. 中国中药杂志，2014，39（7）：1190 – 1198.

[9] 晁凌会，彭治添，任易，等 . 紫堇的化学成分研究 [J]. 中草药，2018，49（7）：1508 – 1512.

[10] 中国科学院中国植物志编辑委员会 . 中国植物志：第 32 卷 [M]. 北京：科学出版社，1999.

起草单位：成都中医药大学

起草人：蒋桂华　李惠敏　李凤超　唐国琳

复核单位：四川省药品检验研究院

肉质金腰 གཡང་ཀྱི་མ།

Rouzhijinyao 亚吉玛

CHRYSOSPLENII CARNOSI HERBA

本品为虎耳草科植物肉质金腰 *Chrysosplenium carnosum* Hook. f. et Thoms. 的干燥全草。7—8 月采收，除去泥沙，晒干。

【性状】 本品卷曲成团，须根纤细，棕褐色。茎类圆柱形，灰黄色，断面黄白色。叶小，互生，柄短或近无柄；叶片多皱缩，破碎，完整者展平后呈近匙形至倒阔卵形，基部渐狭；叶表面黄绿色或灰绿色。聚伞花序长 3~5 cm，黄绿色。朔果先端近平截而微凹；种子卵球形，亮红棕色，光滑无毛。气微，味苦。

【鉴别】 本品粉末灰黄色至灰绿色。叶上表皮细胞长方形或类长方形；叶下表皮细胞垂周壁波状弯曲，气孔不定式，副卫细胞 4~5 个。导管为螺纹导管或梯纹导管，直径 4~36 μm。纤维成束分布，直径 3~26 μm。腺毛由 1~2 个细胞组成，角质层呈棕黄色至棕红色。

【检查】 **水分** 不得过 13.0%（通则 0832 第二法）。

总灰分 不得过 16.0%（通则 2302）。

酸不溶性灰分 不得过 6.0%（通则 2302）。

【浸出物】 照醇溶性浸出物测定法（通则 2201) 项下的热浸法测定，用稀乙醇作溶剂，不得少于 20.0%。

饮 片

【炮制】 除去杂质，洗净，切段，干燥。

【性状】 本品为不规则的段。其余主要特征同药材。

【鉴别】【检查】【浸出物】 同药材。

【味性】 味苦，性凉。

【功能与主治】 清热利胆，缓泻引吐。用于"赤巴"引起的各种热症。

【པན་ནུས།】 ཤེལ་ཐེང་ལས། གཡང་ཀྱི་མོ་ཡིས་མཁྲིས་པ་ཞི་སྦྱོང་བྱེད། ཅེས་དང་། སྨན་གྱི་འབྱུང་དཔེ་དེ་མེད་ཤེལ་ཀྱི་མོ་འོང་ལ། ནུས་པས། མཁྲིས་ཚད་སེལ་ཞིང་མཁྲིས་པ་རྒྱས་པ་ཞི་བ་དང་། ཕྱུར་དུ་འཇམ་པོར་སྦྱོང་ཞིང་ཡང་ན་སྐྱག་པར་བྱེད།

【用法与用量】 1~2 g。

【贮藏】 置通风干燥处。

肉质金腰质量标准起草说明

【名称】 中文名为肉质金腰，拼音名为 Rouzhijinyao，拉丁药名为 CHRYSOSPLENII CARNOSI HERBA。藏文名为"གཡའ་ཀྱི་མ།"，音译名为"亚吉玛"。

【品种考证】 《度母本草》《晶珠本草》均有记载。《度母本草》记载："亚吉玛生于乱石山岭中，叶片淡黄绿色，圆形，状如莲蓬，簇生。"《晶珠本草》记载："味苦，性凉，为泻胆热之药。"

经对四川甘孜州、阿坝州等地临床应用及市场流通情况调研，目前所用金腰草有多个基原。于甘孜州等市场上购买多批金腰草，经鉴定主要为肉质金腰。

【植物形态】 多年生草本；不育枝出自叶腋。无基生叶；茎生叶互生，下部者鳞片状，上部者近匙形至倒阔卵形，边缘具 7 圆齿（齿先端具褐色疣点），两面无毛，基部宽楔形。聚伞花序具 7~10 花，松散；苞叶阔卵形；花梗长不过 7 mm；花黄绿色；萼片在花期直立，扁圆形，先端截状钝圆，无毛；花盘 8 裂。蒴果长 3~4 mm；种子红棕色，卵球形，光滑无毛，有光泽。花果期 7—8 月。

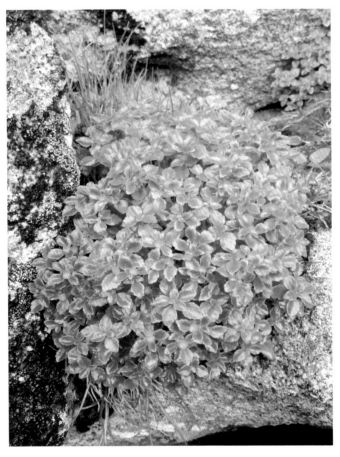

肉质金腰植物图

【分布与生态环境】 分布于四川西部和西藏东部。生于海拔 4 400~4 700 m 的高山灌丛草甸和石隙。

【性状】 根据药材样品据实描述。

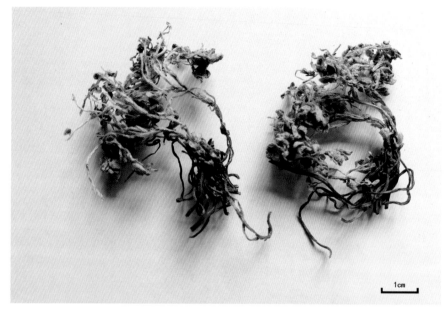

肉质金腰药材图

【鉴别】（1）显微鉴别 经对本品粉末显微特征的观察，其叶上表皮细胞、叶下表皮细胞、导管等特征明显，收入标准正文。

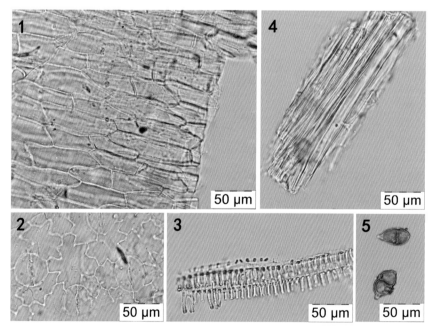

肉质金腰粉末显微特征图

1—叶上表皮细胞　2—叶下表皮细胞及气孔　3—导管　4—纤维　5—腺毛

【检查】水分　根据样品水分的测定结果并结合 "药材和饮片检定通则（通则0212）"相关要求，规定限度不得过 13.0%。

总灰分、酸不溶性灰分　根据样品的测定结果，规定总灰分不得过 16.0%，酸不溶性灰分不得过 6.0%。

【浸出物】根据样品浸出物的测定结果，规定限度不得少于 20.0%。

【味性】【功能与主治】根据《晶珠本草》《藏药晶镜本草》拟定。

【用法与用量】根据《中华本草·藏药卷》拟定。

参考文献

[1] 帝玛尔·丹增彭措.晶珠本草（藏文）[M].北京：民族出版社，2005.

[2] 希瓦措.度母本草[M].毛继祖等，译.西宁：青海人民出版社，2016.

[3] 嘎务.藏药晶镜本草(藏文)[M].北京：民族出版社，2018.

[4] 国家中医药管理局《中华本草》编委会.中华本草：藏药卷[M].上海：上海科学技术出版社，2002.

[5] 宇妥·元丹贡布.四部医典[M].马世林等，译.上海：上海科学技术出版社，1987.

[6] 中国科学院中国植物志编辑委员会.中国植物志：第34卷[M].北京：科学出版社，1992.

[7] 覃瑞，兰德庆，黄文，等.金腰属植物的化学成分和药理活性研究进展(英文)[J].中南民族大学学报(自然科学版)，2018，37（2）：54-59.

起草单位：成都中医药大学

起草人：万　丽　张舜杰　王　欢　谭　艳

复核单位：四川省药品检验研究院

坚杆火绒草 ཟ་ཐོག་པ།

Jian'ganhuorongcao 扎妥巴

LEONTOPODII FRANCHETII HERBA

本品为菊科植物坚杆火绒草 *Leontopodium franchetii* Beauv. 的干燥全草。夏、秋二季采挖，除去泥沙，晒干。

【性状】 本品全株长 10~30 cm。根状茎粗短，木质。茎直立，圆柱形，质脆，易折断，密被灰白色绵毛。叶多反卷皱缩，脱落，完整者展开后呈线形，顶端有明显的尖头，两面密被白色茸毛。苞叶多数，多反卷皱缩，展开后呈线形，顶端稍钝或近圆形，两面密被较厚的黄白色茸毛。头状花序密集，冠毛白色。气微香，味微苦。

【鉴别】 （1）本品粉末黄棕色。表皮细胞不规则状，气孔不定式或平轴式，副卫细胞 2~7 个。非腺毛单细胞，多弯曲，长 55~830 μm，壁较厚。花粉粒众多，圆球形，直径 23~60 μm，具 3 个萌发孔，表面密布短刺及细颗粒状雕纹。导管多为螺纹导管，直径 7~32 μm。

（2）取本品粉末 0.5 g，加甲醇 10 ml，加热回流 20 分钟，滤过，滤液作为供试品溶液。另取绿原酸对照品、3，5 – O – 二咖啡酰基奎宁酸对照品，加甲醇分别制成每 1 ml 含 1 mg 的溶液，作为对照品溶液。照薄层色谱法（通则 0502）试验，吸取上述三种溶液各 5 μl，分别点于同一硅胶 G 薄层板上，以乙酸丁酯 – 甲酸 – 水（7：2.5：2.5）上层溶液为展开剂，展开，取出，晾干，置紫外光灯（365 nm）下检视。供试品色谱中，在与对照品色谱相应的位置上，显相同颜色的荧光斑点。

【检查】 水分　不得过 13.0%（通则 0832 第二法）。

总灰分　不得过 13.0%（通则 2302）。

酸不溶性灰分　不得过 6.0%（通则 2302）。

【浸出物】 照醇溶性浸出物测定法（通则 2201）项下的热浸法测定，以 70 % 乙醇为溶剂，不得少于 12.0%。

【含量测定】 照高效液相色谱法（通则 0512）测定。

色谱条件与系统适用性试验　以十八烷基硅烷键合硅胶为填充剂；以乙腈为流动相 A，以 0.2% 磷酸溶液为流动相 B，按下表中的规定进行梯度洗脱；检测波长为 327 nm。理论板数按绿原酸峰计算应不低于 5 000。

时间（分钟）	流动相 A	流动相 B
0~5	10 → 15	90 → 85
5~10	15 → 20	85 → 80
10~35	20	80

对照品溶液的制备 取绿原酸对照品、3，5 – *O* – 二咖啡酰基奎宁酸对照品适量，精密称定，加稀乙醇制成每 1 ml 含绿原酸 40 μg、3，5 – *O* – 二咖啡酰基奎宁酸 50 μg 的混合溶液，即得。

供试品溶液的制备 取本品粉末（过三号筛）约 0.5 g，精密称定，置具塞锥形瓶中，精密加入稀乙醇 50 ml，称定重量，超声处理（功率 250 W，频率 40 kHz）30 分钟，再称定重量，用稀乙醇补足减失的重量，摇匀，滤过，取续滤液，即得。

测定法 分别精密吸取对照品溶液与供试品溶液各 10 μl，注入液相色谱仪，测定，即得。

本品按干燥品计算，含绿原酸（$C_{16}H_{18}O_9$）不得低于 0.14%、含 3，5 – *O* – 二咖啡酰基奎宁酸（$C_{25}H_{24}O_{12}$）不得低于 0.25%。

饮　片

【炮制】 除去杂质，洗净，切段，干燥。

【性状】 本品为不规则的段。其余主要特征同药材。

【鉴别】【检查】【浸出物】【含量测定】 同药材。

【味性】 味苦、性凉。

【功能与主治】 防瘟解毒，消肿止血。用于流行性感冒，创伤出血。

【ཕན་ནུས།】 ཤེལ་ཕྲེང་ལས། ཟྲ་ཐོག་རིམས་དང་རྡོ་དུག་སེལ། །ཞེས་དང་། སྨན་གྱི་འབྱུངས་དཔེ་དྲི་མེད་ཤེལ་གྱི་མེ་ལོང་ལས། ནུས་པས་རིམས་དང་རྡོ་ལ་སྦྱར་བའི་དུག་སེལ། ཁྲག་གཅོད། སྐྲངས་པ་གཞོམ།

【用法与用量】 3~10 g。外用适量，供灸治用。

【贮藏】 置于通风干燥处，防潮。

坚杆火绒草质量标准起草说明

【名称】 中文名为坚杆火绒草，拼音名为 Jian’ganhuorongcao，拉丁药名为 LEONTOPODII FRANCHETII HERBA。藏文名为“ཟྲ་ཐོག་པ།”，音译名为“扎妥巴”或“扎托巴”，也可译为“扎瓦”。

【品种考证】 《晶珠本草》《藏药晶镜本草》《中华藏本草》《藏药志》《中国藏

药》等均有记载。《晶珠本草》记载："扎瓦分为正品、次品、矮小品三种。其中正品冠厚，花壮，绒短，治肉瘤；次品生长在草甸和沼泽边上，叶重叠对生，花淡黄色，治疫病，解矿石合毒；矮小品不适于灸疗。"《中国藏药》记载："扎托巴分为扎永、扎琼和扎果三种，为菊科火绒草属植物火绒草、毛香火绒草、戟叶火绒草、长叶火绒草和矮火绒草，味淡、性平、微寒，用于清热解毒，治疫疬肉瘤、解矿石合毒。"

　　鉴于各藏医古籍资料并未对藏医火灸材料扎妥巴作明确的区分，难以确认其药用原植物。经过走访全国各大藏医院，如西藏自治区藏医院、青海省藏医院、甘肃藏医院、四川省阿坝藏族羌族自治州藏医院和甘孜藏族自治州藏医院，对藏医临床火灸材料进行了调查，各大藏医院火灸疗法使用的扎妥巴为菊科植物坚杆火绒草 *Leontopodium franchetii* Beauv. 的干燥全草。

　　【**植物形态**】　为多年生草本。根状茎粗壮，有多数密集簇生的花茎和不育的幼茎，无莲座状叶丛。茎直立，被黄色短柄的密腺，上部稍有蛛丝状毛，全部有密生的叶。叶直立或稍开展，线形，长 1~3 cm，宽 0.1~0.3 cm，被浅色黏质具短柄的密腺毛，除叶脉和叶基部外，还被有密压的白色棉毛。头状花序直径 3~5 mm，10~30 个或更多，密集或稍分散，雄花花冠狭漏斗状，雌花花冠丝状。不育的子房无毛。瘦果有短粗毛。花期 7—9 月。

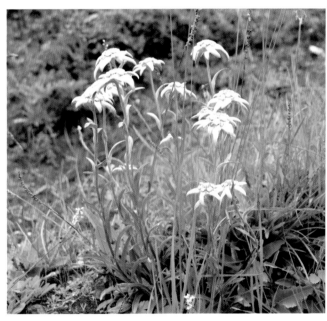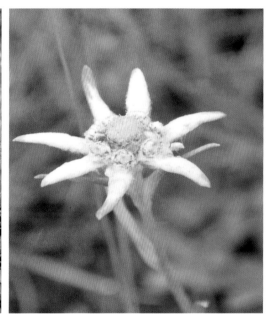

坚杆火绒草植物图

　　【**分布与生态环境**】　分布于四川西部（康定、道孚等）及西南部（稻城）、云南西北部（中甸、德钦等）等地区。生于海拔 3 000~5 000 m 的高山干燥草地、石砾坡地和河滩湿地。

　　【**性状**】　根据药材样品据实描述。

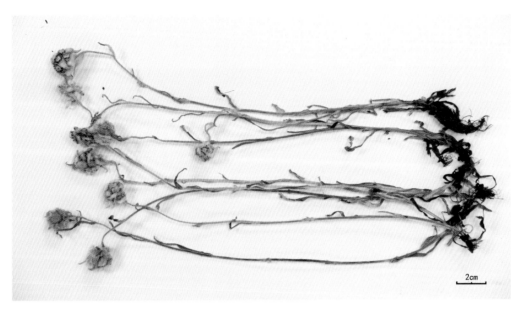

坚杆火绒草药材图

【鉴别】（1）显微鉴别　经对本品粉末显微特征的观察，其表皮细胞、非腺毛、花粉粒等特征明显，收入标准正文。

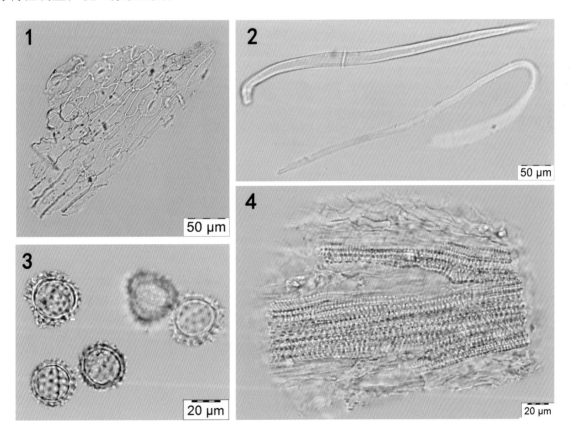

坚杆火绒草粉末显微特征图

1—表皮细胞及气孔　2—非腺毛　3—花粉粒　4—导管

（2）薄层鉴别　建立了以绿原酸对照品和 3，5–O–二咖啡酰基奎宁酸对照品为对照的薄层色谱鉴别方法，方法的分离度及重现性均较好。

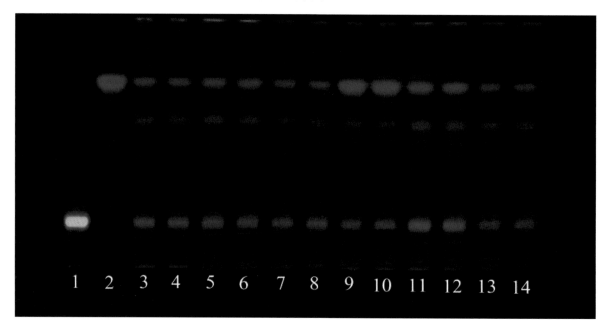

坚杆火绒草薄层色谱图
1—绿原酸对照品　2—3，5–O–二咖啡酰基奎宁酸对照品　3~14—药材样品

【检查】　水分　根据 12 批样品水分的实测结果，结合"药材和饮片检定通则（通则 0212）"相关要求，规定限度不得过 13.0%。

总灰分　12 批样品总灰分的测定结果为 7.3%~11.9%，平均值为 9.3%，规定限度不得过 13.0%。

酸不溶性灰分　12 批样品总灰分的测定结果为 1.1%~5.3%，平均值为 2.3%，规定限度不得过 6.0%。

【浸出物】　12 批样品浸出物的测定结果为 15.3%~18.6%，平均值为 16.8%，规定限度不得少于 12.0%。

【含量测定】　坚杆火绒草主要含苯丙素类成分，其中绿原酸和 3，5–O–二咖啡酰基奎宁酸含量相对较高。采用 HPLC 法，建立了坚杆火绒草药材中绿原酸和 3，5–O–二咖啡酰基奎宁酸含量测定方法。经方法验证，绿原酸在 0.010 0~0.124 4 mg/ml 范围内线性关系良好（r=0.999 9），平均加样回收率为 99.2%，RSD 为 1.5%；3，5–O–二咖啡酰基奎宁酸在 0.008 3~0.166 0 mg/ml 范围内线性关系良好（r=0.999 9），平均加样回收率为 99.0%，RSD 为 1.5%。12 批坚杆火绒草样品中的绿原酸含量范围为 0.18%~0.42%，平均值为 0.28%；3，5–O–二咖啡酰基奎宁酸含量范围为 0.35%~0.95%，平均值为 0.42%。根据测定结果，规定"本品按干燥品计算，含绿原酸（$C_{16}H_{18}O_9$）不得低于 0.14%、含 3，5–O–二咖啡酰基奎宁酸（$C_{25}H_{24}O_{12}$）不得低于 0.25%"。

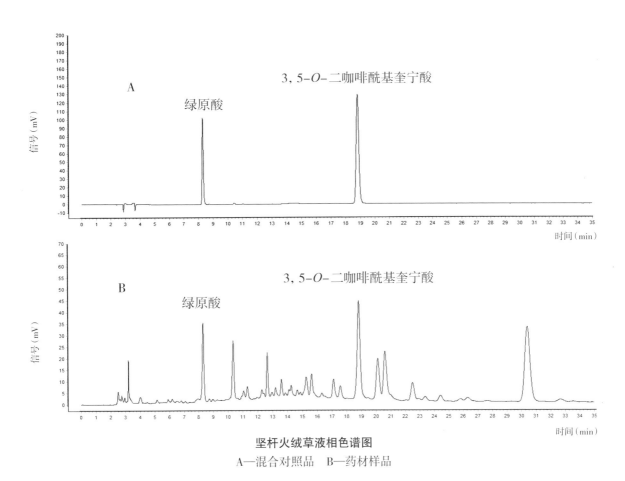

坚杆火绒草液相色谱图

A—混合对照品　B—药材样品

【味性】【功能与主治】根据《晶珠本草》《藏药晶镜本草》拟定。

【用法与用量】根据《中华本草·藏药卷》拟定。

参考文献

[1] 中国科学院中国植物志编辑委员会 . 中国植物志：第 75 卷 [M]. 北京：科学出版社，1979.

[2] 帝玛尔·丹增彭措 . 晶珠本草（藏文）[M]. 北京：民族出版社，2005.

[3] 嘎务 . 藏药镜晶本草（藏文）[M]. 北京：民族出版社，2018.

[4] 罗达尚 . 中华藏本草 [M]. 北京：民族出版社，1997.

[5] 中国科学院西北高原生物研究所 . 藏药志 [M]. 西宁：青海人民出版社，1991.

[6] 青海省药品检验所，青海省藏医药研究所 . 中国藏药 [M]. 上海：上海科学技术出版社，1996.

[7] 吉保，卓玛太 . 简述藏医艾灸疗法及临床应用 [J]. 中国民族医药杂志 .2009（9）：35 – 37.

[8]Xiaoyan ZHAO，Jingxia WANG，et al.Systematic Preliminary Test on the Chemical Components of Tibetan Herb of LeontopodiumfranchetiiBeauv.[J]. Medicinal Plant，2014，5（8）：1 – 3+7.

[9] 国家中医药管理局《中华本草》编委会 . 中华本草：藏药卷 [M]. 上海：上海科学技术出版社，2002.

起草单位：西南民族大学

起草人：杨正明　赵雪莲　刘　圆

复核单位：四川省药品检验研究院

沙棘膏 ཐར་བུའི་ཁ༔།

Shaji Gao 达布坎扎

HIPPOPHAE EXTRACT

本品为胡颓子科植物沙棘 *Hippophae rhamnoides* L. 或西藏沙棘 *Hippophae tibetana* Schlechtendal 的成熟果实水煎后浓缩的稠膏。

【制法】 取沙棘或西藏沙棘，加水煎煮两次，每次 2 小时，滤过，合并滤液，滤液浓缩成相对密度为 1.30～1.40（60℃）的稠膏，即得。

【性状】 本品为棕黄色至深棕褐色的稠膏。气微香，味酸。

【鉴别】 取本品 1 g，加甲醇 30 ml，超声处理 15 分钟，滤过，滤液蒸干，残渣加水 20 ml 使溶解，用乙酸乙酯提取 2 次，每次 20 ml，合并乙酸乙酯液，蒸干，残渣加甲醇 1 ml 使溶解，作为供试品溶液。另取异鼠李素对照品、槲皮素对照品，加甲醇分别制成每 1 ml 含异鼠李素 0.15 mg、槲皮素 0.40 mg 的溶液，作为对照品溶液。照薄层色谱法（通则 0502）试验，吸取供试品溶液 5~10 μl、对照品溶液 2 μl，分别点于同一含 3% 醋酸钠溶液制备的硅胶 G 薄层板上，以甲苯 - 乙酸乙酯 - 甲酸（5：2：1）为展开剂，展开，取出，晾干，喷以三氯化铝试液，置紫外光灯（365 nm）下检视。供试品色谱中，在与对照品色谱相应的位置上，显相同颜色的荧光斑点。

【检查】 水分 不得过 25.0 %（通则 0832 第二法）。

【含量测定】 照高效液相色谱法（通则 0512）测定。

色谱条件与系统适用性试验 以十八烷基硅烷键合硅胶为填充剂；以甲醇 - 0.4 % 磷酸溶液（50：50）为流动相；检测波长为 370 nm。理论板数按槲皮素峰计应不低于 3 500。

对照品溶液的制备 取槲皮素对照品、异鼠李素对照品适量，精密称定，加甲醇制成每 1 ml 分别含槲皮素 40 μg、异鼠李素 60 μg 的混合溶液，即得。

供试品溶液的制备 取本品约 1 g，精密称定，置具塞锥形瓶中，精密加入含盐酸的甲醇溶液（3 → 50）50 ml，称定重量，置 80℃水浴加热回流 1 小时，取出，立即冷却，再称定重量，用甲醇补足减失的重量，摇匀，滤过，取续滤液，即得。

测定法 分别精密吸取对照品与供试品溶液各 20 μl，注入液相色谱仪，测定，即得。

本品按干燥品计算，含槲皮素（$C_{15}H_{10}O_7$）和异鼠李素（$C_{16}H_{12}O_7$）总量不得少于 0.050%。

【味性】 味酸，性凉。

【功能与主治】 清肺止咳，活血化瘀，调经除痞，消食化带，愈疮，健脾。用于"培根"病，肺病，气管炎，支气管炎，肺炎，肝炎，脾虚，胸痹，妇科痞瘤，月经不调，消化性溃疡，食积不化，胃肠绞痛，跌扑瘀肿等。

【性味】ཤིང་ཕྱེར་ལས། སྟེར་བུའི་ཚ་ཆུ་སྐྱོ་ཞད་པད་ཀན་དང་། །ཁྲག་ལས་གྱུར་པའི་སྐྲན་ཀུན་མ་ལུས་བཤིག །ཚེར་དང་། སྐྲན་གྱི་འཁྲུང་དངེ་

དུ་མེད་ཤིང་གྱི་མ་ལྷོང་ལས། ནུས་པས་སྐོ་ཟད་སེལ་ཞིང་ཡུང་པ་འདྲེན། གྱི་བ་ཚ་འཁྲུགས་དང་གྲི་བར་པད་ཀན་ཞུགས་པ་སེལ། མ་ལུ་འཇུ་ཞིང་། མཚིན་པའི་

ནད་ལ་ཕན། ཁྲག་ཚད་དང་ཁྲག་གཟེར་བཅས་ལ་མཆོག །

【用法用量】2~3 g。

【贮藏】置通风干燥处，防潮。

沙棘膏质量标准起草说明

【名称】中文名为沙棘膏，拼音名为Shaji Gao，拉丁药名为HIPPOPHAE EXTRACT。

藏文名为"སྟར་བུའི་ཁ་ཟ།"，音译名为"达布坎扎"。

【品种考证】《中华本草·藏药卷》《新修晶珠本草》等均有记载。《中华本草·藏药卷》记载："沙棘可煎汤或入丸、散剂。"《新修晶珠本草》记载："藏药沙棘果以胡颓子科胡颓子属和沙棘属多种植物的果实和果膏（果实熬膏）入药。"沙棘膏在《卫生部药品标准·藏药第一册》（1995年版）、《藏药标准》（1978年版）上均有记载："沙棘膏酸、平，清热止咳，活血化瘀，愈溃疡。"《中国药典》（2020年版）收载的十一味能消丸、五味沙棘散等成方制剂均含有沙棘膏。

经对四川甘孜州、阿坝州等地临床应用及市场流通情况调研，沙棘的主流品种有2种：沙棘 *Hippophae rhamnoides* L. 和西藏沙棘 *H. tibetana* Schlechtendal.。

【植物形态】**沙棘** 灌木、小乔木或乔木，高1~8 m。棘刺较多，顶生或侧生，当年生枝条较坚挺，褐绿色，密被银白色而带褐色鳞片或有时具白色星状柔毛，老枝灰黑色，粗糙。单叶对生或近对生，狭披针形或矩圆状披针形，两端钝形或基部近圆形，基部最宽，上面绿色，初被白色盾状或星状柔毛，下面银白色或淡白色。果实类球形或扁球形，有的数个粘连，单个直径4~8 mm。表面黄色、橙黄色、橙红色或深橙红色，顶端的残存花柱长0.5~1 mm，种子阔椭圆形至卵形，长约4 mm，宽约2 mm，黑色或紫黑色，种仁乳黄色。

西藏沙棘 果实阔椭圆形，干燥后皱缩，顶端具6条放射状黑色条纹，直径6~10 mm。表面棕红色，顶端的残存花柱长1~2 mm。种子卵形，长4~5 mm，宽约4.5 mm，棕黑色，种仁淡黄色。

【分布与生态环境】分布于四川、河北、内蒙古、山西、陕西、甘肃、青海等省（区）。多生于海拔800~3 600 m温带地区向阳的山嵴、谷地、干涸河床。

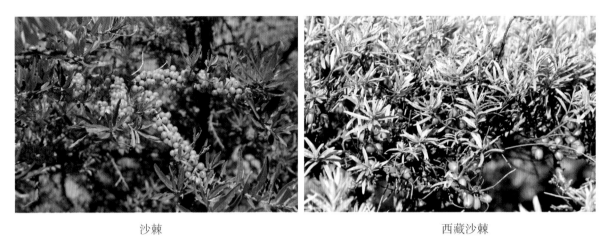

沙棘　　　　　　　　　　　　西藏沙棘

沙棘膏原植物图

【性状】根据药材样品据实描述。

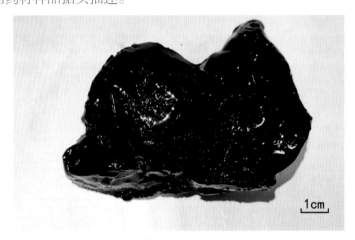

沙棘膏药材图

【鉴别】薄层鉴别　建立了以槲皮素对照品和异鼠李素对照品为对照的薄层色谱鉴别方法，方法的分离度及重现性均较好。

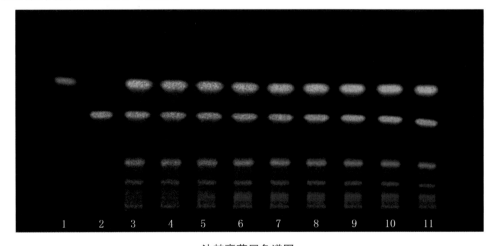

沙棘膏薄层色谱图

1—异鼠李素对照品　2—槲皮素对照品　3~11—药材样品

【检查】 **水分** 根据制法项下的相对密度的限度规定，结合不同批次沙棘膏的实测数据，规定限度不得过 25.0%。

【含量测定】 沙棘主要含黄酮类成分，其中以槲皮素、异鼠李素含量相对较高。采用 HPLC 法，建立了沙棘膏中槲皮素、异鼠李素的含量测定方法。经方法验证，槲皮素在 2.34~46.80 μg/ml 范围内线性关系良好（r=0.999 9），平均加样回收率为 97.7%，RSD 为 1.9%；异鼠李素在 2.41~71.40 μg/ml 范围内线性关系良好（r=0.999 9），平均加样回收率为 100.3%，RSD 为 0.89%。沙棘膏样品中的槲皮素含量的测定结果为 0.03%~0.33%，平均值为 0.11%；异鼠李素含量的测定结果为 0.04%~0.38%，平均值为 0.16%。规定"本品按干燥品计算，含槲皮素（$C_{15}H_{10}O_7$）和异鼠李素（$C_{16}H_{12}O_7$）总量不得少于 0.050 %"。

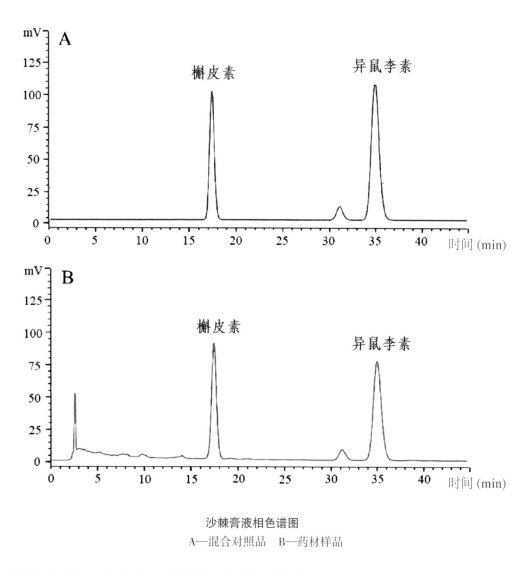

沙棘膏液相色谱图
A—混合对照品　B—药材样品

【味性】【功能与主治】 根据《晶珠本草》《藏药晶镜本草》拟定。

【用法与用量】 根据《卫生部药品标准·藏药第一册》（1995年版）拟定。

参考文献

[1] 帝玛尔·丹增彭措著. 晶珠本草（藏文）[M]. 北京：民族出版社，2005.

[2] 嘎务. 藏药晶镜本草（藏文）[M]. 北京：民族出版社，2018.

[3] 中国科学院西北高原生物研究所. 藏药志 [M]. 西宁：青海人民出版社，1991.

[4] 卫生部药典委员会. 中华人民共和国卫生部药品标准：藏药第一册 [S]. 北京：人民卫生出版社，1995.

[5] 罗达尚. 中华藏本草 [M]. 北京：民族出版社，1997.

[6] 罗达尚. 新修晶珠本草 [M]. 成都：四川科学技术出版社，2004.

[7] 杨洋. 体现藏医药特色的藏药沙棘膏质量控制研究 [D]. 成都：成都中医药大学，2014.

[8] 游佳莉，杨洋，苏永文，等. 藏药沙棘膏质量标准研究 [J]. 中药材，2015，38（1）：167-170.

[9] 杨洋，张艺，赖先荣，等. 沙棘膏质量控制的研究进展 [J]. 华西药学杂志，2014，29（3）：345-347.

[10] 国家中医药管理局《中华本草》编委会. 中华本草：藏药卷 [M]. 上海：上海科学技术出版社，2002.

[11] 西藏、青海、四川、甘肃、云南、新疆卫生局. 藏药标准 [S]. 西宁：青海人民出版社，1978.

[12] 国家药典委员会. 中华人民共和国药典：一部 [S]. 北京：中国医药科技出版社，2020.

起草单位：成都中医药大学
起草人：张 艺 徐 僮 陈秋彤
复核单位：四川省药品检验研究院

驴　血　ཕོང་ཁྲག

Lüxue　　崩查

ASINI SANGUIS

本品为马科动物驴 *Equus asinus* L. 血液的干燥品。取健康驴的血，晾干或低温烘干。

【性状】　本品呈不规则块状或颗粒状，表面暗红棕色或黑褐色，质松脆。气微腥，味咸。

【鉴别】　（1）取本品粉末 1 g，加 70% 甲醇 10 ml，超声处理 30 分钟，滤过，滤液作为供试品溶液。另取苯丙氨酸对照品、缬氨酸对照品、苏氨酸对照品，加甲醇制成每 1 ml 各含 0.5 mg 的混合溶液，作为对照品溶液。照薄层色谱法（通则 0502）试验，吸取上述两种溶液各 2~4 μl，分别点于同一硅胶 G 薄层板上，以正丁醇 – 甲醇 – 醋酸（5∶2∶3）为展开剂，展开，取出，晾干，喷以茚三酮试液，在 105℃加热至斑点显色清晰。供试品色谱中，在与对照品色谱相应的位置上，显相同颜色的斑点。

【检查】　**水分**　不得过 13.0%（通则 0832 第二法）。

　　总灰分　不得过 7.0%（通则 2302）。

【味性】　味甘，性平。

【功能与主治】　祛风除湿，干"黄水"。用于痹症引起的疼痛，关节变形。

【པན་ཁུག】　ཤེལ་སྲིང་ལས། ཕོང་ཁྲག་གྲུམ་བུ་ཚིགས་ཀྱི་ཆུ་སེར་སེལ། །ཞེས་དང་། སྲུན་གྱི་འབྱུངས་དང་དེ་ཡི་མེད་ཤེས་ཀྱི་མེ་ཕོང་ལས། ནུས་པས་རྩོ་གཅོང་གི་ནད་སོགས་གཏར་ཞིང་། ཡན་ལག་གི་ཚིགས་ལ་ཁྲགས་པའི་རླུང་ནད་སེལ།

【用法与用量】　20~50 g。

【贮藏】　置通风阴凉干燥处，防腐、防蛀。

驴血质量标准起草说明

【名称】　中文名为驴血，拼音名为 Lüxue，拉丁药名为 ASINI SANGUIS。藏文名为"ཕོང་ཁྲག"，音译名为"崩查"。

【品种考证】　《晶珠本草》《藏药晶镜本草》《中国藏药》等均有记载。原动物与骡相似，体形较小，两耳大，尾细而短，毛色多呈灰色和黑色或不定。《卫生部药品标准·藏药第一册》（1995 年版）附录及《四川省藏药材标准》（2014 年版）收载了驴血 *Equus asinus* L.。

【动物形态】 体型比马小，体重约 200 kg。头型较长，眼圆，其上生有一对显眼的长耳。颈部长而宽厚，颈背鬃毛短而稀少。躯体匀称，四肢短粗，蹄质坚硬。尾尖端处生有长毛。体色主要以黑色和灰色为主。

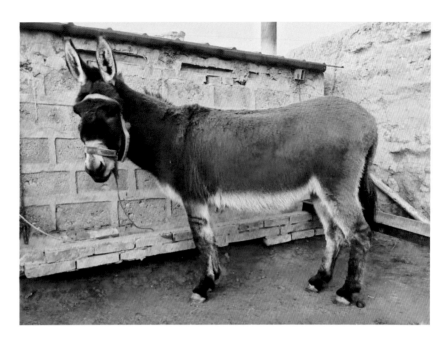

驴血动物图

【分布及生态环境】 在四川和我国大部分地区均有分布。

【性状】 根据药材样品据实描述。

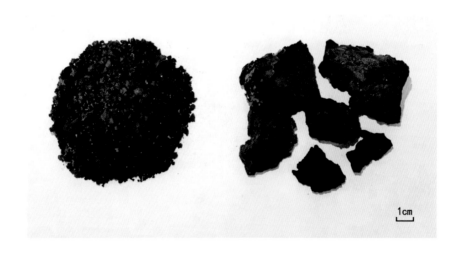

驴血药材图

【鉴别】（1）薄层鉴别 建立了以苯丙氨酸对照品、缬氨酸对照品、苏氨酸对照品为对照的薄层色谱鉴别方法，方法的分离度及重现性均较好。

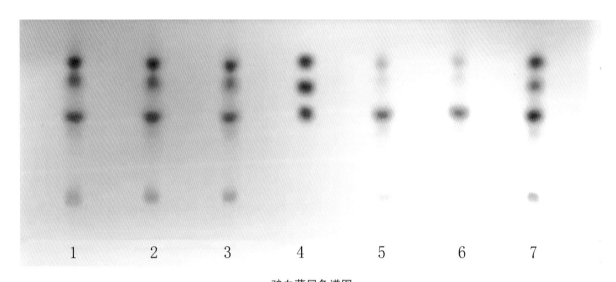

驴血薄层色谱图
1~3、5~7—药材样品　4—苯丙氨酸、缬氨酸、苏氨酸混合对照品

（2）DNA鉴别研究　为了提高驴血质量标准鉴别的专属性，采用聚合酶链式反应（PCR）技术，对驴血的 DNA 鉴别，进行了相关研究（模板 DNA 提取、PCR 反应、电泳检测），结果见电泳图。由于驴血及其他动物血的样本代表性不足，方法的专属性也有待进一步优化，故暂未收入标准正文。

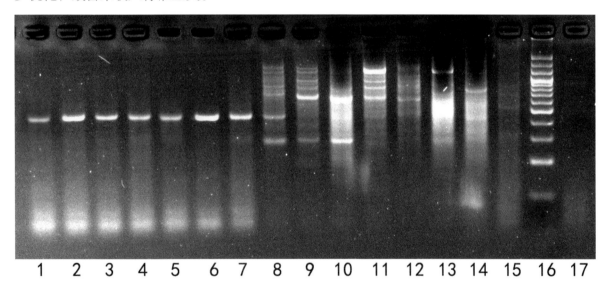

凝胶色谱图
1~7—驴血　8—马血　9~10—牦牛血　11—黄牛血　12—山羊血　13—猪血
14—兔血　15—鸡血　16—DNAmarker PCR 电泳谱带　17—空白试剂

【检查】　水分　根据样品水分的测定结果并结合"药材和饮片检定通则（0212）"相关要求，规定限度不得过 13.0%。

　　总灰分　根据样品总灰分的测定结果，规定限度不得过 7.0%。

【味性】【功能与主治】根据《晶珠本草》《藏药晶镜本草》拟定。

【用法与用量】根据《中华本草·藏药卷》拟定。

参考文献

[1] 罗达尚 . 新修晶珠本草 [M]. 成都：四川科学技术出版社，2004.

[2] 帝玛尔·丹增彭措 . 晶珠本草（藏文）[M]. 北京：民族出版社，2005.

[3] 国家中医药管理局《中华本草》编委会 . 中华本草：藏药卷 [M]. 上海：上海科学技术出版社，2002.

[4] 青海省药品检验所，青海省藏医药研究所 . 中国藏药 [M]. 上海：上海科学技术出版社，1996.

[5] 四川省食品药品监督管理局 . 四川省藏药材标准 [S]. 成都：四川科学技术出版社，2014.

[6] 卫生部药典委员会 . 中华人民共和国卫生部药品标准：藏药第一册 [S]. 北京：人民卫生出版社，1995.

[7] 中国医学百科全书编辑委员会 . 中国医学百科全书：藏医分卷 [M]. 上海：上海科学技术出版社，1986.

[8] 连艳，蒋桂华，陈虹宇，等 . 藏药猪血质量标准研究 [J]. 时珍国医国药，2015，26（3）：584 – 586.

[9] 嘎务 . 藏药晶镜本草（藏文）[M]. 北京：民族出版社，2018.

起草单位：成都中医药大学

起草人：张　艺　李静阳　孙家宜　徐彬杰

复核单位：四川省药品检验研究院

抱茎獐牙菜 དངུལ་ཏིག

Baojingzhangyacai　　俄蒂

SWERTIAE FRANCHETIANAE HERBA

本品为龙胆科植物抱茎獐牙菜 *Swertia franchetiana* H. Smith 的干燥全草。夏、秋二季花期采集，洗净泥土，晾干。

【性状】 本品根呈圆锥状，表面淡黄色或灰黄色。茎近四棱形，小枝对生，淡绿色至淡黄色。叶对生，无柄，多脱落破碎，完整叶片长 1~3 cm，长矩圆形或披针形，先端钝尖，基部渐狭，全缘。复聚伞花序圆锥状，花枝从叶腋生出，花 5 数，花萼深裂，裂片线状披针形，先端渐尖，具芒尖；花冠灰蓝色，深裂至近基部，裂片披针形或卵状披针形，先端渐尖，具芒尖；花丝线形，花药深蓝灰色。气微，味苦。

【鉴别】 （1）本品粉末黄绿色。花粉粒众多，类球形，表面具细小点状纹理，萌发孔 3 个；木纤维甚多，成束或散在，多已破碎，末端倾斜，纤维壁具斜纹孔；螺纹导管多见，梯纹导管、网纹导管少见，直径 5~40 μm。

（2）取本品粉末 0.5 g，加甲醇 20 ml，超声处理 20 分钟，滤过，滤液作为供试品溶液。另取獐牙菜苦苷对照品，加甲醇制成每 1 ml 含 1 mg 的溶液，作为对照品溶液。照薄层色谱法（通则 0502）试验，吸取上述两种溶液各 4 μl，分别点于同一硅胶 GF$_{254}$ 薄层板上，以乙酸乙酯 – 甲醇 – 水（10：2：1）为展开剂，展开，取出，晾干，置紫外光灯（254 nm）下检视。供试品色谱中，在与对照品色谱相应的位置上，显相同颜色的斑点。

【检查】 **水分** 不得过 13.0%（通则 0832 第二法）。

总灰分 不得过 7.0%（通则 2302）。

【浸出物】 照醇溶性浸出物测定法（通则 2201）项下的热浸法测定，用稀乙醇作溶剂，不得少于 20.0%。

饮　片

【炮制】 除去杂质，切段，干燥。

【性状】 本品为不规则的段。其余主要特征同药材。

【鉴别】【检查】【浸出物】 同药材。

【味性】 味苦，性凉。

【功能与主治】 清热解毒，消肿止痛，舒肝利胆。用于肝胆热症。

【药味】 སྨན་གྱི་འཁྲུངས་དཔེ་དེ་ཡིད་ཤིང་གི་མེ་ལོང་ལས། ནུས་པས་མཆིན་ཚད་དང་མཁྲིས་ཚད་སེལ། ཁྱད་པར་སྐྲན་སེལ་ཞིང་རྒྱག་གཅེར་གཅོག །

【用法与用量】 6~9 g。

【贮藏】 置通风干燥处，防潮。

抱茎獐牙菜质量标准起草说明

【名称】 中文名为抱茎獐牙菜，拼音名为 Baojingzhangyacai， 拉丁药名为 SWERTIAE FRANCHETIANAE HERBA。藏文名为"དངུལ་ཏིག"，音译名为"俄蒂"。

【品种考证】 《味气铁鬘》记载："蒂达凉、糙，治赤巴病。"《甘露之滴》记载："蒂达燥、平，治血病、赤巴病。"《如意宝树》记载："蒂达清热，治热性赤巴病。"抱茎獐牙菜为藏药"蒂达"的一种，称为"俄蒂"。《品珠本草》记载："俄蒂茎、叶颇长，花白色。具有清热、解毒、益骨的功效，治疗药物中毒、肝热、腑热、骨热。"四川甘孜州、阿坝州等地习用的"俄蒂"，其基原为抱茎獐牙菜 *Swertia franchetiana* H. Smith。

【植物形态】 一年生草本。主根明显。茎直立，从基部起分枝，枝细弱，斜升。基生叶在花期枯存，具长柄，叶片匙形；茎生叶无柄，披针形或卵状披针形，基部耳形，半抱茎，并向茎下延成窄翅。圆锥状复聚伞花序几乎占据了整个植株；花 5 数；花冠淡蓝色，裂片披针形至卵状披针形，先端渐尖，具芒尖，基部有 2 个腺窝，腺窝囊状，矩圆形，边缘具长柔毛状流苏。蒴果椭圆状披针形；种子近圆形，表面具细网状突起。花果期 8—11 月。

【分布与生态环境】 分布于四川、西藏、青海等省（区）。生于海拔 2 200~3 600 m 的沟边、山坡、林缘、灌丛。

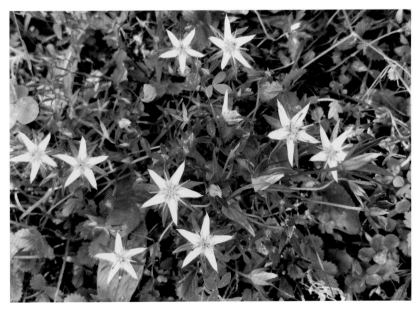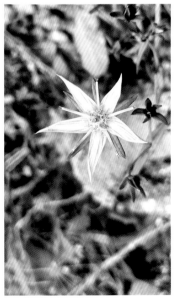

抱茎獐牙菜植物图

【性状】 根据药材样品据实描述。

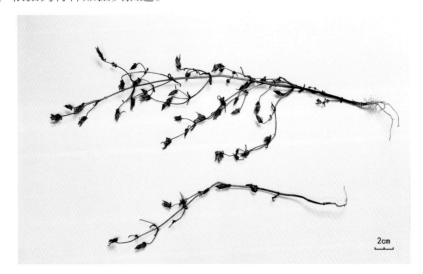

抱茎獐牙菜药材图

【鉴别】（1）显微鉴别　经对本品粉末显微特征的观察，其花粉粒、木纤维、导管等特征明显，收入标准正文。

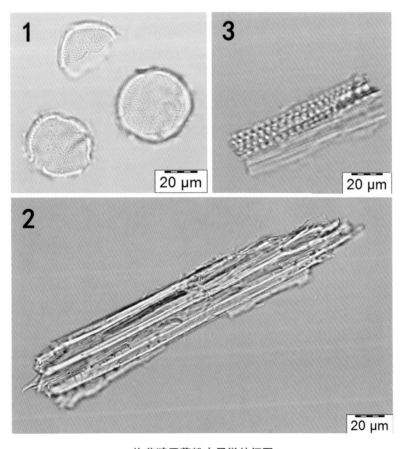

抱茎獐牙菜粉末显微特征图
1—花粉粒　2—木纤维　3—导管

（2）薄层鉴别　建立了以獐牙菜苦苷对照品为对照的薄层色谱鉴别方法，方法的分离度及重现性均较好。

【检查】**水分**　根据样品水分的测定结果并结合"药材和饮片检定通则（通则 0212）"相关要求，规定限度不得过 13.0%。

总灰分　根据样品总灰分的测定结果，规定限度不得过 7.0%。

【浸出物】　根据样品浸出物的测定结果，规定限度不得少于 20.0%。

【味性】【功能与主治】　根据《晶珠本草》《藏药晶镜本草》拟定。

【用法与用量】　根据《中国藏药》拟定。

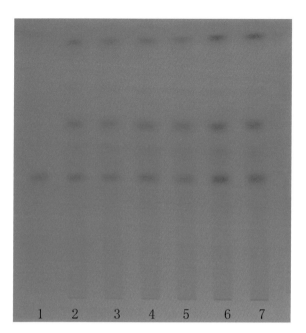

抱茎獐牙菜薄层色谱图
1—獐牙菜苦苷对照品　2~7—药材样品

参考文献

[1] 中国科学院西北高原生物研究所 . 藏药志 [M]. 西宁：青海人民出版社，1991.

[2] 松巴·益西班觉 . 松巴宗教史·如意宝树 [M]. 抄本 . 咸阳：西藏民族学院，1748.

[3] 帝玛尔·丹增彭措 . 晶珠本草（藏文）[M]. 北京：民族出版社，2005.

[4] 张幸福，骆桂法，周燕雪 . 抱茎獐牙菜的生药学研究 [J]. 西部中医药，2014，27（7）：41－43.

[5] 阳勇，钟国跃，武小赟，等 . 常用藏药"蒂达（藏茵陈）"各品种的薄层色谱鉴别研究 [J]. 中国中药杂志，2013，38（5）：757－761.

[6] 王伟晶，白亚东，陶劲 . 藏药獐牙菜属植物的研究进展 [J]. 青海科技，2011，18（1）：18－20.

[7] 张喜民，李敏，邓英，等 . 抱茎獐牙菜正丁醇提取部位对肝损伤保护及免疫调节作用的研究 [J]. 中成药，2011，33（1）：139－141.

[8] 程会云，童丽，杜玉枝，等 . 高速逆流色谱法分离制备抱茎獐牙菜中龙胆苦苷和獐牙菜苦苷 [J]. 安徽农业科学，2010，38(28)：15561－15563.

[9] 肖琳 . 青叶胆的化学成分研究及 2010 版《中国药典》青叶胆标准修订研究 [D]. 西安：西北大学，2009.

[10] 嘎务 . 藏药晶镜本草（藏文）[M]. 北京：民族出版社，2018.

[11] 青海省药品检验所，青海省藏医药研究所 . 中国藏药 [M]. 上海：上海科学技术出版社，1996.

起草单位：成都中医药大学

起草人：张　艺　龙主多杰　王　艺

复核单位：四川省药品检验研究院

苞叶大黄　　ཆུམ་ཆྲེ།

Baoyedahuang　　曲玛孜

RHEI ALEXANDRAE RADIX ET RHIZOMA

本品为蓼科植物苞叶大黄 *Rheum alexandrae* Batal. 的干燥根和根茎。秋末茎叶枯萎或次春发芽前采挖，洗净，干燥或切块、片，干燥。

【性状】　本品呈类圆柱形、圆锥形或不规则块片状，直径 1~5 cm。外表皮深棕色或棕褐色，粗糙，具皱纹和横长皮孔样突起。质较坚实，有的中心稍松软，断面黄棕色、红棕色或棕褐色，显颗粒性；根茎髓部黄色至棕褐色；根木部发达，具放射状纹理及不规则裂隙，形成层环明显。气清香，味苦而微涩，嚼之粘牙，有沙粒感。

【鉴别】　（1）本品粉末黄棕色或黄褐色，草酸钙簇晶较多，直径 20~160 μm。网纹导管、螺纹导管或具缘纹孔导管木质化，直径 20~100 μm。棕色块状物散在。

（2）取本品粉末 1 g，加甲醇 25 ml，超声处理 10 分钟，滤过，取滤液 10 ml，蒸干，残渣加水 10 ml 使溶解，再加盐酸 1 ml，加热回流 30 分钟，立即冷却，用乙醚分 2 次振摇提取，每次 20 ml，合并乙醚液，蒸干，残渣加无水乙醇 1 ml 使溶解，作为供试品溶液。另取大黄素对照品、大黄素甲醚对照品、大黄酚对照品，加甲醇制成每 1 ml 各含 0.5 mg 的溶液，作为对照品溶液。照薄层色谱法（通则 0502）试验，吸取上述供试品溶液 8 μl、对照品溶液各 5 μl，分别点于同一硅胶 H 薄层板上，以石油醚（30~60℃）– 甲酸乙酯 – 甲酸（15∶5∶1）的上层溶液为展开剂，展开，取出，晾干，置紫外光灯（365 nm）下检视。供试品色谱中，在与对照品色谱相应的位置上，显相同颜色的荧光斑点。

【检查】　水分　不得过 13.0%（通则 0832 第二法）。

总灰分　不得过 10.0%（通则 2302）。

酸不溶性灰分　不得过 1.0%（通则 2302）。

【浸出物】　照水溶性浸出物测定法（通则 2201）项下的热浸法测定，不得少于 25.0%。

【含量测定】　照高效液相色谱法（通则 0512）测定。

色谱条件与系统适用性试验　以十八烷基硅烷键合硅胶为填充剂；以甲醇 – 0.1% 磷酸溶液（85∶15）为流动相，检测波长为 254 nm。理论板数按大黄素峰计算应不低于 3 000。

对照品溶液的制备　精密称取大黄素对照品、大黄酚对照品和大黄素甲醚对照品适量，加甲醇制成每 1 ml 各含大黄素 10 μg、大黄酚 5 μg 和大黄素甲醚 5 μg 的混合溶液，混匀，即得。

供试品溶液的制备 取本品粉末（过四号筛）约 1 g，精密称定，置具塞锥形瓶中，精密加入盐酸乙醇（1→10）溶液 50 ml，称定重量，加热回流 2 小时，放冷，再称定重量，用盐酸乙醇（1→10）溶液补足减失的重量，摇匀，滤过，取续滤液，即得。

测定法 分别精密吸取对照品溶液与供试品溶液各 10 μl，注入液相色谱仪，测定，即得。

本品按干燥品计算，含大黄素（$C_{15}H_{10}O_5$）、大黄酚（$C_{15}H_{10}O_4$）、大黄素甲醚（$C_{16}H_{12}O_5$）的总量不得少于 0.030%。

饮　片

【炮制】除去杂质，洗净，闷润，切厚片，干燥。

【性状】本品为不规则的厚片。其余主要特征同药材。

【鉴别】【检查】【浸出物】【含量测定】同药材。

【味性】味涩、苦，性凉。

【功能与主治】除湿、消肿、解渴。用于"黄水"病，浮肿，口干舌燥。

【པོད་ནུས།】 ཤེལ་ཐེང་ལགས། ཀྱུ་མ་ཙེ་ཞིག་ཀྱུ་སེར་དཀྱུ་ཞུ་སྒྲིན། ཞིས་དང༌། སྐྱན་གྱི་འབྱུངས་དའི་ཏེ་ཤེད་ཤེལ་གྱི་མི་ཚོང་ལགས། ནུས་པས་ཀྱུ་སེར་

དང༌། དཀྱུ་ཆུའི་ནད་རྣམས་སྒྲིན། སྐྱོམ་དང་སེལ།

【用法与用量】6~10 g。外用适量，研末撒敷于患处。

【注意】孕妇及月经期、哺乳期慎用。

【贮藏】置通风干燥处，防蛀。

苞叶大黄质量标准起草说明

【名称】 中文名为苞叶大黄，拼音名为 Baoyedahuang，拉丁药名为 RHEI ALEXANDRAE RADIX ET RHIZOMA。藏文名为"ཆུ་མ་ཙེ"，音译名为"曲玛孜"。

【品种考证】《晶珠本草》《甘露本草明镜》均有收载。《甘露本草明镜》记载："根粗状，似大黄根，但比后者色淡且质松。叶青黄色，大而圆，全缘，具网状叶脉，基生叶多数，叶柄短。茎从基生叶丛长起，茎生叶中部开始变白，如同鸟的羽毛一个压着另一个，状如宝幢，远看像一个白衣人站在山顶。花与果实和大黄相似。"

经对四川甘孜州、阿坝州等地临床应用及市场流通情况调研，不同地区藏医使用曲玛孜的基原也有所不同，在四川甘孜州、阿坝州等地，苞叶大黄为主流品种。

【植物形态】多年生中型草本，高 40~80 cm，根状茎及根直而粗壮，内部黄褐色。茎单生，不分枝，粗壮挺直，中空，无毛。基生叶 4~6 片，茎生叶及叶状苞片多数，卵形到窄卵形。花序分枝腋出，直立总状，无毛；花小绿色，数朵簇生；花丝细长丝状，外露。果实菱状椭圆形，光滑，具光泽，深棕褐色。花期 6—7 月，果期 9 月。

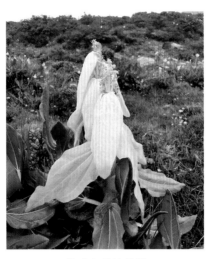

苞叶大黄植物图

【分布与生态环境】 分布于四川甘孜州康定、西藏东部、云南西北部。生于海拔 3 000~4 700 m 山坡草地，常长在较潮湿处。

【性状】 根据药材样品据实描述。

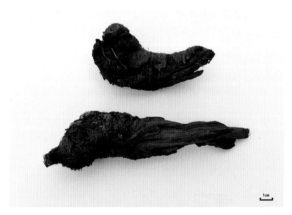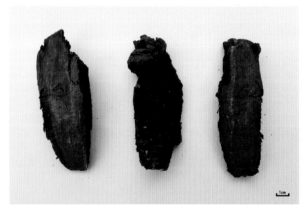

苞叶大黄药材图

【鉴别】（1）显微鉴别　经对本品粉末显微特征的观察，其草酸钙簇晶、导管、棕色块状物等特征明显，收入标准正文。

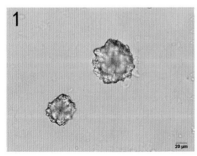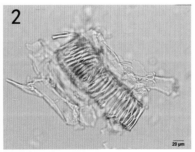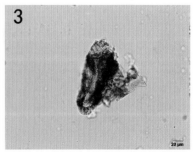

苞叶大黄粉末显微特征图
1—草酸钙簇晶　2—导管　3—棕色块状物

133

（2）薄层鉴别　建立了以大黄素对照品、大黄酚对照品、大黄素甲醚对照品为对照的薄层色谱鉴别方法，方法的分离度和重现性均较好。

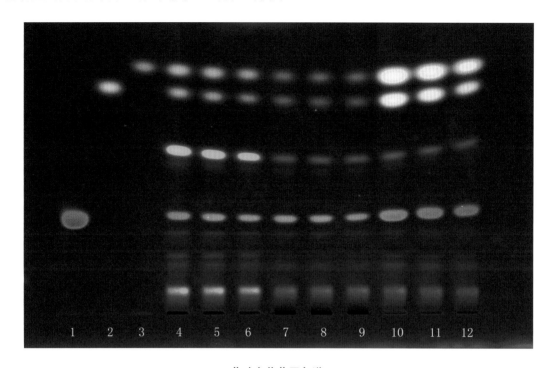

苞叶大黄薄层色谱

1—大黄素对照品　2—大黄素甲醚对照品　3—大黄酚对照品　4~12—药材样品

【检查】水分　根据样品水分测定结果并结合"药材和饮片检定通则（通则 0212）"相关要求，规定限度不得过 13.0%。

总灰分、酸不溶性灰分　根据样品的测定结果，规定总灰分不得过 10.0%，酸不溶性灰分不得过 1.0%。

【浸出物】根据样品浸出物的测定结果，规定限度不得少于 25.0%。

【含量测定】采用 HPLC 法，建立了苞叶大黄药材中蒽醌类成分的含量测定方法。经方法学验证，大黄素在 0.286~14.300 μg/ml 范围内线性关系良好（$r=0.999\,9$），平均加样回收率为 101.24%，RSD 为 2.39%。大黄酚在 0.232~11.600 μg/ml 范围内线性关系良好（$r=0.999\,9$），平均加样回收率为 98.19%，RSD 为 2.04%。大黄素甲醚在 0.222~11.100 μg/ml 范围内线性关系良好（$r=0.999\,9$），平均加样回收率为 99.40%，RSD 为 1.97%。10 批苞叶大黄样品中三种蒽醌类成分的含量测定值为 0.032%~0.157%，平均值为 0.079%。根据测定结果，规定"本品按干燥品计算，含大黄素（$C_{15}H_{10}O_5$）、大黄酚（$C_{15}H_{10}O_4$）、大黄素甲醚（$C_{16}H_{12}O_5$）的总量，不得少于 0.030%"。

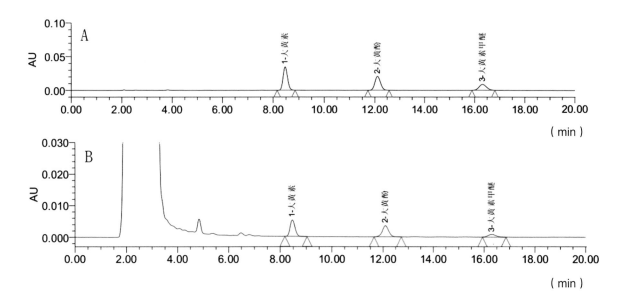

苞叶大黄液相色谱图
A—大黄素、大黄酚、大黄素甲醚混合对照品　B—药材样品

【味性】【功能与主治】 根据《晶珠本草》《藏药晶镜本草》拟定。

【用法与用量】 根据《中华本草·藏药卷》拟定。

参考文献

[1] 帝玛尔·丹增彭措.晶珠本草（藏文）[M].北京：民族出版社，2005.

[2] 国家中医药管理局《中华本草》编委会.中华本草：藏药卷[M].上海：上海科学技术出版社，2002.

[3] 青海省药品检验所，青海省藏医药研究所.中国藏药[M].上海：上海科学技术出版社，1996.

[4] 罗武政，李敏恩，陈静，等.藏药曲玛孜的文献查考[J].中国中药杂志，2015，40（10）：2047-2049.

[5] 罗达尚.新修晶珠本草[M].成都：四川科学技术出版社，2004.

[6] 嘎务.藏药晶镜本草（藏文）[M].北京：民族出版社，2018.

[7] 中国科学院中国植物志编辑委员会.中国植物志：第25卷[M].北京：科学出版社，1998.

[8] 嘎玛群培.甘露本草明镜[M].拉萨：西藏人民出版社，1993.

起草单位：成都中医药大学

起草人：赵　芋　张英睿　张　艺

复核单位：四川省药品检验研究院

松久蒂达 སྨལ་ཆུ་ཏིག་ཏ།

Songjiudida 松久蒂达

SAXIFRAGAE UMBELLULATA HERBA

本品为虎耳草科植物小伞虎耳草 *Saxifraga umbellulata* Hook. f. et Thoms. 或篦齿虎耳草 *Saxifraga umbellulata* var. *pectinata* (Marquand et Airy – Shaw) J. T. Pan. 的干燥全草。夏、秋二季采收，除去杂质，阴干。

【性状】 **小伞虎耳草** 全株长 5~10 cm。根茎短，密布深棕色细小点状突起。茎纤细，浅绿色或黑褐色，具棱，中空，质脆。叶、花易脱落。叶片完整者展开后呈匙形。花小、黄色。气微，味苦。

篦齿虎耳草 基生叶片边缘具软骨质齿。

【鉴别】 （1）本品粉末棕褐色。腺毛多，腺头扁球形或球形。叶表皮细胞呈波状弯曲，气孔多为平轴式，偶见不定式，副卫细胞 4~6 个。茎表皮细胞呈梭形，镶嵌状紧密排列。螺纹导管多见。

（2）取本品粉末 1 g，加甲醇 30 ml，超声处理 30 分钟，滤过，滤液蒸干，残渣加水 20 ml 使溶解，加盐酸 5 ml，加热回流 1 小时，取出，立即冷却，用乙醚振摇提取 2 次，每次 20 ml，合并乙醚液，用水 10 ml 洗涤，弃去水液，乙醚液用铺有适量无水硫酸钠的滤纸滤过，滤液挥干，残渣加甲醇 10 ml 使溶解，作为供试品溶液。另取松久蒂达对照药材 1 g，同法制得对照药材溶液。再取槲皮素对照品，加甲醇制成每 1 ml 含 0.1 mg 的溶液，作为对照品溶液。照薄层色谱法（通则 0502）试验，吸取上述三种溶液各 2 µl，分别点于同一硅胶 G 薄层板上，以甲苯 – 乙酸乙酯 – 甲酸（5∶4∶0.5）为展开剂，展开，取出，晾干，喷以三氯化铝试液，在 105 ℃加热 1~2 分钟，置紫外光灯（365 nm）下检视。供试品色谱中，在与对照药材色谱和对照品色谱相应的位置上，显相同颜色的荧光斑点。

【检查】 **水分** 不得过 13.0 %（通则 0832 第二法）。

【浸出物】 照醇溶性浸出物测定法（通则 2201）项下的热浸法，用稀乙醇做溶剂，不得少于 18.0%。

【含量测定】 照高效液相色谱法（通则 0512）测定。

色谱条件与系统适用性试验 以十八烷基硅烷键合硅胶为填充剂；以乙腈 – 0.1% 磷酸溶液（8∶92）为流动相；检测波长为 327 nm。理论板数按绿原酸峰计算应不低于 5 000。

对照品溶液的制备 取绿原酸对照品适量，精密称定，加甲醇制成每 1 ml 含 0.14 mg 的溶液，即得。

供试品溶液的制备 取本品粉末（过四号筛）约 1 g，精密称定，置具塞锥形瓶中，精密加入 70% 甲醇 25 ml，密塞，称定重量，超声处理（功率 250 W，频率 40 kHz）30 分钟，放冷，再称定重量，用 70% 甲醇补足减失的重量，摇匀，滤过，取续滤液，即得。

测定法　分别精密吸取对照品溶液与供试品溶液各 10 μl，注入液相色谱仪，测定，即得。

本品按干燥品计算，含绿原酸（$C_{16}H_{18}O_9$）计，不得少于 0.20%。

饮　片

【炮制】除去杂质，切段，干燥。

【性状】本品为不规则的段。其余主要特征同药材。

【鉴别】【检查】【浸出物】【含量测定】同药材。

【味性】味苦，性凉。

【功能与主治】清肝利胆，排脓敛疮。用于肝热，胆囊热，感冒发烧及疮热等。

【 ཕན་ནུས། 】 ཤེལ་ཕྱེང་ལས། སྐྱུར་ཚ་ཉིག་གིས་མཆིན་མཁྲིས་ཚ་བ་སེལ། ཞེས་དང་། རྨུན་ཀྱི་འབྱུངས་དཔེ་དེ་མེད་ཤེས་ཀྱི་མི་ལོང་ལས། ནུས་པས་མཆིན་ཚད་དང་། མཁྲིས་ཚད། རྨུ་ཚད་ལ་སོགས་མེས་ཤིང་ནུག་ལག་ནེས། རྒྱུ་ལོང་ནད་ལ་ཕན། མཁྲིས་རིམས་རྒྱུ་གཟེར་སོགས་ལ་བཟླགས།

【用法与用量】3~9 g。

【贮藏】置阴凉干燥处。

松久蒂达质量标准起草说明

【名称】中文名为松久蒂达, 拼音名为 Songjiudida, 拉丁药名为 SAXIFRAGAE UMBELLULATA HERBA。藏文名为"སུམ་ཅུ་ཏིག་ད"，音译名为"松久蒂达"，也可译为"松蒂""松居蒂"。

【品种考证】《晶珠本草》记载："本品生于石山、草坡、林下和岩隙。茎红色，被毛有黏脂。叶小，基部如鸟舌，密集若莲座。花红黄色，分大、小两种，大者花黄色，味极苦，小者花红色，味苦较次。"藏医所用的松久蒂达（松蒂），多为虎耳草科植物，主要有小伞虎耳草、篦齿虎耳草等同属植物。《卫生部药品标准·藏药第一册》（1995 年版）附录和《青海省藏药标准》（1992 年版）中均收载有小伞虎耳草。《西藏自治区藏药材标准》（2012 年版）收载松蒂的基原为小伞虎耳草和篦齿虎耳草。

【植物形态】**小伞虎耳草**　多年生草本，丛生，高 5.5~10 cm。茎不分枝。基生叶卵状椭圆形、狭卵形至长圆形，无毛，或仅边缘疏具褐色卷曲腺柔毛；茎生叶 3~10 枚，叶片卵形至长圆形。花单生于茎顶；萼片在花期通常直立，先端钝，两面无毛，边缘具腺睫毛，3 脉于先端不汇合；花瓣黄色，椭圆形、倒阔卵形至倒卵形，3~5 脉，基部侧脉旁具 2 痂体。花期 7—8 月。

篦齿虎耳草　与小伞虎耳草的区别为基生叶片边缘具软骨质齿。

【分布与生态环境】 分布于西藏南部及东部、四川德格等地。生于海拔 3 000~4 400 m 的沼泽地、岩壁石隙、林下、灌丛。

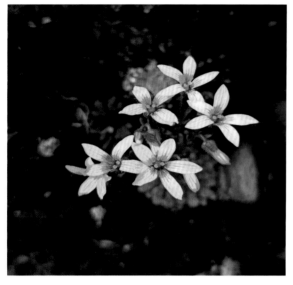

小伞虎耳草

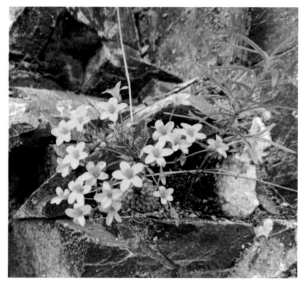

篦齿虎耳草

松久蒂达植物图

【性状】 根据药材样品据实描述。

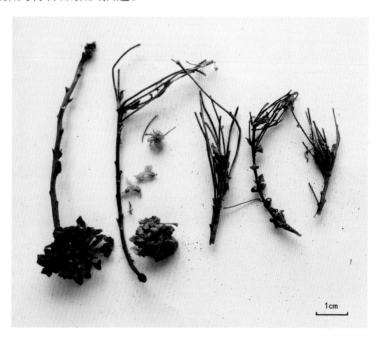

松久蒂达药材图

【鉴别】（1）显微鉴别　经对本品粉末显微特征的观察，其腺毛、叶表皮细胞、茎表皮细胞等特征明显，收入标准正文。

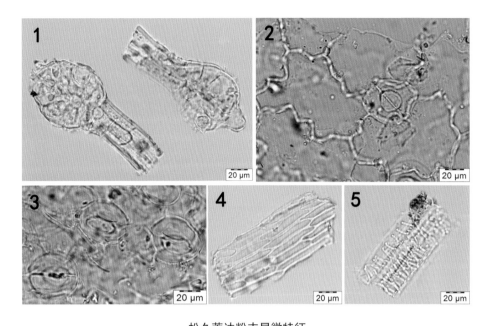

松久蒂达粉末显微特征

1—腺毛　2—叶表皮细胞　3—气孔　4—茎表皮细胞　5—导管

（2）薄层鉴别　建立了以松久蒂达对照药材和槲皮素对照品为对照的薄层色谱鉴别方法，方法的分离度及重现性均较好。

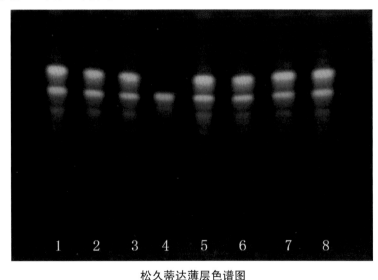

松久蒂达薄层色谱图

1~2，5~8—药材样品　3—松久蒂达对照药材　4—槲皮素对照品

【检查】水分　根据样品水分的实测结果并结合"药材和饮片检定通则（0212）"相关要求，规定限度不得过 13.0%。

【浸出物】根据样品浸出物的测定结果，规定限度不得少于 18.0%。

【含量测定】松久蒂达主要含酚酸类成分，其中以绿原酸含量相对较高。采用 HPLC 法，建立了松久蒂达药材中绿原酸的含量测定方法。经方法验证，绿原酸在

0.018 8~0.521 6 mg/ml 范围内线性关系良好（r=0.999 8），平均加样回收率为 98.1%，RSD 为 1.9%。根据松久蒂达样品中绿原酸含量测定结果，规定本品按干燥品计算，含绿原酸（$C_{16}H_{18}O_9$）不得少于 0.20%。

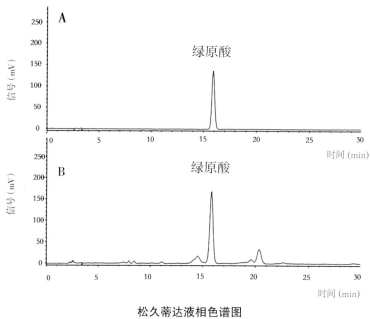

松久蒂达液相色谱图
A—绿原酸对照品　B—药材样品

【**味性**】【**功能与主治**】根据《晶珠本草》《藏药晶镜本草》拟定。
【**用法与用量**】根据《中华本草·藏药卷》拟定。

参考文献

[1] 帝玛尔·丹增彭措.晶珠本草（藏文）[M].北京：民族出版社，2005.

[2] 卫生部药典委员会.中华人民共和国卫生部药品标准：藏药第一册 [S].北京：人民卫生出版社，1995.

[3] 青海省卫生厅.青海省藏药标准 [S].西宁：青海省卫生厅，1992.

[4] 西藏自治区食品药品监督管理局.西藏自治区藏药材标准：第一册 [S].拉萨：西藏人民出版社，2012.

[5] 中国科学院中国植物志编辑委员会.中国植物志：第 34 卷 [M].北京：科学出版社，1992.

[6] 嘎务.藏药晶镜本草（藏文）[M].北京：民族出版社，2018.

[7] 中国科学院西北高原生物研究所.藏药志 [M].西宁：青海人民出版社，1991.

[8] 国家中医药管理局《中华本草》编委会.中华本草：藏药卷 [M].上海：上海科学技术出版社，2002.

起草单位：**成都中医药大学**
起草人：**张　艺　王文祥　罗世英**
复核单位：**四川省药品检验研究院**

刺 柏　ཤུག་ཚེར།

Cibai　秀才

JUNIPERI FORMOSANAE CACUMEN

本品为柏科植物刺柏 *Juniperus formosana* Hayata 或西伯利亚刺柏 *Juniperus sibirica* Burgsd. 的干燥带叶嫩枝。夏、秋二季采收，晾干。

【性状】　刺柏　细枝直径 1~3 mm，叶基残迹明显可见，外表粗糙，有皱缩，浅棕色或褐色。叶针形或线形，长 2~20 mm，宽 1~3 mm，表面黄绿色至深绿色，腹面有一条深槽，背面有 1 条明显的纵脊梁，叶基有关节，先端锐尖，刺手，质韧。偶见果实，卵圆形，直径 6~8 mm，棕色或褐色，质坚硬。气芳香，味淡。

西伯利亚刺柏　小枝密而粗壮。叶刺形，稍呈镰刀状弯曲，三叶轮生，先端急尖，叶表面具白粉带。

【鉴别】　（1）本品粉末黄绿色。叶表皮细胞类方形，壁厚气孔甚多，成片存在，保卫细胞较大，侧面观哑铃状。木纤维成束，淡黄色至黄色，直径 10~30 μm，有纹孔。韧皮纤维单个散在或数个成束，淡黄色至黄色，直径 8~30 μm，长梭形，末端钝圆或平截，壁厚，胞腔狭小。木栓细胞淡黄色、黄棕色或红棕色，表面观呈多角形，微波状弯曲。

（2）取本品粉末 1 g，加 70% 甲醇 20 ml，超声处理 30 分钟，滤过，滤液蒸干，残渣加甲醇 4 ml 使溶解，作为供试品溶液。另取槲皮苷对照品，加甲醇制成每 1 ml 含 0.1 mg 的溶液，作为对照品溶液。照薄层色谱法（通则 0502）试验，吸取上述两种溶液各 1 μl，分别点于同一聚酰胺薄膜上，以甲苯－乙酸乙酯－甲酸（5∶5∶2）为展开剂，展开，取出，晾干，喷以三氯化铝试液，置紫外光灯（365 nm）下检视。供试品色谱中，在与对照品色谱相应的位置上，显相同颜色的荧光斑点。

【检查】　水分　不得过 13.0%（通则 0832 第四法）。

总灰分　不得过 7.0%（通则 2302）。

【浸出物】　照醇溶性浸出物测定法（通则 2201）项下的热浸法测定，用 75% 乙醇作溶剂，不得少于 18.0%。

【含量测定】　照高效液相色谱法（通则 0512）测定。

色谱条件与系统适用性试验　以十八烷基硅烷键合硅胶为填充剂；以乙腈为流动相 A，以 0.2% 磷酸溶液为流动相 B，按下表中的规定进行梯度洗脱；检测波长为 337 nm，理论板数按穗花杉双黄酮峰计算应不低于 8 000。

时间（分钟）	流动相 A（%）	流动相 B（%）
0~10	12 → 33	88 → 67
10~37	33 → 60	67 → 40
37~42	60 → 100	40 → 0
42~50	100 → 12	0 → 88

对照品溶液的制备 取穗花杉双黄酮对照品适量，精密称定，加甲醇制成每 1 ml 含 0.1 mg 的溶液，即得。

供试品溶液的制备 取本品粉末（过二号筛）约 1 g，精密称定，置具塞锥形瓶中，精密加入甲醇 25 ml，称定重量，超声处理（功率 250 W，频率 50 kHz）30 分钟，放冷，再称定重量，用甲醇补足减失的重量，摇匀，滤过，取续滤液，即得。

测定法 分别精密吸取对照品溶液与供试品溶液各 10 μl，注入液相色谱仪，测定，即得。

本品按干燥品计算，含穗花杉双黄酮（$C_{30}H_{18}O_{10}$）不得少于 0.080%。

饮 片

【炮制】 除去杂质，切段，干燥。

【性状】 本品为不规则的段。其余主要特征同药材。

【鉴别】【检查】【浸出物】【含量测定】 同药材。

【味性】 味苦，涩，性凉。

【功能与主治】 清热，补肾。用于肾炎，尿路感染，疔毒，炭疽等。

【པན་ནུས།】 ཤེལ་ཕྲེང་ལས། ཤུག་པ་ཚེར་ཅན་ཁ་བལ་ཚད་སྟོག་པ་ལ་སེལ། ཞེས་དང་། སླར་གྱི་འཁྲུངས་དཔེ་དེ་མེད་ཤེལ་གྱི་མོ་འོང་ལས། ནུས་པས་ མཁལ་མ་སོ་གས་སྲུང་གྱི་ཚད་པ་ལ་སེལ། སྟོག་པ་འཇོམས།

【用法与用量】 2~6 g。

【贮藏】 置阴凉干燥处。

刺柏质量标准起草说明

【名称】 中文名为刺柏，拼音名为 Cibai，拉丁药名为 JUNIPERI FORMOSANAE CACUMEN。藏文名为"ཤུག་ཚེར།"，音译名为"秀才"，也可译为"秀巴才尖""徐巴才尖"。

【品种考证】《中华本草·藏药卷》《中国藏药》《中国民族药辞典》等均有记载。

《晶珠本草》记载："刺柏叶清肾热，治疗疔疮、炭疽等。树干矮小，不长成大树，只生细枝；叶如刺。"

经对四川甘孜州、阿坝州等地临床应用及市场流通情况调研，刺柏常用品种为刺柏 *Juniperus formosana* Hayata 和西伯利亚刺柏 *J. sibirica* Burgsd.。

【植物形态】 **刺柏** 乔木。小枝下垂，三棱形。叶三叶轮生，条状披针形或条状刺形，两侧各有 1 条白色、很少紫色或淡绿色的气孔带，下面具纵钝脊，横切面新月形。球果近球形或宽卵圆形，长 6~10 mm，径 6~9 mm，熟时淡红褐色，被白粉或白粉脱落；种子半月圆形，具 3~4 棱脊，顶端尖，近基部有 3~4 个树脂槽。

西伯利亚刺柏 匍匐灌木。刺叶披针形或椭圆状披针形，通常稍成镰状弯曲，中间有 1 条较绿色边带为宽的白粉带。球果圆球形或近球形，直径 5~7 mm，熟时褐黑色，被白粉，种子卵圆形，有棱角。

【分布与生态环境】 **刺柏** 为我国特有树种，分布较广。生于海拔 1 800~3 400 m 的山麓。

西伯利亚刺柏 分布于四川、西藏、新疆等省（区），四川主要分布于甘孜州、阿坝州。生于海拔 3 600~4 100 m 的林缘、草坡。

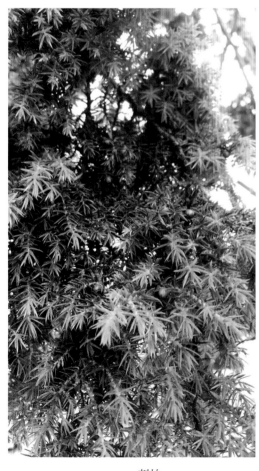

刺柏

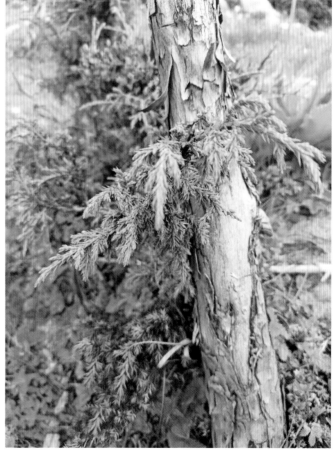

西伯利亚刺柏

刺柏植物图

【**性状**】根据药材样品据实描述。

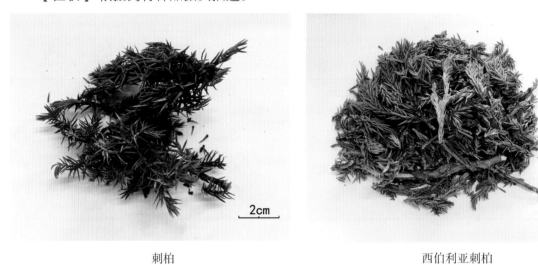

刺柏　　　　　　　　　　　　　　　西伯利亚刺柏

刺柏药材图

【**鉴别**】（1）显微鉴别　经对本品粉末显微特征的观察，其叶表皮细胞、木纤维、韧皮纤维特征明显，收入标准正文。

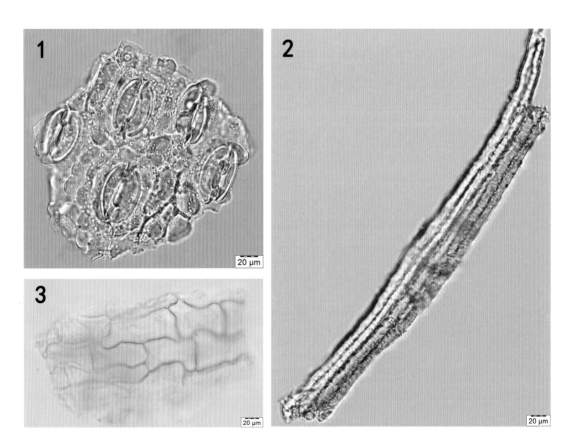

刺柏粉末显微鉴别特征图
1—叶表皮细胞及气孔　2—韧皮纤维　3—木栓细胞

（2）薄层鉴别　建立了以槲皮苷对照品为对照的薄层色谱鉴别方法，方法的分离度及重现性均较好。

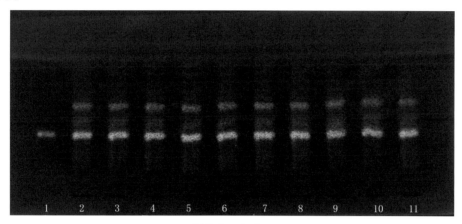

刺柏薄层色谱图
1—槲皮苷对照品　2~6—刺柏样品　7~11—西伯利亚刺柏样品

【检查】　水分　10 批样品水分的测定结果为 5.6%~8.3%，平均值为 6.9%。结合"药材和饮片检定通则（0212）"相关要求，规定限度不得过 13.0%。

　　总灰分　10 批样品总灰分的测定结果为 3.2%~5.4%，平均值为 4.2%。规定限度不得过 7.0%。

【浸出物】　10 批样品浸出物的测定结果为 19.1%~30.9%，平均值为 24.1%，规定限度不得少于 18.0%。

【含量测定】　刺柏主要含黄酮类成分，其中穗花杉双黄酮含量相对较高。采用 HPLC 法，建立了刺柏药材中穗花杉双黄酮的含量测定方法。经方法验证，穗花杉双黄酮在 14.1~450.8 μg 范围内线性关系良好（$r=0.999$），平均加样回收率为 102.94%，RSD 为 1.27%。10 批刺柏样品中穗花杉双黄酮含量范围为 0.06%~0.17%，平均值为 0.12%。根据测定结果，规定"本品按干燥品计算，含穗花杉双黄酮（$C_{30}H_{18}O_{10}$）不得少于 0.080%"。

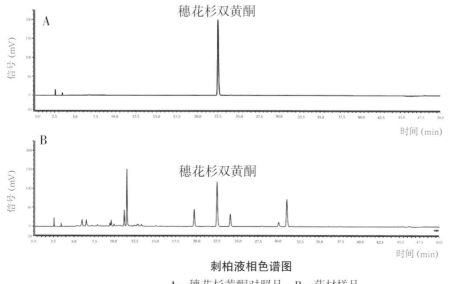

刺柏液相色谱图
A—穗花杉黄酮对照品　B—药材样品

145

【味性】【功能与主治】根据《晶珠本草》《藏药晶镜本草》拟定。

【用法与用量】根据藏医药文献及临床使用习惯拟定。

参考文献

[1] 国家中医药管理局《中华本草》编委会 . 中华本草：藏药卷 [M]. 上海：上海科学技术出版社，2002.

[2] 青海省药品检验所，青海省藏医药研究所 . 中国藏药 [M]. 上海：上海科学技术出版社，1996.

[3] 贾敏如，张艺 . 中国民族药辞典 [M]. 北京：中国医药科技出版社，2016.

[4] 帝玛尔·丹增彭措 . 晶珠本草（藏文）[M]. 北京：民族出版社，2005.

[5] 嘎务 . 藏药晶镜本草（藏文）[M]. 北京：民族出版社，2018.

[6] 中国科学院中国植物志编辑委员会 . 中国植物志：第 7 卷 [M]. 北京：科学出版社，1978.

[7] 中国科学院西北高原生物研究所 . 藏药志 [M]. 西宁：青海人民出版社，1991.

[8] 高昂，巩江，赵兵，等 . 民族药材刺柏的粉末显微鉴定 [J]. 安徽农业科学，2012，40（27）：13349+13409.

[9] 李玲蕊，吴利苹，李成容，等 . 刺柏枝叶的化学成分研究 [J]. 华西药学杂志，2019，34（1）：5 – 9.

[10] 武雪 . 藏药刺柏和圆柏药材质量标准的提高研究 [D]. 兰州：兰州大学，2015.

[11] 欧文静 . 西伯利亚刺柏茎和叶化学成分研究 [D]. 长春：东北师范大学，2016.

[12] 吴珊珊，林燕 . 一测多评法测定蒙药材刺柏叶中 4 种黄酮的含量 [J]. 中国药事，2016，30（3）：297 – 302.

[13] 潘慧清，曹盼，褚延斌，等 . 藏药刺柏 HPLC 指纹图谱及穗花杉双黄酮含量测定 [J]. 中兽医医药杂志，2020，39（3）：24 – 27.

[14] 徐旭坤，武雪，宋平顺，等 .HPLC 同时测定藏族药圆柏和刺柏中 3 种黄酮类成分的含量 [J]. 中国实验方剂学杂志，2015，21（13）：74 – 76.

[15] 边巴顿珠，索朗 . 藏药刺柏膏质量标准的研究 [J]. 西藏科技，2013（3）：71，80.

[16] 崔鸿江，巴德玛，林燕 . 蒙药材刺柏叶中槲皮苷的含量测定 [J]. 天然产物研究与开发，2013，25（2）：221 – 223.

起草单位：成都中医药大学

起草人：张 艺 李 楠 龙 飞 王洪玲 李 丹

复核单位：四川省药品检验研究院

欧曲佐珠钦木

Ouquzuozhuqinmu

ད་ངལ་ཆུ་བཙོ་བཀྲུ་ཆེན་མོ

欧曲佐珠钦木

本品以水银和硫黄为主要原料，辅以金、银、铁等八种金属与黄铜矿、银矿石、磁石等八种矿物及多种专用辅料经特殊的炮制工艺炼制而成。藏文简称"བཙོ་ཁག"，音译名为"佐塔"等。

【性状】本品为棕黑色至黑色粉末；气微，味淡。

【鉴别】（1）取本品粉末，用盐酸湿润后，在光洁的铜片上摩擦，铜片表面显银白色光泽，加热烘烤后，银白色即消失。

（2）取本品粉末粉末 0.5 g，加盐酸－硝酸（3∶1）的混合溶液 2 ml 使溶解，蒸干，加水 5 ml 使溶解，滤过，滤液显硫酸盐（通则 0301）的鉴别反应。

【检查】**铁** 取本品 0.2 g，加稀盐酸 10 ml，加热煮沸 20 分钟，放冷，滤过，滤液置 50 ml 量瓶中，加氢氧化钠试液中和后，加水至刻度。取 5 ml，照铁盐检查法（通则 0807）检查，如显颜色，与标准铁溶液 10 ml 制成的对照液比较，不得更深（0.5%）。

重金属及有害元素 照铅、镉、砷、汞、铜测定法（通则 2321 原子吸收分光光度法），铅、砷用石墨炉法测定，铜采用火焰法测定。

标准品溶液的制备 分别精密吸取铅、砷、铜单元素标准溶液适量，分别用 2% 硝酸溶液制成每 1 ml 含铅、砷 0 ng、2 ng、5 ng、10 ng、15 ng、20 ng，含铜 0 μg、0.1 μg、0.2 μg、0.5 μg、0.8 μg、1 μg 的溶液。

供试品溶液制备 取本品粉末 0.1 g，精密称定，置于聚四氟乙烯消解罐中，加入硝酸－高氯酸（4∶1）混合溶液 10 ml（如果反应剧烈，放置至反应停止），密闭并按微波消解仪的相应要求及一定的消解程序进行消解至溶液澄清。消解完全后，消解液冷却至 60℃ 以下，取出消解罐，放冷，将消解液转入 50 ml 量瓶中，用少量水洗涤消解罐 3 次，洗液合并于量瓶中，用水稀释至刻度，摇匀，用 2% 硝酸溶液稀释 400 倍、200 倍、20 倍，摇匀，分别作为测定铅、砷和铜的供试品溶液。

本品含铅（Pb）不得过 0.5%；砷（As）不得过 0.25%；铜（Cu）不得过 1.0%。

【含量测定】**硫化汞** 取本品粉末约 0.3 g，精密称定，置锥形瓶中，加硫酸 10 ml 与硝酸钾 2.0 g，加热（约 90℃）使溶解，至无黑色颗粒，放冷，缓慢转移至 40 ml 水中，并用 10 ml 水清洗锥形瓶，将洗液合并至上述水溶液中，并加 1% 高锰酸钾溶液至显粉红色，再滴加 2% 硫酸亚铁溶液至红色消失后，加硫酸铁铵指示液 2 ml，用硫氰酸铵滴定液（0.1 mol/L）滴定。每 1 ml 硫氰酸铵滴定液（0.1 mol/L）相当于 11.63 mg 的硫化汞（HgS）。

本品含硫化汞（HgS）应为50.0%~58.0%。

单质硫 照高效液相色谱法（通则0512）测定。

色谱条件与系统适用性试验 以十八烷基硅烷键合硅胶为填充剂；以乙腈－水（95∶5）为流动相；检测波长为260 nm。理论板数按单质硫峰计算应不低于5 000。

对照品溶液的制备 取单质硫对照品适量，精密称定，置25 ml量瓶中，加二硫化碳5 ml使溶解，再加无水乙醇制成每1 ml含0.4 mg的溶液，即得。

供试品溶液的制备 取本品粉末约0.1 g，精密称定，置具塞锥形瓶中，精密加入无水乙醇100 ml，称定重量，超声处理（功率250 W，频率45 kHz）30分钟，放冷，再称定重量，用无水乙醇补足减失的重量，摇匀，滤过，取续滤液，即得。

测定法 分别精密吸取对照品溶液与供试品溶液各10 μl，注入液相色谱仪，测定，即得。

本品含单质硫（S）应为30.0%~42.0%。

【**味性**】 味淡，性平。

【**功能与主治**】 增效解毒，活血通脉，增强免疫，抗衰老。用于治疗中毒、中风、肿瘤、胃肠道疾病、妇科疾病及各种顽固性疾病，配方用可增强药效。

【 པན་ནུས། 】 ཞེ་དུ་ཚོས་འབྱུང་གི་སྨན་ཆེན་གསུང་ཚོང་ཕྱོགས་ན་བསྲེགས་པོ་གནིས་པ་ལས། ནད་མེད་ཟ་ལག་ད་གནས་པར་ཡུན་དུ་བརྟེན་ན་ཚོ་འཕེལ།

ཞིང་ལུས་རུབས་རྒྱས་ཁ་བཤམས་དང་ཤེད་དང་དཔའི་སྟོ་རྣམས་གསལ། རྣམ་ཁ་ཟ་བས་སྐྲ་དཀར་དང་གཉེར་མ་འབྱུང་བ་སོགས་བསྡད་ཤེད་ཀྱི་མཆོག་དུ་འགྱུར།

ནད་ཅན་གྱི་གཉེན་པོ་གང་ལའང་སྤྱོར་ཚོལ་ཤེས་ན་འདི་ཉིད་མི་འཕོ་བ་མེད་ཅིང་། ནད་ཞིག་དུ་དཔྱད་ཆེད་གསང་དཀར་བར་གཉེན་པོ་གཞན་ཀྱིས་མ་ཚོགས་པའི་ཚེ།

ལ་རང་གི་གཉེན་པོ་དང་བསྲེས་ཏེ་བཏང་ན་སྐྱུར་དུ་ནད་དེ་ལས་གསོ་བ་དང་། ཁྱད་པར་སྦྱར་དུ་གྱིས་ཟེའི་ནད་འཇོའི་སྟོབ་བ་མེད་པར་གཉེན་པོ།

གཞན་གཉི་བོ་ཀུན་ནད་རྣམ་འཇོམ་ཉི་རྣམས་ལྟ་རིགས་ཀྱི་གཉེན་པོ་སྣ་ཙྭ་མེད་པར་བསྐྲམ། སྨན་ཐམས་ཅད་ཀྱི་རྣམ་བཞིའི་ལམ་འདི་དང་སྦྱར་བའི།

སྨན་དང་ཡང་ཡུན་ཏི་ཚལ་མོར་ན་ན་འཚོར་རེ་དགའ་བར་གསུངས། དེ་བཞིན་མ་ཏ་རྒྱལ་གྱི་གཉེན་ནི་རིགས་མ། དེང་རྒྱལ་ནད་སེར་གྱི་ནད། རྫུ་ནད་ཚོ་

སྲུང་ཏང་། མ་ཁྲིས་ན་ཚོར་གྱི་ནད། ཁྲག་རྗེ་སྟེ་ནད་དང་སྦྲུ་ནད་བརྒྱ་ལ་བཟེར་སོགས་ན་མ་མཆོག་དུ་ཐབ་པར་མ་ཟད་ནིན་བྷོ། །

【**用法与用量**】 0.005~0.200 g。多入丸散服或遵医嘱。

【**贮藏**】 避光，防潮，置阴凉干燥处密封保存。

欧曲佐珠钦木质量标准起草说明

【**名称**】 中文名为欧曲佐珠钦木，拼音名为Ouquzuozhuqinmu，藏文名全称为"དངུལ་ཆུ་བཙོ་བཀྲུ་ཆེན་མོ།"，简称"བཙོ་ཐལ།"，音译名为"佐塔"，也有"佐太""佐台"等音译名。

【**品种考证**】 欧曲佐珠钦木是藏药复方制剂中重要佐剂，藏医临床及制剂标准中常简称"佐塔"或"佐太"。"佐"是指炼制或煮炼，"塔"指灰或粉末。佐塔最早在《四部医典（后序）》中有粗略记载；至公元13世纪末，珠钦·乌坚巴大师吸收古印度炼丹技术并将《炼佐塔论》翻译成藏文，此后得到历代医家继续传承发扬，至公元20世纪70年代末，措如·次朗大师撰写了《藏药水银加工洗炼法实践论》，使佐塔炮制技术得以传承。经文献考证及实地调研，全国藏医使用的佐塔炮制工艺略有差异，但均以水银和硫黄为原料，辅以金、银、铁等八种金属与黄铜矿、银矿石、磁石等八种矿物及多种专用辅料炼制而成。《四部医典》《晶珠本草》等记载，佐塔单用具有滋补强身、延年益寿、解毒排毒和活血、补血等功效，与其他藏药制剂合用具有增效解毒作用。藏药佐塔炮制技术充分体现了藏医药文化和藏药炮制特色，该项技术已载入国家首批"非物质文化遗产"名录。

【样品来源】 佐塔样品由甘孜藏族自治州藏医院、阿坝藏族羌族自治州藏医院、德格县藏医院、德格县宗萨藏医院、西藏自治区藏医院、青海省藏医院、青海省久美藏医院、青海省塔尔寺藏医院、甘南藏族自治州藏医医院提供。

【性状】 根据收集的9批佐塔样品据实描述。

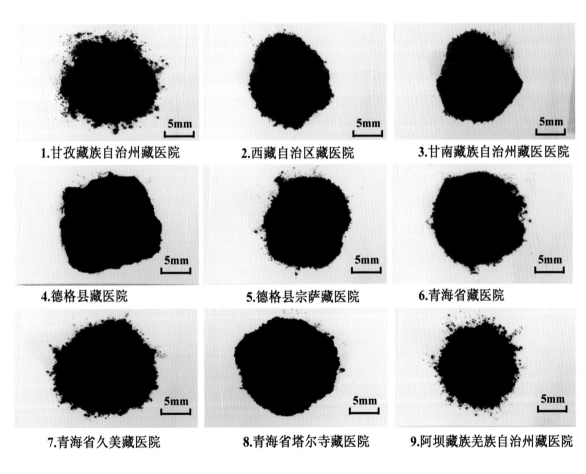

1.甘孜藏族自治州藏医院　　2.西藏自治区藏医院　　3.甘南藏族自治州藏医医院

4.德格县藏医院　　5.德格县宗萨藏医院　　6.青海省藏医院

7.青海省久美藏医院　　8.青海省塔尔寺藏医院　　9.阿坝藏族羌族自治州藏医院

佐塔样品图

【鉴别】 佐塔主要成分为 HgS，参照《中国药典》（2020 年版）朱砂【鉴别】项下，对佐塔中 HgS 进行理化鉴别。

【检查】（1）铁 照铁盐检查法（通则 0807）检查，与标准铁溶液 10 ml 制成的对照液比较，不得更深（0.5%）。

（2）重金属及有害元素 采用原子吸收光谱法（AAS）建立佐塔中铅、镉、砷、铜四种重金属及有害元素的含量测定方法。经方法验证，各元素相关系数均良好（$r > 0.999\,0$），各元素平均加样回收率在 96.7%~99.7%，RSD 值在 1.2%~2.5% 范围内。根据测定结果，9 批佐塔样品中铅（Pb）在 1\,036.02~4\,328.16 mg/kg（0.10%~0.43%）；镉（Cd）在 0.01~0.29 mg/kg，部分样品低于检测限（< 0.01 mg/kg）；砷（As）在 476.67~1\,998.26 mg/kg（0.05%~0.20%）；铜（Cu）在 2\,410.87~5\,839.06 mg/kg（0.24%~0.58%）。

根据对佐塔在常用藏药复方制剂中的加入量及日服剂量的统计，并参照《中国药典》（2020 年版）及《四川省中药材标准》（2010 年版）收载的雄黄、胆矾等品种的用量，暂定佐塔中含铅（Pb）不得过 0.5%，砷（As）不得过 0.25%，铜（Cu）不得过 1.0%。由于不同批次佐塔镉（Cd）含量均低于《中国药典》（2020 年版）Cd 的限度 1.0 mg/kg，故不纳入标准正文。

（3）汞、砷元素形态及价态 参照《中国药典》（2020 年版）四部通则 2322 汞、砷元素形态及价态测定法，采用 HPLC – ICP – MS 法对 9 批佐塔中不同价态汞、砷含量进行分析和测定。9 批佐塔样品无机汞（氯化汞）含量在人工肠液中的范围为 0.19~8.75 mg/kg，在人工胃液中的范围为 10.77~724.86 mg/kg，均未检出毒性较大的有机汞（甲基汞和乙基汞）；9 批佐塔样品人工肠液中亚砷酸（三价砷）和砷酸（五价砷）含量范围分别为 6.68~67.53 mg/kg 和 36.06~289.03 mg/kg，均未检出砷胆碱、砷甜菜碱、二甲基砷、一甲基砷。佐塔中的无机汞、三价和五价砷含量远低于《中国药典》（2020 年版）朱砂和雄黄项下规定，暂不纳入标准正文。

【含量测定】 佐塔主要含硫化汞（HgS）和单质硫（S）。

（1）硫化汞 采用硫氰酸铵滴定法，建立了佐塔中 HgS 的含量测定方法。经方法验证，HgS 在 0.05~0.40 g 范围内线性关系良好（$r=0.999\,3$），平均加样回收率为 99.6%，RSD 值为 0.5%。9 批佐塔中硫化汞（HgS）到含量测定结果为 53.5%~56.3%，平均值为 54.6%。佐塔在炮制过程中水银和硫黄是等比例加入，根据化学反应方程式（Hg+S → HgS）推算，佐塔中 HgS 最大理论得率为 58%，故规定"本品含硫化汞（HgS）应为 50.0%~58.0%"。

（2）单质硫 采用 HPLC 法，建立了佐塔中单质硫（S）的含量测定方法。经方法验证，单质硫在 1.362~21.790 μg 范围内线性关系良好（$r=0.999\,8$），平均加样回收率为 97.9%，RSD 值为 1.4%。9 批佐塔中单质硫的含量测定结果为 35.3%~40.7%，平均含量为

37.9%。根据化学反应方程式（Hg+S → HgS）推算，佐塔中单质硫最大剩余量为42%。故规定"本品含单质硫（S）应为30.0%~42.0%"。

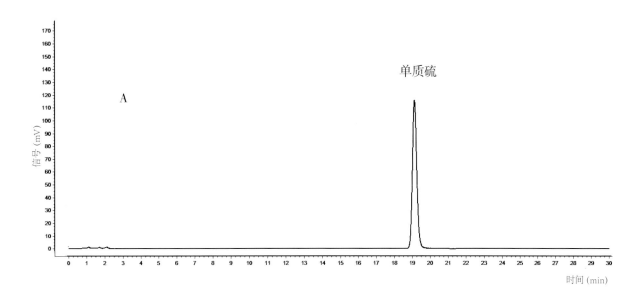

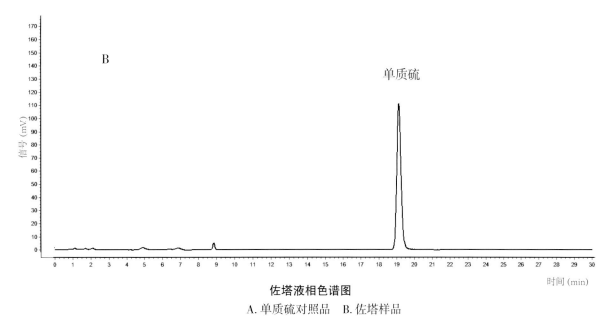

佐塔液相色谱图

A. 单质硫对照品　B. 佐塔样品

【味性】 根据藏医理论和参考《四部医典》《晶珠本草》等相关文献拟定。

【功能与主治】 根据《四部医典》《四部医典大详解》《司徒医算文集》拟定。

【用法与用量】 主要用于复方制剂中，多入丸散服。通过文献查阅，佐塔的最大日服量为0.006 7~0.192 g，故规定"用法用量为0.005~0.200 g，或遵医嘱"。

参考文献

[1] 宇妥·元丹贡布.四部医典 [M].马世林等，译.上海：上海科学技术出版社，1987.

[2] 德荣·角加才仁.藏药炮制学之煅烧工艺技能研究（藏文）[M].北京：民族出版社，2011.

[3] 王曼曼，吕叶子，索朗，等.藏药水银洗炼法与藏药的发展现状及对策 [J].中国民族医药杂，2018，24（12）：6 – 28.

[4] 帝玛尔·丹增彭措著.晶珠本草（藏文）[M].北京：民族出版社，2005.

[5] 林海伦，嵇永林.用紫外吸收系数法测定朱砂粉中铁盐的含量 [J].中国药师，2005（4）：343 – 344.

[6] 夏振江，魏立新，王东平，等.藏药炮制品"佐太"的质量标准研究 [J].中药材，2010，33（5）：688 – 690.

[7] 王东平，魏立新，杜玉枝，等.藏药"佐太"中硫化汞含量测定的方法学考察 [J].时珍国医国药，2010，21（6）：1359 – 1361.

[8] 措如·才郎.四部医典大详解：第 6 卷 [M].北京：民族出版社，2001.

[9] 雄呷，伍金丹增.民族医药文献整理丛书 2 卷·司徒医算文集 [M].成都：四川民族出版社，2016.

[10] 国家药典委员会.中华人民共和国药典：一部 [S].北京：中国医药科技出版社，2020.

[11] 四川省食品药品监督管理局.四川省中药材标准 [S].成都：四川科学技术出版社，2010.

起草单位：西南民族大学

起草人：李文兵 群 培 刘 圆

复核单位：四川省药品检验研究院

细叶亚菊

Xiyeyaju

འབན་དཀར།

坎嘎

AJANIAE TENUIFOLIAE HERBA

本品为菊科植物细叶亚菊 *Ajania tenuifolia* (Jacq.) Tzvel. 的干燥地上部分。8—9 月采收，除去杂质，晒干。

【性状】 本品茎呈圆形，上部多分枝，长 5~15 cm，直径 0.2~0.6 cm，表面黄绿色或棕黄色，具纵棱线；质略硬，易折断，断面中部有髓。叶互生，暗绿色或棕绿色，卷缩易碎，完整者展平后为二回羽状深裂，裂片和小裂片矩圆形或长椭圆形，两面被短毛。头状花序，少数在茎顶排列成伞房花序。花小，黄色。气香特异，味微苦。

【鉴别】 （1）本品粉末呈灰绿色至灰褐色。非腺毛众多，多破碎，完整的甚长，末端渐尖。花粉粒类球形，具 3 个萌发孔，表面有刺状突起，直径 10~20 μm。木纤维成束或散在。导管多为螺纹导管。

（2）取本品粉末 2 g，加甲醇 20 ml，超声处理 30 分钟，滤过，滤液蒸干，残渣加水 20 ml 使溶解，用石油醚（60~90 ℃）振摇提取 2 次，每次 20 ml，弃去石油醚层，再用乙酸乙酯振摇提取 2 次，每次 20 ml，合并乙酸乙酯液，蒸干，残渣加甲醇 2 ml 使溶解，作为供试品溶液。另取细叶亚菊对照药材 2 g，同法制成对照药材溶液。照薄层色谱法（通则 0502）试验，吸取上述两种溶液各 2 μl，分别点于同一聚酰胺薄膜上，以甲醇－冰醋酸－水（4∶1.5∶6）为展开剂，展开，取出，晾干，置紫外光灯（365 nm）下检视。供试品色谱中，在与对照药材色谱相应的位置上，显相同颜色的荧光斑点。

【检查】 水分 不得过 13.0%（通则 0832 第二法）。

总灰分 不得过 13.0%（通则 2302）。

酸不溶性灰分 不得过 4.0%（通则 2302）。

【浸出物】 照水溶性浸出物测定法（通则 2201）项下的热浸法测定，不得少于 8.0%。

饮 片

【炮制】 除去杂质，切段。

【性状】 本品为不规则的段。其余主要特征同药材。

【鉴别】【检查】【浸出物】 同药材。

【味性】 味苦、辛，性温。

【功能与主治】 消肿止血。用于"隆"病、肾病，关节病，创伤。

153

【ཐན་ནུས།】 ཤེལ་ཕྱེང་ལས། འབན་པས་ཁྲག་ཚོང་ཡན་ལག་སྐྲངས་པ་འཇོམས། ཞེས་དང་། སྐྲན་གྱི་འབྲུམས་དང་ཏེ་མེད་ཤེལ་གྱི་མེ་ལོང་ལས། ནུས་པས་ཁྲག་གཚོང་ ཡན་ལག་སྐྲངས་པ་འཇོམས། རྩིད་ནད་སེལ་ཞིང་གང་སྐྲན་འདུལ། ཁྱུ་པར་དཀར་པོས་རྒྱ་དང་། མཁལ་མའི་ནད་ལ་ཕན།

【用法与用量】6~9 g。

【贮藏】置阴凉干燥处，防潮。

细叶亚菊质量标准起草说明

【名称】中文名为细叶亚菊，拼音名为 Xiyeyaju，拉丁药名为 AJANIAE TENUIFOLIAE HERBA。藏文名为"འཇའན་དཀར"，音译名为"坎嘎"，也可译为"坎巴""坎巴嘎保"等。

【品种考证】《晶珠本草》《藏药晶镜本草》《中华藏本草》《中国藏药》等均有记载。《晶珠本草》记载："生长在岩石山下部。叶白色，绵软，茎短丛生，长短约一指至一扎，花黄色。气味甘甜，也称金头小蒿。功效散肿，治疮疖，托引肺病，利肾。"

经对四川甘孜州、阿坝州等地临床应用情况调研，细叶亚菊为"坎巴"类藏药的主流品种之一，在四川省各藏医院临床应用较广。

【植物形态】多年生草本，高 9~20 cm。有多数的地下葡茎和地上茎。茎自基部分枝，被短柔毛。叶二回羽状分裂。全形半圆形或三角状卵形或扇形。一回侧裂片 2~3 对。末回裂片长椭圆形或倒披针形，宽 0.5~2 mm。叶两面被毛。头状花序少数在茎顶排成直径 2~3 cm 的伞房花序。花黄色。总苞片 4 层，仅外层被稀疏的短柔毛。全部苞片顶端钝，边缘宽膜质。膜质内缘棕褐色，膜质外缘无色透明。全部花冠有腺点。花果期 6—10 月。

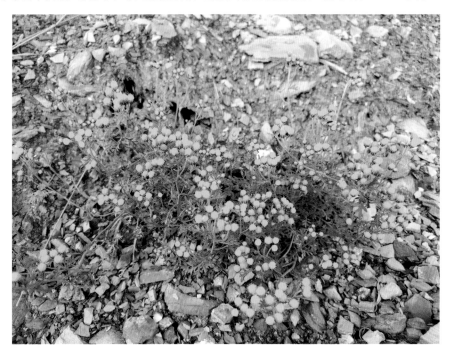

细叶亚菊植物图

154

【分布及生态环境】 分布于四川西北部、甘肃中部、西藏东部等地区。生于海拔
2 000~4 580 m 的高山灌丛草甸和石隙。

【性状】 根据药材样品据实描述。

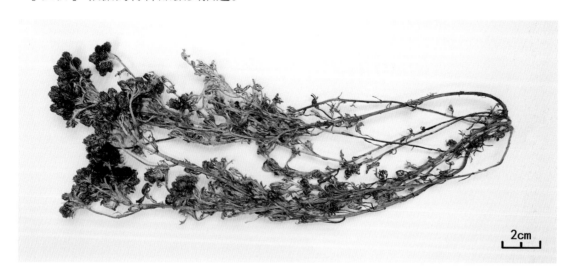

细叶亚菊药材图

【鉴别】（1）显微鉴别　经对本品粉末显微特征的观察，其非腺毛、花粉粒、木纤维等
特征明显，收入标准正文。

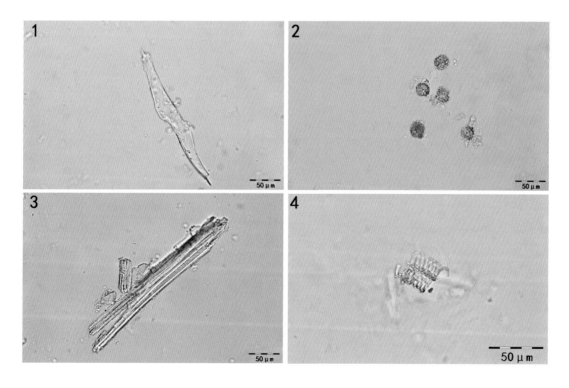

细叶亚菊粉末显微特征图

1—非腺毛　2—花粉粒　3—木纤维　4—导管

（2）薄层鉴别　　建立了以细叶亚菊对照药材为对照的薄层色谱鉴别方法，方法的分离度及重现性均较好。

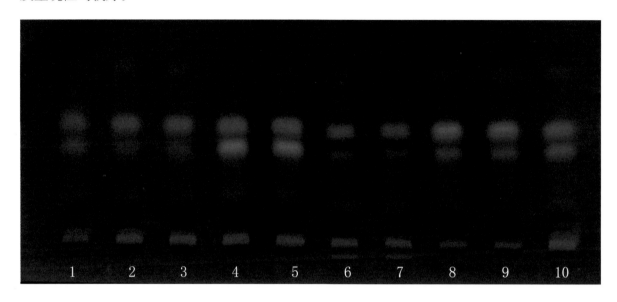

细叶亚菊薄层色谱图
1—细叶亚菊对照药材　2~10—药材样品

【检查】水分　　根据样品水分的测定结果并结合"药材和饮片检定通则（通则 0212）"相关要求，规定水分不得过 13.0%。

总灰分、酸不溶性灰分　　根据样品的测定结果，规定总灰分不得过 13.0%，酸不溶性灰分不得过 4.0%。

【浸出物】根据样品浸出物的测定结果，规定限度不得少于 8.0%。

【味性】【功能与主治】根据《晶珠本草》《藏药晶镜本草》拟定。

【用法与用量】根据《中国藏药》拟定。

参考文献

[1] 帝玛尔·丹增彭措. 晶珠本草（藏文）[M]. 北京：民族出版社，2005.

[2] 罗达尚. 中华藏本草 [M]. 北京：民族出版社，1997.

[3] 嘎务. 藏药晶镜本草（藏文）[M]. 北京：民族出版社，2018.

[4] 青海省药品检验所，青海省藏医药研究所. 中国藏药 [M]. 上海：上海科学技术出版社，1996.

[5] 中国科学院中国植物志编辑委员会. 中国植物志：第 76 卷 [M]. 北京：科学出版社，1983.

[6] 管国倩，王云，刘亚婷，等. 藏药灌木亚菊质量标准研究 [J]. 甘肃中医药大学学报，2016，33（2）：55 – 58.

[7] 罗建军，曾涌，陈卫琼，等.亚菊属植物化学成分和药理活性研究进展 [J].中药材，2014，37（12）：2304 – 2311.

[8] 朱卫东.藏药细叶亚菊化学组成及生物活性研究 [D].拉萨：西藏大学，2015.

[9] 薛敬，卢永昌，薛楠.HPLC 测定细叶亚菊中的绿原酸 [J].华西药学杂志，2010，25（1）：74.

起草单位：成都中医药大学

起草人：张　艺　邹雪梅　何青秀　褚祺祺　仁真旺甲

复核单位：四川省药品检验研究院

香 樟 ཨར་དམར།

Xiangzhang 阿尔玛

CINNAMOMI GLANDULIFERI LIGNUM

本品为樟科植物云南樟 Cinnamomum glanduliferum (Wall.) Ness 的干燥木材。冬季或早春，选取人工种植（树龄 10 年以上）的植株采伐，除去树皮，锯段或劈片，阴干。

【性状】 本品呈不规则块状、条状或片状，表面红棕色至棕褐色。有的具疤节和纵裂纹，凹凸不平，有刀痕。横断面刺状，红棕色，纵向纹理较顺直。质坚实，不易折断。气芳香，味辛，甜。

【鉴别】（1）本品粉末黄棕色。木纤维极多，常单个散在，细长，直径 15~30μm。木薄壁细胞呈类长方形或类方形，壁连珠状增厚，木化，纹孔明显。具缘纹孔导管直径 70~230μm，多破碎。

（2）取本品粉末 20 g，置 1 000 ml 圆底烧瓶中，加水 300 ml，连接挥发油测定器，自测定器上端加水至溢流至烧瓶，自测定器上端加乙酸乙酯 5 ml，连接冷凝管，加热微沸 2 小时，冷却至室温；分取乙酸乙酯液，用铺有适量无水硫酸钠的滤纸滤过，滤液作为供试品溶液。另取 α–松油醇对照品，加甲醇制成每 1 ml 含 4 μl 的溶液，作为对照品溶液。照薄层色谱法（通则 0502）试验，吸取上述两种溶液各 5~10 μl，分别点于同一硅胶 G 薄层板上，以石油醚（60~90℃）–乙酸乙酯（17：3）为展开剂，展开，取出，晾干，喷以 10% 磷钼酸乙醇溶液，在 105℃ 加热至斑点显色清晰。供试品色谱中，在与对照品色谱相应的位置上，显相同颜色的斑点。

【检查】**水分** 不得过 13.0 %（通则 0832 第四法）。

总灰分 不得过 5.0 %（通则 2302）。

【浸出物】 照醇溶性浸出物测定法（通则 2201）项下的热浸法测定，用乙醇作溶剂，不得少于 6.0 %。

【味性】 味苦、辛，性凉。

【功能与主治】 清热舒心。用于"隆"病引起的心悸、烦躁等心血管疾病。

【བཤ་ནུས།】 ཤེལ་ཕྲེང་ལས། ཨ་གར་དམར་པོས་རླུང་ཚད་འཇོམས། ཞིབ་དང་། རྩུན་གྱི་འབྱུངས་དཔེ་དི་མེད་ཤེལ་གྱི་མེ་ཚོང་ལས། ཐུ་བཔ་བཞིན་

དང་སྲོག་རྩར་ཞུགས་པའི་ཚད་པ་དང་། ཁྲག་པར་རླུང་ཕུན་ཚད་པ་སེལ།

【用法与用量】 3~6 g。

【贮藏】 密闭，置阴凉干燥处。

香樟质量标准起草说明

【名 称】 中文名为香樟，拼音名 Xiangzhang，拉丁药名为 CINNAMOMI GLANDULIFERI LIGNUM。藏文名为"ཨར་དམར།"，音译名为"阿尔玛"或"阿玛尔"等。

【品种考证】 藏药阿嘎日分为白（阿尔加，ཨར་སྐྱ།）、黑（阿尔纳合，ཨར་ནག།）、红（阿尔玛，ཨར་དམར།）三种，均可用于治疗风热病，其中红色者即为"香樟"。《藏药晶镜本草》《藏药志》《中华本草·藏药卷》《迪庆藏药》《新修晶珠本草》记载阿尔玛的基原均为"云南樟 *Cinnamomum glanduliferum* (Wall.) Ness"。《西藏自治区藏药材标准》（2012 年版）收载香樟的基原也为"云南樟 *C. glanduliferum*（Wall.）Ness"。

【植物形态】 常绿乔木，具有樟脑气味。叶互生，椭圆形至卵状椭圆形或披针形，长 6~15 cm，宽 4~6.5 cm；革质；羽状脉或偶有近离基三出脉，侧脉每边 4~5 条，侧脉脉腋在上面明显隆起下面有明显的腺窝，窝穴内被毛或无毛；圆锥花序腋生，比叶短，无毛。花被柔毛。能育雄蕊 9，第三轮雄蕊花丝近基部有一对具短柄的心形腺体。果球形，直径达 1 cm，黑色；果托狭长倒锥形，长约 1 cm，红色，有纵长条纹。花期 3—5 月，果期 7—9 月。

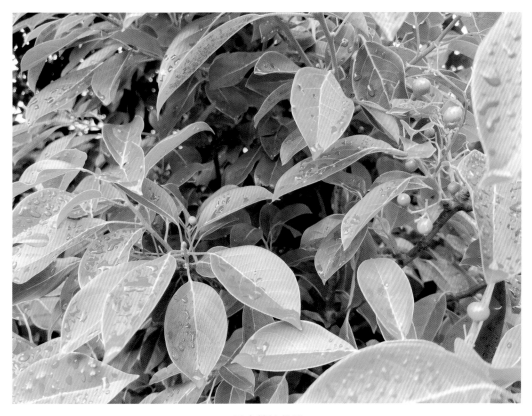

云南樟植物图

159

【分布及生态环境】 分布于云南中部至北部、四川南部及西南部、贵州南部、西藏东南部等地区。多生于海拔 1 500~3 000 m 的山地常绿阔叶林中。

【性状】 根据药材样品据实描述。

香樟药材图

【鉴别】（1）显微鉴别 经对本品粉末显微特征的观察，其木纤维、导管、木薄壁细胞特征明显，收入标准正文。

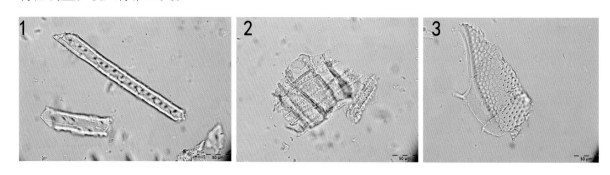

香樟粉末显微特征图
1—木纤维 2—木薄壁细胞 3—导管

（2）薄层鉴别 建立了以 α-松油醇为对照的薄层色谱鉴别方法，方法的分离度及重现性均较好。

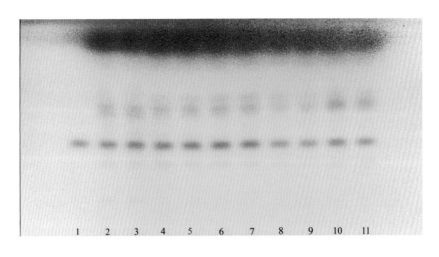

香樟薄层色谱图
1—α-松油醇对照品　2~10—药材样品

【检查】　**水分**　根据样品水分的测定结果并结合"药材和饮片检定通则（通则0212）"相关要求，规定限度不得过13.0%。

总灰分　根据样品总灰分的测定结果，规定限度不得过5.0%。

【浸出物】　根据样品浸出物的测定结果，规定限度不得少于6.0%。

【味性】【功能与主治】　根据《晶珠本草》《藏药晶镜本草》拟定。

【用法与用量】　根据《中华本草·藏药卷》拟定。

参考文献

[1] 帝玛尔·丹增彭措.晶珠本草（藏文）[M].北京：民族出版社，2005.

[2] 嘎务.藏药晶镜本草（藏文）[M].北京：民族出版社，2018.

[3] 中国科学院西北高原生物研究所.藏药志[M].西宁：青海人民出版社，1991.

[4] 国家中医药管理局《中华本草》编委会.中华本草：藏药卷[M].上海：上海科学技术出版社，2002.

[5] 中国科学院中国植物志编辑委员会.中国植物志：第31卷[M].北京：科学出版社，1982.

[6] 罗达尚.新修晶珠本草[M].成都：四川科学技术出版社，2004.

[7] 西藏自治区食品药品监督管理局.西藏自治区藏药材标准[S].拉萨：西藏人民出版社，2012.

[8] 杨竞生，初称江措.迪庆藏药[M].昆明：云南民族出版社，1987.

[9] 蔡宪元，丁靖凯，聂瑞麟.云南樟科植物精油的研究Ⅰ.云南樟和猴樟的精油化学成分[J].药学学报，1964（12）：801－808.

起草单位：成都中医药大学

起草人：尹鸿翔　赵　灵　王庆鹤

复核单位：四川省药品检验研究院

俄色果 ཨོ་སེའི་འབྲས་བུ།

E´seguo 奥色折布

MALI TORINGOIDIS FRUCTUS

本品为蔷薇科植物变叶海棠 *Malus toringoides* (Rehd.) Hughes 或花叶海棠 *Malus transitoria* (Batal.) Schneid. 的新鲜或干燥成熟果实。秋季果实成熟时采收。

【性状】 **鲜俄色果** 本品呈倒卵形、类球形或椭圆形，直径 0.5~1.5 cm。果皮光滑蜡质、红色、黄色或黄白色有红晕，难剥离，可见明显的果柄痕或花萼残迹，果柄处稍向外凸起或向内凹陷，萼洼下陷。果肉和果核淡黄色，种子 5 粒。气微清香，味酸涩、微甘。

干俄色果 本品呈倒卵形、类球形或椭圆形，直径 0.5~1.0 cm。表面黄棕色、红棕色至暗红色，微皱缩，可见明显的果柄痕或花萼残迹，果柄处稍向外凸起或向内凹陷。质坚硬，断面果肉淡红棕色，果核黄色，种子 5 粒。气微清香，味甘、酸、微涩。

【鉴别】（1）本品粉末淡黄棕色至红棕色。果皮表皮细胞表面观呈类多角形，直径 14~55 μm，壁稍厚，胞腔内常含淡红棕色物。石细胞单个散在或成群，呈类多角形、类圆形、长方形或不规则形，长达 125 μm，壁厚，孔沟及层纹明显，部分胞腔含深棕色物。草酸钙方晶和簇晶多见。纤维淡黄色，上下层斜向交错或平行排列。

（2）取本品粉末 1 g，加乙醇 5 ml，超声处理 15 分钟，滤过，取滤液作为供试品溶液。另取熊果酸对照品，加乙醇制成每 1 ml 含 0.5 mg 的溶液，作为对照品溶液。照薄层色谱法（通则 0502）试验，吸取上述两种溶液各 10 μl，分别点于同一硅胶 G 薄层板上，以环己烷 – 乙酸乙酯 – 丙酮 – 甲酸（6：0.5：1.3：0.1）为展开剂，展开，取出，晾干，喷以 10% 硫酸乙醇溶液，在 105℃加热至斑点显色清晰，分别置日光和紫外光灯（365 nm）下检视。供试品色谱中，在与对照品色谱相应的位置上，显相同颜色的斑点或荧光斑点。

【检查】 **水分** 干俄色果 不得过 13.0 %（通则 0832 第二法）。

总灰分 干俄色果 不得过 4.0 %（通则 2302）。

【浸出物】 干俄色果 照水溶性浸出物测定法（通则 2201）项下的热浸法测定，不得少于 35.0%。

饮 片

【炮制】 干俄色果 取原药材，除去杂质及果梗。

俄色果片 取鲜俄色果，切片，低温干燥或冷冻干燥。

【性状】 干俄色果 同药材。

俄色果片 本品呈圆形片、半球形、椭圆形或不规则块片状，厚 0.2~0.5 cm。外果皮表面红棕色至暗红色，微皱缩，有的可见果柄痕或花萼残迹。切面果肉淡红棕色，果核黄色，核多脱落而中空。质坚硬。气微清香，味甘、酸、微涩。冷冻干燥外皮呈淡黄色，或淡红色至暗红色，切面果肉黄白色，有的可见短而细的果梗或花萼残迹，质脆。

【鉴别】【检查】【浸出物】 同药材。

【味性】 味甘、酸，性平。

【功能与主治】 清肺祛痰。用于肺病，咳痰，高脂血症，高血压等。

【ཕན་ནུས།】 ཤེལ་ཕྲེང་ལས། ཨོ་སེའི་འབྲས་བུས་གློ་ནད་ཡུད་པ་འངེད། །

【用法与用量】 6~10 g，煎服或沸水泡服。

【贮藏】 置阴凉通风干燥处。

俄色果质量标准起草说明

【名称】 中文名为俄色果，拼音名为 E′seguo，拉丁药名为 MALI TORINGOIDIS FRUCTUS。藏文名为"ཨོ་སེའི་འབྲས་བུ།"，音译名为"奥色折布"。

【品种考证】 俄色果为藏族民间习用药材，具有悠久的药用历史。俄色果始载于《如意宝树》："俄色树形同石榴树，叶呈椭圆，状如柳树叶，果实红色，形如蔷薇果，味甘，具有治疗肺疾、引吐痰涎的作用。山沟处处均产，很容易辨识。"《晶珠本草》记载："俄色果实疗肺排（化）痰。"《藏药晶镜本草》记载："俄色果实色红如蔷薇果实，生长于高山河谷等地，8—10 月成熟后采集晒干，呈圆形色红糖性足，多皱皮，内有果核。味甘、酸。性平。具有清肺疾，排（化）痰的功效。"《中华藏本草》等记载："海棠（奥色折布）来源于蔷薇科苹果属花叶海棠、变叶海棠、沧江海棠、丽江山荆子的果实，果实入药，具有健胃、降血压的作用，治肝病、高血压、腹泻、眼病、月经不调等作用。"

经对四川甘孜州、阿坝州等地临床应用及市场流通情况调研，俄色果主流品种有 2 种：变叶海棠 *Malus toringoides.* 和花叶海棠 *M. transitoria.*，故收入标准。

【植物形态】 **变叶海棠** 灌木至小乔木；小枝嫩时具长柔毛。叶片通常卵形至长椭圆形，先端急尖，基部宽楔形或近心形，边缘有圆钝锯齿或紧贴锯齿，常具不规则 3~5 深裂，亦有不裂，上面有疏生柔毛。花 3~6 朵，近似伞形排列，花梗长稍具长柔毛；苞片膜质，线形；花直径 2~2.5 cm；萼筒钟状，外面有绒毛；花瓣白色；花柱无毛。果实倒卵形或长椭圆形，直径 1~1.3 cm，黄色有红晕，无石细胞；萼片脱落。花期 4—5 月，果期 9 月。

花叶海棠 与变叶海棠区别为嫩枝外被绒毛；叶片深裂，上下两面均被绒毛；花直径 1.5~2 cm。

【分布及生态环境】 分布于四川、西藏、青海、甘肃等省（区），四川主产于甘孜州和阿坝州。喜旱怕涝，一般多生于向阳，肥沃疏松，排水良好的中性至微碱性的砂壤土的高海拔阳坡、半阳坡地带。

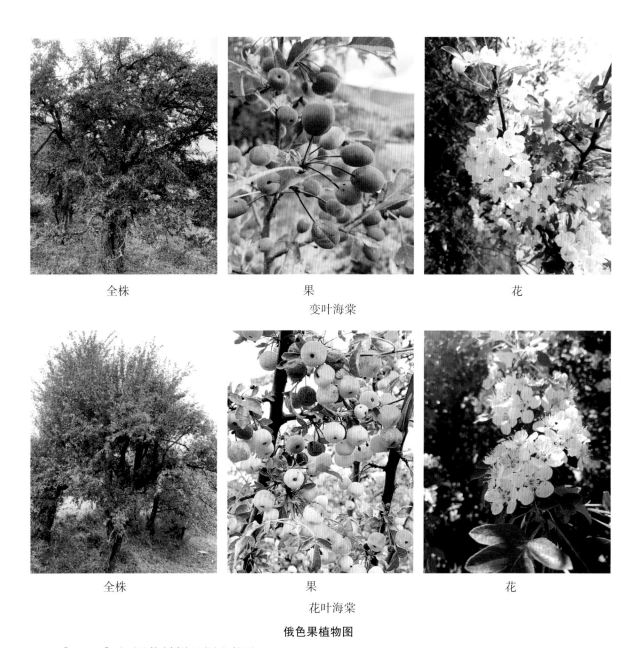

全株	果	花

变叶海棠

全株	果	花

花叶海棠

俄色果植物图

【**性状**】 根据药材样品据实描述。

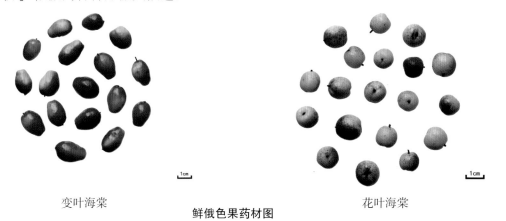

变叶海棠 　　　　　　　　　花叶海棠

鲜俄色果药材图

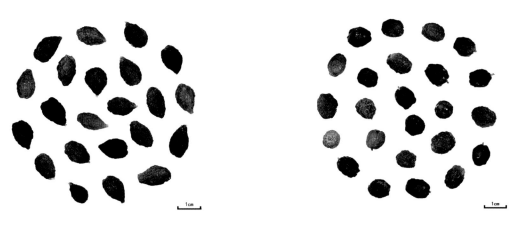

变叶海棠　　　　　　　　　　　　　　　花叶海棠

干俄色果药材图

【鉴别】（1）显微鉴别　经对本品粉末显微特征的观察，其果皮表皮细胞、石细胞、纤维等特征明显，收入标准正文。

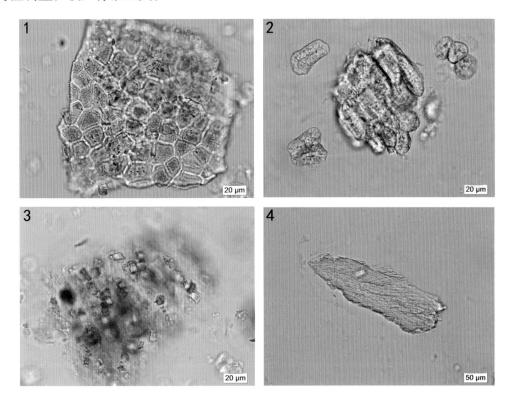

俄色果粉末显微特征图
1—果皮表皮细胞　2—石细胞　3—草酸钙簇晶及方晶　4—纤维

（2）薄层色谱　建立了以熊果酸对照品为对照的薄层色谱鉴别方法，方法的分离度及重现性均较好。

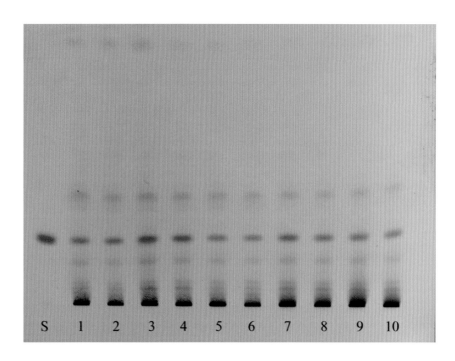

日光

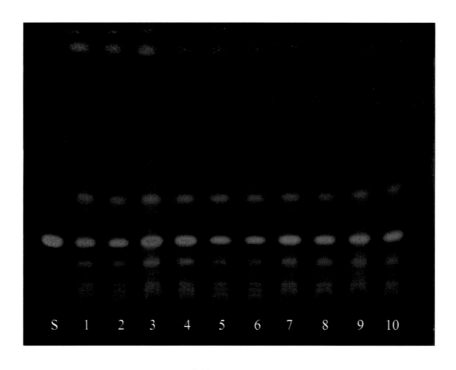

紫外光灯（365 nm）

俄色果薄层色谱图

S—熊果酸对照品　1~5—变叶海棠药材样品　6~10—花叶海棠药材样品

【**检查**】**水分**　10 批样品水分的测定结果为 9.0%~11.4%，平均值为 9.8%，结合 "药材和饮片检定通则（通则 0212）" 相关要求，规定限度不得过 13.0%。

总灰分　10 批样品总灰分的测定结果为 2.3%~3.4%，平均值为 2.8%，规定限度不得过 4.0%。

【浸出物】　10 批样品浸出物的测定结果为 37.1%~58.4%，平均值为 49.5%，规定限度不得少于 35.0%。

【味性】【功能与主治】　根据《晶珠本草》《藏药晶镜本草》拟定。

【用法与用量】　根据藏医药文献及临床使用习惯拟定。

参考文献

[1] 松巴·益西班觉.松巴宗教史·如意宝树 [M].抄本.咸阳：西藏民族学院，1748.

[2] 帝玛尔·丹增彭措.晶珠本草（藏文）[M].北京：民族出版社，2005.

[3] 嘎务.藏药晶镜本草（藏文）[M].北京：民族出版社，2018.

[4] 罗达尚.新修晶珠本草 [M].成都：四川科学技术出版社，2004.

[5] 罗达尚.中华藏本草 [M].北京：民族出版社，1997.

[6] 中国科学院中国植物志编辑委员会.中国植物志：第 36 卷 [M].北京：科学出版社，1974.

[7] 四川省食品药品监督管理局.四川省藏药材标准 [S].成都：四川科学技术出版社，2014.

[8] 王道清、李敏，石万银.藏药"俄色"的资源调查及生药学研究 [J].中药与临床，2011，2（3）：14 – 16.

[9] 王道清.藏药"俄色"的生药学研究 [D].成都：成都中医药大学，2012.

[10] 夏冬梅、李敏，王道清，等.藏药"俄色"的薄层色谱研究 [J].中药与临床，2014，5（2）：26 – 28.

[11] 夏冬梅.藏药"俄色叶"的质量标准研究 [D].成都：成都中医药大学，2014.

[12] 夏冬梅、李敏，王道清，等.藏药俄色叶中根皮苷、根皮素含量分析 [J].中国现代中药，2014，16（8）：618 – 622.

[13] 王海英、徐庆，柴成忠，等.川西 2 种高山海棠果实和叶片的营养成分 [J].林业科学，2010，46（8）：157 – 161.

[14] 曾俊.藏药"俄色"不同药用部位化学成分与 HPLC 指纹图谱及抗高血压、高血脂活性评价研究 [D].成都：成都中医药大学，2018.

[15] 周海玉.藏药"俄色"不同部位的化学成分分析及保肝活性评价研究 [D].成都：成都中医药大学，2016.

起草单位：成都中医药大学

成都中医大泰康医药科技有限责任公司

起草人：李　敏　罗　利　陈华林　徐　俊　蔡晓洋

复核单位：四川省药品检验研究院

洼瓣花 ཨ་ཁ།

Wabanhua 阿哇

LLOYDIAE SEROTINA HERBA

本品为百合科植物洼瓣花 *Lloydia serotina* (L.) Rchb. 的干燥全草。夏、秋二季采收，除去杂质，晒干。

【性状】 本品茎呈圆柱形，细长，表面棕黄色；叶纤细狭长，多细碎断裂，完整者长 10~20 cm，宽约 1 mm，深绿色。花顶生，1~2 朵，白色，易脱落。蒴果近倒卵形，略有三棱。种子近三角形或扁平。质脆易断。气微，味甘。

【鉴别】 （1）本品粉末淡绿色。叶表皮细胞表面观成条形，垂周壁竖直；气孔多为平轴式，副卫细胞通常 4~5 个。花葶表皮细胞呈长条形，垂周壁稍增厚。纤维较多，多排列成束，呈长条形，平直或一侧略突起。果皮纤维成片，细胞呈条形或长梭形，彼此镶嵌连接，孔沟明显。花粉粒类球形或类椭圆形，具 3 个萌发孔，外壁有细颗粒状雕纹。导管为螺纹导管，常多个排列。

（2）取本品粉末 1 g，加乙醇 25 ml，加热回流 30 分钟，滤过，取滤液 10 ml，加盐酸 2 ml，加热回流 1 小时，取出，浓缩至约 2 ml，加水 5 ml，摇匀，加乙酸乙酯提取 2 次，每次 5 ml，合并乙酸乙酯液，蒸干，残渣加甲醇 1 ml 使溶解，作为供试品溶液。另取槲皮素对照品，加甲醇制成每 1 ml 含 0.5 mg 的对照品溶液。照薄层色谱法（通则 0502）试验，吸取上述两种溶液各 5µl，分别点于同一硅胶 G 薄层板上，以甲苯 – 乙酸乙酯 – 甲酸（5∶2∶1）的上层溶液为展开剂，展开，取出，晾干，喷以三氯化铝试液，置紫外光灯（365 nm）下检视。供试品色谱中，在与对照品色谱相应的位置上，显相同颜色的荧光斑点。

【检查】 水分 不得过 13.0%（通则 0832 第二法）。

总灰分 不得过 12.0%（通则 2302）。

酸不溶灰分 不得过 4.0%（通则 2302）。

【浸出物】 照水溶性浸出物测定法（通则 2201）项下的热浸法测定，不得少于 20.0%。

饮 片

【炮制】 除去杂质。

【味性】 味甘、苦，性凉。

【功能与主治】 清热明目，强筋接骨。用于目赤肿痛，跌打损伤，胸腔脓疡。

【པར་ནུས།】 ཤེལ་ཕྲེང་ལས། ཨ་ཁ་ལྦ་ཁུང་ཁོག་ཆུ་དང་མིག་ལ་ཕན། ཞེས་དང་། སྨན་གྱི་འགྲེལ་བ་དྲི་མེད་ཤེལ་གྱི་མེ་ལོང་ལས། རུས་པས་ཁུང་

ཁོག་སྟོང་སྐྲང་གི་ཚ་གསོ། མིག་གསལ། མིག་གི་ནད་ལ་ཕན། ཡན་ལག་རྩ་རྒྱུས་ན་རིངས་སོགས་ལ་ཕན།

【用法与用量】 2~3 g。

【贮藏】 置阴凉干燥处，防蛀。

洼瓣花质量标准起草说明

【名称】 中文名为洼瓣花，拼音名为 Wabanhua，拉丁药名为 LLOYDIAE SEROTINA HERBA。藏文名为"ལ་ཝ།"，音译名为"阿哇"，也可译为"阿哇草""杂阿哇"。

【品种考证】 《晶珠本草》《藏药晶镜本草》《中华本草·藏药卷》《甘露本草明镜》《度母本草》等均有记载。《度母本草》中记载"味不显，治诸眼病，诸创伤，龙、赤巴、培根综合征。"《卫生部药品标准藏药第一册》（1995 年版）附录中记载"萝蒂（杂阿哇）为百合科植物西藏萝蒂 *Lloydia tibetica* Baker ex Oliver 或洼瓣花 *L. serotina*（L.）Rchb. 的干燥地上部分、亦用蕨类植物木贼 *Equisetum hyemale* L.、节节草 *Hippochaete ramosissima*（Desf.）Boerner 的干燥地上部分。"《青海省藏药材标准》（2019 年版）收载的萝蒂为百合科植物洼瓣花 *L. serotina*（L.）Rchb. 和节节草 *H. ramosissima*（Desf.）Boerner 的干燥全草。经对四川甘孜州、阿坝州等地使用情况调研，阿哇（杂阿哇）的主流品种为洼瓣花。

【植物形态】 植株高 10~20 cm。鳞茎呈狭卵形。基生叶有 1~2 枚；茎生叶较为窄长，呈狭披针形或近条形。花 1~2 朵，花被片 6，白色且带有紫色的斑点；雄蕊 6，花丝无毛；子房与花柱长度相等。蒴果为倒卵形，略有三钝棱。种子近三角形，扁平。花期 6—8 月，果期 8—10 月。

【分布与生态环境】 分布于西藏、四川、青海、甘肃等省（区）。生于海拔 2 400~4 000 m 的山坡、灌丛中或草地上。

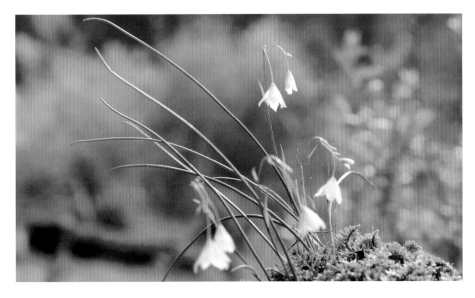

洼瓣花植物图

【**性状**】 根据药材样品据实描述。

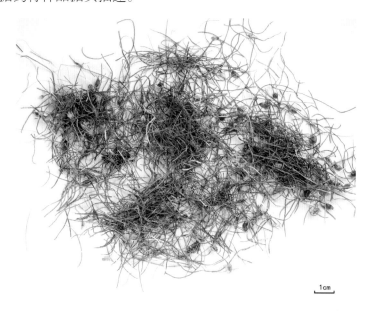

洼瓣花药材图

【**鉴别**】（1）显微鉴别　经对本品粉末显微特征的观察，其叶表皮细胞、花葶表皮细胞、果皮纤维等特征明显，收入标准正文。

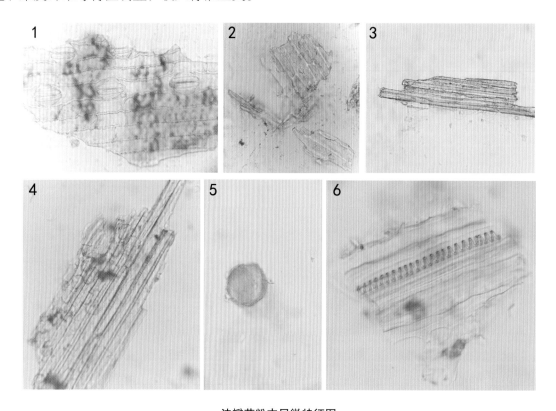

洼瓣花粉末显微特征图

1—叶表皮细胞及气孔　2—花葶表皮细胞　3—纤维　4—果皮纤维　5—花粉粒　6—螺纹导管

（2）薄层鉴别　建立了以槲皮素对照品为对照的薄层色谱鉴别方法，方法的分离度及重现性均较好。

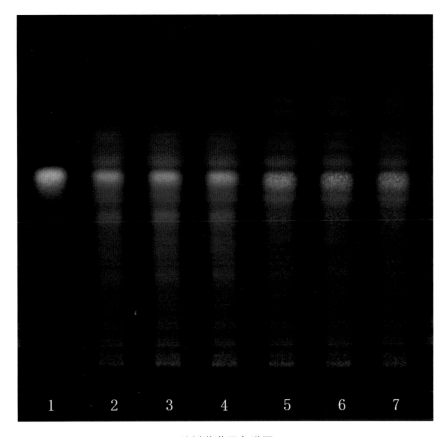

洼瓣花薄层色谱图
1—槲皮素对照品　2~7—药材样品

【检查】　水分　根据样品水分的测定结果，结合"药材和饮片检定通则（通则0212）"相关要求，规定限度不得过 13.0%。

总灰分、酸不溶性灰分　根据样品的测定结果，规定总灰分不得过 12.0%，酸不溶性灰分不得过 4.0%。

【浸出物】　根据样品浸出物的测定结果，规定限度不得少于 20.0%。

【味性】【功能与主治】　根据《晶珠本草》《藏药晶镜本草》拟定。

【用法与用量】　根据《中华本草·藏药卷》拟定。

参考文献

[1] 帝玛尔·丹增彭措.晶珠本草（藏文）[M].北京：民族出版社，2005.

[2] 希瓦措.度母本草 [M] 毛继祖等，译.西宁：青海人民出版社，2016.

[3] 嘎务.藏药晶镜本草（藏文）[M].北京：民族出版社，2018.

[4] 卫生部药典委员会.中华人民共和国卫生部药品标准：藏药第一册 [S].北京：人民卫生出版社，1995.

[5] 青海省药品监督管理局，青海省药品检验检测院.青海省藏药材标准 [S].兰州：甘肃民族出版社，2019.

[6] 中国科学院西北高原生物研究所.藏药志 [M].西宁：青海人民出版社，1991.

[7] 中国科学院中国植物志编辑委员会.中国植物志：第 14 卷 [M].北京：科学出版社，1980.

[8] 刘倩伶，黄志芳，德吉，等.藏药萝蒂的质量标准研究 [J].中国民族医药杂志，2009（3）：70 – 71.

[9] B Jones，C Gliddon，J.E.G Good.The conservation of variation in geographically peripheral populations：Lloydia serotina (Liliaceae) in Britain[J].Biological Conservation，2001，101（2）.

[10] 李伟华，亢泽峰，韩培.藏药十五味萝蒂明目丸对紫外线诱导的永生化人晶状体上皮细胞系 HLEC – B3 的保护作用 [J].眼科新进展，2010（10）：909 – 913.

[11] 李伟华，亢泽峰.藏药十五味萝蒂明目丸对紫外线诱导的白内障大鼠晶状体上皮细胞的保护作用 [J].眼科新进展，2010（12）：1105 – 1107+1110.

[12] 李伟华，亢泽峰，梁丽娜，等.藏药十五味萝蒂明目丸对紫外线诱导的大鼠白内障的防治作用及晶体图像分析 [J].中国中医眼科杂志，2010（4）：187 – 189.

[13] 周本加，三智加.藏药十五味萝蒂明目丸治疗眼病让如疗效观察 [J].中国民族医药杂志，2018（11）：74.

[14] 邵有春.十五味萝蒂明目片治疗高海拔地区白内障的临床观察 [J].中国社区医师，2017（20）：98 – 99.

[15] 马玉英，窦增秀，张雅萍.十五味萝蒂明目片治疗高海拔地区白内障的效果观察 [J].当代医药论丛，2018（11）：72 – 73.

[16] 国家中医药管理局《中华本草》编委会.中华本草：藏药卷 [M].上海：上海科学技术出版社，2002.

起草单位：**成都中医药大学**

起草人：**古 锐 丁 荣 林 菁 李子仪 嘎 务**

复核单位：**四川省药品检验研究院**

鸭嘴花 བ་ཤ་ཀ

Yazuihua 巴夏嘎

JUSTICIAE ADHATODAE FOLIUM

本品为爵床科植物鸭嘴花 *Justicia adhatoda* L. 的干燥叶（或带嫩枝）。全年采收，干燥。

【性状】 本品多皱缩、破碎。叶完整者展平后呈矩圆状披针形至披针形，或卵形或椭圆状卵形，长 15~20 cm，宽 4.5~7.5 cm；全缘。上表面绿色至绿棕色，近无毛；下表面黄绿色至灰黄棕色，被微柔毛；叶脉于下表面突起，纸质。带嫩枝者，枝类圆柱形，灰色或黄绿色，断面纤维性，髓部较宽。气特异，味苦。

【鉴别】 （1）本品粉末黄绿色。叶表皮细胞波状弯曲，气孔直轴式，偶见不定式。非腺毛向一侧弯曲，末端尖，顶端细胞占全长的 1/3 至 1/2，完整者长 100~700 μm，直径 20~65 μm。腺鳞顶面观为类圆形，4~6 个细胞，直径 40~100 μm，内含黄色或棕黄色物质。石细胞成群或散在，长方形，孔沟明显，直径 30~60 μm。草酸钙方晶散在。

（2）取本品粉末 1 g，加浓氨试液 2 ml 和乙酸乙酯 15 ml，超声处理 20 分钟，滤过，滤液蒸干，残渣加甲醇 1 ml 使溶解，作为供试品溶液。另取鸭嘴花碱对照品，加甲醇制成每 1 ml 含 2 mg 的溶液，作为对照品溶液。照薄层色谱法（通则 0502）试验，吸取上述两种溶液 1~2 μl，分别点于同一硅胶 G 薄层板上，以正丁醇 – 丙酮 – 浓氨试液（4：1：0.1）为展开剂，展开，取出，晾干，喷以改良碘化铋钾试液。供试品色谱中，在与对照品色谱相应的位置上，显相同颜色的斑点。

【检查】 水分 不得过 13.0%（通则 0832 第二法）。

【浸出物】 照水溶性浸出物测定法（通则 2201）项下热浸法测定，不得少于 20.0%。

饮 片

【炮制】 除去杂质，切碎。

【性状】 本品为不规则碎片状，其余主要特征同药材。

【鉴别】【检查】【浸出物】 同药材。

【味性】 味苦，性凉。

【功能与主治】 清血热。用于热性诸血病，肝炎，胆囊炎等。

【བན་ཐབས།】

ཤེལ་ཕྱེང་ལས། བ་ཤ་ཀ་ཡིས་ཁྲག་ཚད་རོ་ད་གསོས། ཞེས་དང་། སྨན་གྱི་འབུམས་དཔེ་དྲི་མེད་ཤེལ་གྱི་མེ་ལོང་ལས། རུས་པར་ཁབ།

【用法用量】 15~30 g。

གི་ཚད་པ་སེལ། ཁྲག་གཟེར་གསོས། མཆིན་ཚད་དང་མཁྲིས་ཚད་སེལ།

【贮藏】 置通风干燥处。

鸭嘴花质量标准起草说明

【名称】 中文名为鸭嘴花，拼音名为 Yazuihua，拉丁药名为 JUSTICIAE ADHATODAE FOLIVM。藏文名为" བ་ཤ་ཀ"，音译名为"巴夏嘎"。

【品种考证】 《月王药诊》《度母本草》《晶珠本草》《藏药晶镜本草》等均有记载。《晶珠本草》记载："巴夏嘎味苦性凉，可止痛，清除血热，治肝热和血胆病；树身高大，像幼核桃树，枝内松软，在生枝出有鸟抓一样的节，叶厚，有光泽，花白黄色，枝端嫩叶可做菜系。"《藏药晶镜本草》对其药用部位进行了补充，记载为"枝条带叶"，四川甘孜州、阿坝州等地临床使用的鸭嘴花的药用部位为叶（或带嫩枝）。《云南省中药材标准·第三册傣族药》（2005 年版）中收录了"鸭嘴花叶"。经对四川甘孜州、阿坝州等地临床应用及市场流通情况调研，结合本草考证，巴夏嘎主流品种为鸭嘴花 *Adhatoda vasica* Nees.。

《中国植物志》将鸭嘴花从鸭嘴花属并入了爵床属，拉丁学名由"*Adhatoda vasica* Nees."修订为"*Justicia adhatoda* L."。

【植物形态】 大灌木。叶为矩圆状披针形至椭圆状卵形，或披针形或卵形，长 15~20 cm，宽 4.5~7.5 cm，全缘，上面几乎无毛，背面有微柔毛。穗状花序卵形或稍伸长；苞片卵形或阔卵形，长 1~3 cm；萼裂片 5，矩圆状披针形；花冠白色，有紫色或粉红色条纹，长 2.5~3 cm，在雄蕊着生处有 1 圈毛；花药基部有细尖的距。

【分布与生态环境】 分布于四川、云南、广西等省（区），多栽培。

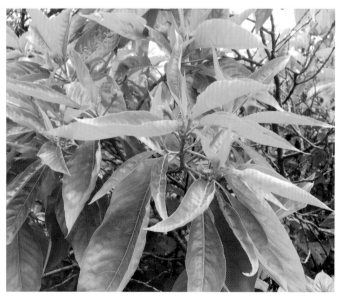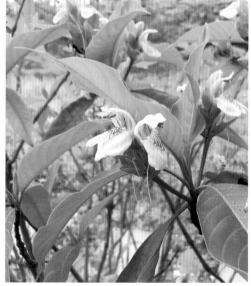

鸭嘴花植物图

【性状】 根据药材样品据实描述。

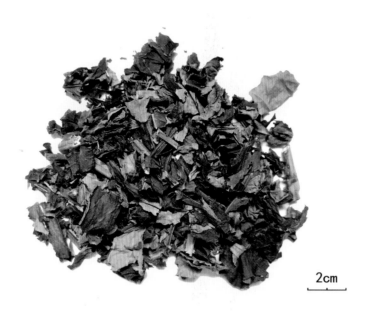

鸭嘴花药材图

【鉴别】（1）显微鉴别　经对本品粉末显微特征的观察，其叶表皮细胞、非腺毛、腺鳞等特征明显，收入标准正文。

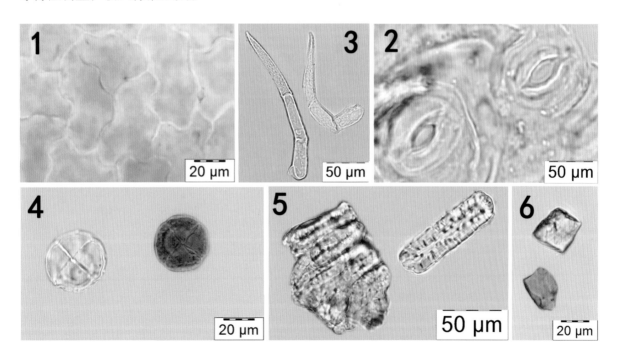

鸭嘴花粉末显微特征图

1—叶表皮细胞　2—气孔　3—非腺毛　4—腺鳞　5—石细胞　6—草酸钙方晶

（2）薄层鉴别　建立了以鸭嘴花碱对照品为对照的薄层色谱鉴别方法，方法的分离度及重现性均较好。

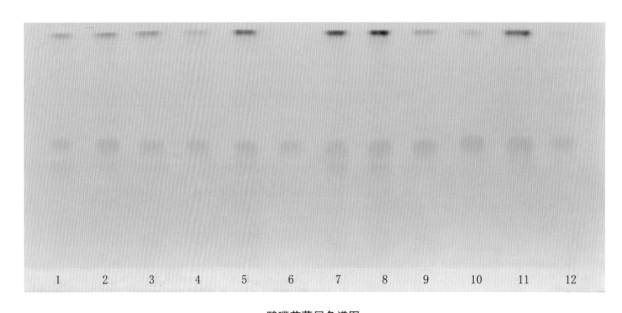

鸭嘴花薄层色谱图

1~5、7~12—药材样品 6—鸭嘴花碱对照品

【检查】 **水分** 10批样品水分的测定结果为6.9%~13.2%，平均为10.2%，结合"药材和饮片检定通则（通则0212）"相关要求，规定限度不得过13.0%。

【浸出物】 10批样品浸出物的测定结果为20.6%~32.6%，平均值为26.5%，规定限度不得少于20.0%。

【味性】【功能与主治】根据《晶珠本草》《藏药晶镜本草》拟定。

【用法与用量】根据《中华本草·藏药卷》拟定。

参考文献

[1] 马世林，毛继祖 . 月王药诊 [M]. 上海：上海科学技术出版社，2012.

[2] 希瓦措 . 度母本草 [M]. 毛继祖等，译 . 西宁：青海人民出版社，2016.

[3] 帝玛尔·丹增彭措 . 晶珠本草（藏文）[M]. 北京：民族出版社，2005.

[4] 嘎务 . 藏药晶镜本草（藏文）[M]. 北京：民族出版社，2018.

[5] 青海省药品检验所，青海省藏医药研究所 . 中国藏药 [M]. 上海：上海科学技术出版社，1996.

[6] 云南省食品药品监督局 . 云南省中药材标准：第三册傣族药 [S]. 昆明：云南科技出版社，2005.

[7] 中国科学院中国植物志编辑委员会 . 中国植物志：第 70 卷 [M]. 北京：科学出版社，2002.

[8] 朱小牧，陈雄，王曙 . 藏药巴夏嘎中鸭嘴花碱的体外抗肿瘤活性研究 [J]. 华西药学杂志，2013，28（3）：328 – 329.

[9] 陈雄，达娃卓玛，次丹多吉，等 . 藏药巴夏嘎生药鉴定 [J]. 中药材，2011，34（12）：1869 – 1872.

[10] 范治国，黄毅岚，谢川黔.鸭嘴花化学成分和药理作用研究进展 [J].中国药房，2008（6）：464 – 465.

[11] 朱萍，何涛，饶高雄，等.傣药莫哈蒿研究进展 [J].中国药业，2015，24（11）：1 – 3.

[12] 孙赟，王岚，陈进雄.鸭嘴花药用部分挥发油的 GC – MS 分析 [J].精细化工，2013，30（9）：1017 – 1020.

[13] 范治国，黄毅岚，谢川黔.鸭嘴花化学成分和药理作用研究进展 [J].中国药房，2008（6）：464 – 465.

[14] 郗砚彬.高效薄层色谱法检测鸭嘴花中鸭嘴花碱和鸭嘴花碱酮 [J].国际中医中药杂志，2006（3）：174 – 175.

[15] 国家中医药管理局《中华本草》编委会.中华本草：藏药卷 [M].上海：上海科学技术出版社，2002.

起草单位：成都中医药大学

起草人：张　艺　邝婷婷　罗晴方　干志强

复核单位：四川省药品检验研究院

圆　柏 ཤུག་པ།

Yuanbai　　　秀巴

JUNIPERRI PRZEWALSKII CAULIS ET FOLIUM

本品为柏科植物祁连圆柏 *Juniperus przewalskii* Komarov、滇藏方枝柏 *Juniperus indica* Bertoloni、香柏 *Juniperus pingii* var. *wilsonii* (Rehder) Silba 或高山柏 *Juniperus squamata* Buchanan – Hamilton ex D. Don 的干燥带叶短枝。夏、秋二季采收，阴干。

【性状】 **祁连圆柏** 生鳞叶的小枝类圆柱形。鳞叶与刺叶极小，鳞叶交互对生，刺叶交互轮生。气香浓郁，味苦。

滇藏方枝柏 生鳞叶的小枝呈明显或微明显的四棱形，兼有鳞叶与刺叶，鳞叶交互对生或三叶交叉轮生。

香柏 带叶小枝常呈类圆柱形。叶全为刺形，稍内弯，排列极其紧密，背脊明显，沿脊无细纵槽。

高山柏 带叶小枝常呈类圆柱形，叶全为刺形，较平直，尖端刺状尖锐，叶背面具钝脊，沿脊有细纵槽。

【鉴别】（1）本品粉末黄绿色至棕黄色。叶表皮细胞垂周壁稍弯曲，气孔不定式，保卫细胞侧面观哑铃状，副卫细胞 4~6 个。木栓细胞淡黄色或棕黄色，多角形或类方形。石细胞散在，无色或淡黄色，类圆形、类多角形、长圆形、类椭圆形，直径 30~85 μm，纹孔及孔沟明显。韧皮纤维多见，梭形，直径 10~25 μm，单个或数个成束，壁厚，孔沟狭窄；木纤维多碎断，有稀疏纹孔。

（2）取本品粉末 3 g，加 70% 乙醇 20 ml，超声处理 30 分钟，滤过，滤液蒸干，残渣加甲醇 5 ml 使溶解，作为供试品溶液。另取槲皮苷对照品，加甲醇制成每 1 ml 含 1 mg 的溶液，作为对照品溶液。照薄层色谱法（通则 0502）试验，吸取上述两种溶液各 3 μl，分别点于同一硅胶 G 薄层板上，以乙酸乙酯 – 水 – 甲酸（9：0.5：0.5）为展开剂，展开，取出，晾干，喷以三氯化铝试液，置紫外光灯（365 nm）下检视。供试品色谱中，在与对照品色谱相应的位置上，显相同颜色的荧光斑点。

【检查】**水分** 不得过 10.0%（通则 0832 第四法）。

总灰分 不得过 7.0%（通则 2302）。

酸不溶性灰分 不得过 2.0%（通则 2302）。

【浸出物】照醇溶性浸出物测定法（通则 2201）项下的热浸法测定，用 75% 乙醇作溶剂，不得少于 20.0%。

【含量测定】**挥发油** 照挥发油测定法（通则 2204 甲法）测定。

本品含挥发油不得少于 1.0%（ml/g）。

槲皮苷 照高效液相色谱法（通则 0512）测定。

色谱条件与系统适用性试验 以十八烷基硅烷键合硅胶为填充剂；以甲醇 – 0.1% 磷酸溶液（39 ：61）为流动相；检测波长为 254 nm。理论板数按槲皮苷峰计算应不低于 5 000。

对照品溶液的制备 取槲皮苷对照品适量，精密称定，加甲醇制成每 1 ml 含 60 μg 的溶液，即得。

供试品溶液的制备 取本品粉末（过三号筛）约 1 g，精密称定，置具塞锥形瓶中，精密加入稀乙醇 20 ml，密塞，称定重量，加热回流 30 分钟，放冷，再称定重量，用稀乙醇补足减失的重量，摇匀，滤过，取续滤液，即得。

测定法 分别精密吸取对照品溶液与供试品溶液各 10 μl，注入液相色谱仪，测定，即得。

本品按干燥品计算，含槲皮苷（$C_{21}H_{20}O_{11}$）不得少于 0.050%。

饮 片

【炮制】除去杂质，切段，干燥。

【性状】本品为不规则的段。其余主要特征同药材。

【鉴别】【检查】【浸出物】【含量测定】同药材。

【味性】味苦，性凉。

【功能与主治】清热，干“黄水”。用于“白脉”病及肾炎，“培根”引起的风湿性疾病。

【ཕན་ནུས།】 སྨན་གྱི་འབྲུངས་དཔེ་དྲི་མེད་ཤེལ་གྱི་མེ་ལོང་ལས། མཁལ་སྙིད་གྲང་བའི་ནད་དང་ཡན་ལག་རེངས་འཁྲུམས་སེལ། ཆུ་སེར་སྐེམས།

【用法与用量】3~9 g。

【贮藏】置阴凉干燥处。

圆柏质量标准起草说明

【名称】中文名为圆柏，拼音名为 Yuanbai，拉丁药名为 JUNIPERRI PRZEWALSKII

CAULIS ET FOLIUM。藏文名为"ཤུག་པ"，音译名为"秀巴"。

【品种考证】《四部医典》《新修晶珠本草》《蓝琉璃》《中华本草·藏药卷》《中国藏药》《藏药晶镜本草》等均有记载。《新修晶珠本草》记载："枝叶清肝热、胆热、肺热，祛湿、利尿；治肝热病、胆热、肺热、风湿性关节炎、肾炎、淋病、月经不调、炭疽病。"圆柏为多基原药材，《中华藏本草》收载了 6 种圆柏属植物，包括密枝圆柏 *Sabina convallium*（Rehd. et Wils.）Cheng et W. T. Wang、滇藏方枝柏 *S. wallichiana*（Hook. f. et. Thoms）Kom.、大果圆柏 *S. tibetica* Kom.、祁连圆柏 *S. przewalskii* Kom.、方枝柏 *S. saltuaria*（Rehd. et Wils.）Cheng et W. T. Wang、香柏 *S. pingii*（Cheng ex Ferre）Cheng et W. T. Wang var. *wilsonii*（Rehd.）Cheng et L. K. Fu。《卫生部药品标准·藏药第一册》（1995 年版）附录收载了圆柏 *S. chinensis* (L.) Ant. 和祁连圆柏 *S. przewalskii* Kom.，《藏药标准》（1978 年版）收载了曲枝柏 *S. recurva* (Hamilt.) Antoine 和祁连圆柏 *S. przewalskii* Kom.。经本草考证并结合临床应用及市场流通的调研情况，圆柏目前使用的主流品种为祁连圆柏、滇藏方枝柏、香柏和高山柏，故收入标准。《中国植物志》将圆柏四种基原的拉丁属名由原来的"*Sabina*"修订为"*Juniperus*"。

【植物形态】

1. 叶全为刺形，三叶交叉轮生，稀交叉对生。

    2. 叶背面拱圆或具钝脊，沿脊有细纵槽，或中下部有细槽…………………………高山柏

    2. 叶背面具明显的棱脊，沿脊无纵槽；有叶的小枝常呈柱状六棱形…………………香柏

1. 叶全为鳞形或兼有鳞叶与刺叶，或仅幼龄植株全为刺叶。

    3. 匍匐灌木，很少为乔木；生鳞叶的二至三回分枝呈明显或微明显的四棱形；种子卵圆形或锥状球形，有不明显的纵脊，侧面具浅槽纹…………………………滇藏方枝柏

    3. 乔木；生鳞叶的二至三回分枝呈圆柱形或微呈四棱形；种子扁方圆形，稀卵圆形，两侧有明显而突起的棱脊…………………………………………………………祁连圆柏

【分布与生态环境】 祁连圆柏 分布于青海（东部、东北部及北部）、甘肃河西走廊及南部、四川北部。生于海拔 2 600~4 000 m 地带之阳坡。

滇藏方枝柏 分布于西藏南部及东部、云南西北部。生于海拔 3 000~5 200 m 地带。

香柏 分布于四川、云南及西藏等省（区），湖北西北部、陕西南部、甘肃南部也有分布。生于海拔 2 600~4 900 m 地带。

高山柏 分布于西藏、云南、贵州、四川、甘肃、陕西、湖北、安徽、福建等省（区）。生于海拔 1 600~4 000 m 地带。

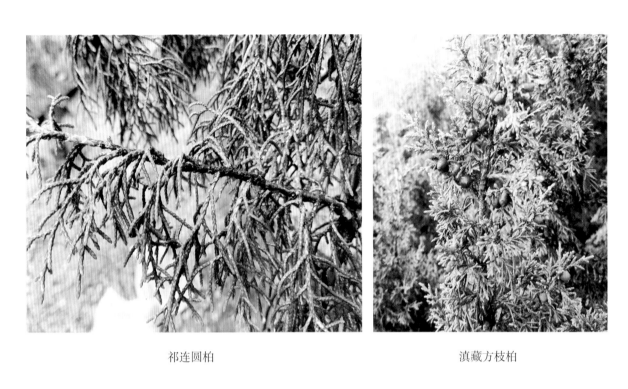

祁连圆柏　　　　　　　　　　　滇藏方枝柏

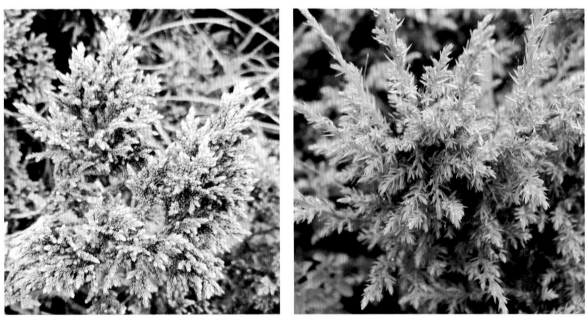

香柏　　　　　　　　　　　高山柏

圆柏植物图

【**性状**】 根据药材样品据实描述。

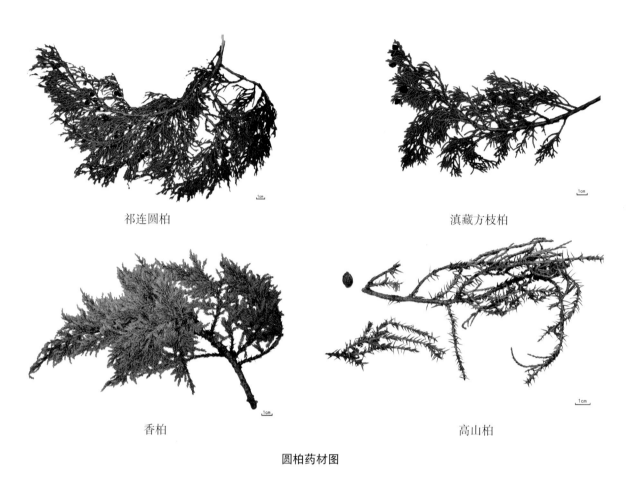

祁连圆柏
滇藏方枝柏

香柏
高山柏

圆柏药材图

【鉴别】（1）显微鉴别　经对本品粉末显微特征的观察，其叶表皮细胞、石细胞、韧皮纤维等特征明显，收入标准正文。

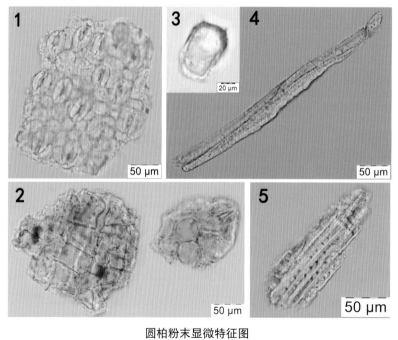

圆柏粉末显微特征图
1—叶表皮细胞及气孔　2—木栓细胞　3—石细胞　4—韧皮纤维　5—木纤维

（2）薄层鉴别　建立了以槲皮苷为对照的薄层色谱鉴别方法，方法的分离度及重现性均较好。

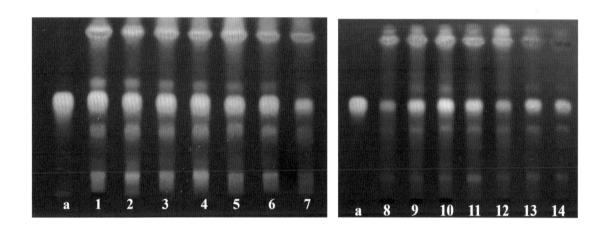

圆柏薄层色谱图

a—槲皮苷对照品　1~2—祁连圆柏样品　3~7—香柏样品
8~10—滇藏方枝柏样品　11~14—高山柏样品

【检查】　**水分**　14 批样品水分的测定结果为 5.4%~8.7%，平均值为 7.5%，结合 "药材和饮片检定通则（通则 0212）" 相关要求，规定限度不得过 10.0%。

总灰分　14 批样品总灰分的测定结果为 3.8%~6.6%，平均值为 5.1%，规定限度不得过 7.0%。

酸不溶性灰分　14 批样品酸不溶性灰分的测定结果为 0.1%~1.7%，平均值为 0.7%，规定限度不得过 2.0%。

【浸出物】　14 批样品浸出物的测定结果为 20.5%~31.4%，平均值为 26.0%，规定限度不得少于 20.0%。

【含量测定】　**挥发油**　14 批样品挥发油的测定结果为 1.85%~1.98%（ml/g），平均值为 1.91%（ml/g），规定限度不得少于 1.0%（ml/g），收入标准正文。

槲皮苷　圆柏主要含黄酮类成分，其中以槲皮苷含量相对较高。采用 HPLC 法，建立了圆柏药材中槲皮苷的含量测定方法。经方法验证，槲皮苷在 0.02~0.04 mg/ml 范围内线性关系良好（r=0.999 3），平均加样回收率为 95.0%，RSD 为 2.7%。14 批圆柏样品中的槲皮苷含量范围为 0.02%~0.49%，平均值为 0.17%。根据测定结果，规定 "本品按干燥品计算，含槲皮苷（$C_{21}H_{20}O_{11}$）不得少于 0.050%"。

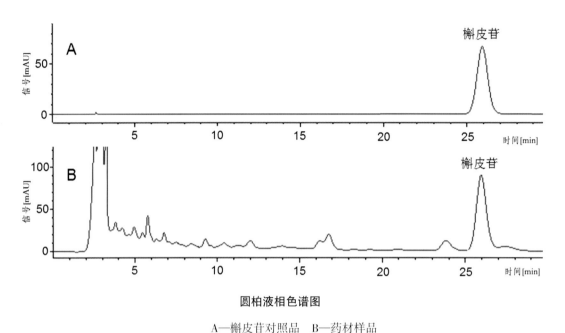

圆柏液相色谱图

A—槲皮苷对照品　B—药材样品

【味性】【功能与主治】根据《晶珠本草》《藏药晶镜本草》拟定。

【用法与用量】根据《中华本草·藏药卷》拟定。

参考文献

[1] 宇妥·元丹贡布.四部医典 [M].马世林等，译.上海：上海科学技术出版社，1987.

[2] 罗达尚.新修晶珠本草 [M].成都：四川科学技术出版社，2004.

[3] 第司·桑杰嘉措.蓝琉璃 [M].上海：上海科学技术出版社，2012.

[4] 国家中医药管理局《中华本草》编委会.中华本草：藏药卷 [M].上海：上海科学技术出版社，2002.

[5] 青海省药品检验所，青海省藏医药研究所.中国藏药 [M].上海：上海科学技术出版社，1996.

[6] 罗达尚.中华藏本草 [M].北京：民族出版社，1997.

[7] 卫生部药典委员会.中华人民共和国卫生部药品标准：藏药第一册 [S].北京：人民卫生出版社，1995.

[8] 中国科学院中国植物志编辑委员会.中国植物志：第 7 卷 [M].北京：科学出版社，1978.

[9] 嘎务.藏药晶镜本草（藏文）[M].北京：民族出版社，2018.

[10] 西藏、青海、四川、甘肃、云南、新疆卫生局编.藏药标准 [S].西宁：青海人民出版社，1978.

起草单位：成都中医药大学

起草人：范　刚　武鑫玥　易　欢

复核单位：四川省药品检验研究院

圆穗兔耳草 ཅོང་ལེན།

Yuansuituercao 红连

LAGOTIDIS RAMALANAE HERBA

本品为玄参科植物圆穗兔耳草 *Lagotis ramalana* Batalin 的干燥全草。夏、秋二季花开时采收，除去杂质，洗净，阴干。

【性状】 本品长 5~20 cm。根状茎呈圆柱形，长 2~6 cm，直径 0.2~0.5 cm，略弯曲，形似蚕，多节，节间紧密，节上具多数侧根及侧根痕；断面棕褐色或灰黄色，有 3~5 个白色的点状维管束，排列成环。根细长，表面浅黄褐色或灰褐色，有纵皱纹。基生叶具长柄，灰褐色或黄绿色；叶片多卷曲破碎，完整者展平后呈卵形，与叶柄近等长，先端圆钝，基部宽楔形，边缘具圆齿。穗状花序顶生，卵球状，长 1.5~2 cm。气微，味微苦。

【鉴别】 （1）本品粉末红棕色或黄棕色。根表皮细胞表面观长方形，壁波状弯曲，间隔有类圆形的细胞，内含浅黄棕色物。薄壁细胞圆形或类圆形，内含浅棕色类圆形核状物。叶下表皮细胞垂周壁稍弯曲，气孔不定式或不等式，副卫细胞 4~6 个。导管多为网纹导管和螺纹导管。淀粉粒众多，单粒类圆形，偶见盔帽形，脐点点状；复粒由 2~3 分粒组成。

（2）取本品粉末 0.5 g，加甲醇 10 ml，超声处理 30 分钟，滤过，滤液作为供试品溶液。另取桃叶珊瑚苷对照品、梓醇对照品，加甲醇分别制成每 1 ml 含 1 mg 的溶液，作为对照品溶液。照薄层色谱法（通则 0502）试验，吸取上述三种溶液各 5 μl，分别点于同一硅胶 G 薄层板上，使成条状，以三氯甲烷 – 甲醇 – 水（14∶6∶1）为展开剂，展开，取出，晾干，喷以 10% 香草醛硫酸溶液，在 105℃加热至斑点显色清晰。供试品色谱中，在与对照品色谱相应的位置上，显相同颜色的条斑。

【检查】 **水分** 不得过 13.0%（通则 0832 第二法）

总灰分 不得过 15.0%（通则 2302）

酸不溶性灰分 不得过 8.0%（通则 2302）

【浸出物】 照醇溶性浸出物测定法（通则 2201）项下的热浸法测定，用 30% 乙醇作溶剂，不得少于 20.0%。

【含量测定】 照高效液相色谱法（通则 0512）测定。

色谱条件与系统适用性试验 以十八烷基硅烷键合硅胶为填充剂；以乙腈 – 水（16∶84）为流动相；检测波长为 330 nm。理论板数按毛蕊花糖苷峰计算应不低于 4 000。

对照品溶液的制备 取松果菊苷对照品、毛蕊花糖苷对照品适量，精密称定，加 50% 甲醇制成每 1 ml 各含 25 μg 的混合溶液，即得。

供试品溶液的制备 取本品粉末（过三号筛）约 0.1 g，精密称定，置具塞锥形瓶中，精密加入 50% 甲醇 50 ml，称定重量，超声处理（功率 250 W，频率 40 kHz）30 分钟，放冷，再称定重量，用 50% 甲醇补足减失的重量，摇匀，滤过，取续滤液，即得。

测定法　分别精密吸取对照品溶液与供试品溶液各 10 μl，注入液相色谱仪，测定，即得。

本品按干燥品计算，含松果菊苷（$C_{35}H_{46}O_{20}$）和毛蕊花糖苷（$C_{29}H_{26}O_{15}$）的总量不得少于 1.60%。

【炮制】　除去杂质，切段。

【性状】　本品为不规则的段。其余主要特征同药材。

【鉴别】【检查】【浸出物】【含量测定】同药材。

【味性】　味苦，性凉。

【功能与主治】　清热解毒，行血调经，活血续筋。用于"查彩"病，多血症，"宁彩"病，高脂血症，高血压，动脉硬化，肺炎，肝炎，紊乱热，"赤巴"热，疮疡，中毒，炭疽，"隆"性腿僵症，月经不调等。

【པན་ནུས།】　ཤེལ་ཕྲེང་ལས། ཏིག་ལེན་ཁྲག་སྐྱེམས་འཁྲུགས་ཚད་དོན་ཚད་སེལ། ཞེས་དང་། སྐྲན་གྱི་འཁྲུམས་དབའི་ཏེ་མེད་ཤེལ་གྱི་མེ་ལོང་ལས།

རུས་པ་ལས་ནན་ཁྲག་སྐྲེམ་ཞིང་ཁྲག་མཁྲིས་རྒྱུ་བ་དང་ཚད་པའི་རིགས་ཀུན་འཇོམས་ཤིང་། ཕུད་པར་འཁྲུགས་ཚད་དང་དོན་ཚད་སེལ། དུག་འཇོམས། སྐྲན་ཐབས། དང་། ཚོག་པ། གཟེར་ཐུང་སོགས་ལ་པན།

【用法与用量】　1~6 g。

【贮藏】　置通风干燥处。

圆穗兔耳草质量标准起草说明

【名称】　中文名为圆穗兔耳草，拼音名为 Yuansuituercao，拉丁药名为 LAGOTIDIS RAMALANAE HERBA。藏文名为"ཧོང་ལེན།"，音译名为"红连"或"洪连"等。

【品种考证】　《月王药诊》《宇妥本草》《妙音本草》《晶珠本草》等均有记载。《中国药典》（2020 年版）收载了短筒兔耳草 *Lagotis brevituba* Maxim.，名为"洪连"，《卫生部药品标准·藏药第一册》（1995 年版）收载短筒兔耳草和全缘兔耳草 *L. integra* W. W. Smith.，名为"兔耳草"，《云南省药品标准》（1996 年版）收载革叶兔耳草 *L. alutacea* W. W. Smith. 和全缘兔耳草，名为"兔耳草"。《青海省藏药炮制规范》（2010 年版）收载短筒兔耳草和全缘兔耳草，名为"兔耳草"。

经对四川甘孜州、阿坝州等地临床应用及市场流通情况调研，洪连（兔耳草）主流品种有 3 种：短筒兔耳草、全缘兔耳草、圆穗兔耳草 *L. ramalana* Batalin。前两种均有国家标准已收载，此次仅收载圆穗兔耳草。

【植物形态】　多年生矮小草本。根状茎斜走；根多数，条形，肉质。叶 3~6 片，全部基生；叶柄长 3~4 cm，扁平，翅宽，基部鞘状扩张；叶片卵形，与叶柄近等长，顶端圆钝，基部宽楔形，边缘具圆齿。花葶 1~ 数条，较叶稍长；穗状花序卵球状，长约 2 cm；苞片匙形，纸质；萼裂片 2 枚，分生，披针形，薄膜质；花冠蓝紫色，长 6~7 mm，花冠筒伸直；雄蕊 2，伸出于花冠外。花果期 5—8 月。

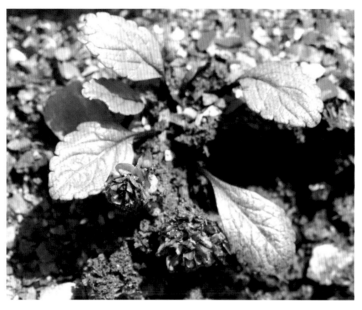

圆穗兔耳草植物图

【分布与生态环境】 分布于甘肃、青海、四川、西藏等省（区）。生于海拔 4 000 m 以上的高山草地、灌丛、高山流石滩等高原地带。

【性状】 根据药材样品据实描述。

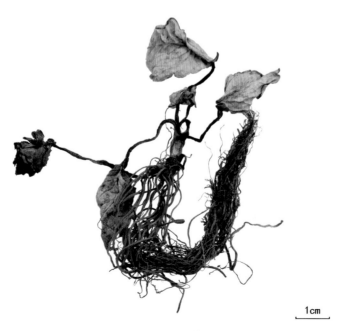

1cm

圆穗兔耳草药材图

【鉴别】（1）显微鉴别　经对本品粉末显微特征的观察，其根表皮细胞、薄壁细胞、叶下表皮细胞等特征明显，收入标准正文。

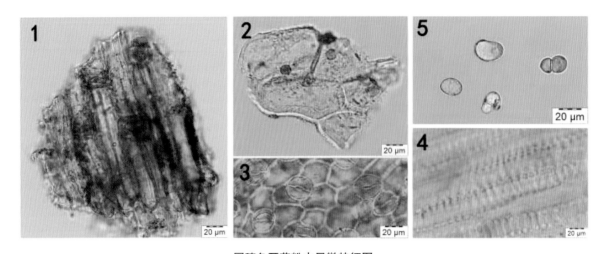

圆穗兔耳草粉末显微特征图

1—根表皮细胞　2—薄壁细胞　3—叶下表皮细胞及气孔　4—导管　5—淀粉粒

（2）薄层鉴别　建立了以桃叶珊瑚苷对照品、梓醇对照品为对照的薄层色谱鉴别方法，方法的分离度及重现性均较好。

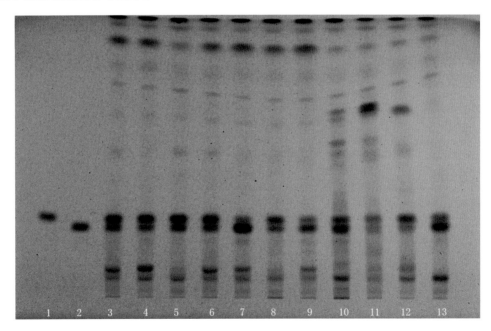

圆穗兔耳草薄层色谱图

1—桃叶珊瑚苷对照品　2—梓醇对照品　3~13—药材样品

【检查】　**水分**　10 批样品水分的测定结果为 7.6%~10.4%，平均值为 9.1%，结合"药材和饮片检定通则（通则 0212）"相关要求，规定限度不得过 13.0%。

　　总灰分、酸不溶性灰分　根据 10 批样品的实测结果，结合《中国药典》（2020 年版）

"洪连"项下的限度规定，规定总灰分不得过 15.0%，酸不溶性灰分不得过 8.0%。

【浸出物】 10 批样品浸出物的实测结果 19.4%~29.6%，平均值为 25.5%，规定限度不得少于 20.0%。

【含量测定】 松果菊苷及毛蕊花糖苷为圆穗兔耳草的主要成分，采用 HPLC 法，建立了圆穗兔耳草药材中毛蕊花糖苷、松果菊苷的含量测定方法。经方法验证，毛蕊花糖苷在 0.005~0.304 mg/ml 范围内线性关系良好（r=0.999 9），平均加样回收率为 99.8%，RSD 为 2.5%。松果菊苷在 0.005~0.312 mg/ml 范围内线性关系良好（r=0.999 9），平均加样回收率为 97.5%，RSD 为 0.9%。10 批圆穗兔耳草样品中的毛蕊花糖苷含量范围为 0.54%~2.21%，平均值为 1.20%，松果菊苷含量范围为 0.79%~1.77%，平均值为 1.23%，总含量范围为 1.43%~3.71%，平均值为 2.43%，根据测定结果，规定"本品按干燥品计算，含松果菊苷（$C_{35}H_{46}O_{20}$）和毛蕊花糖苷（$C_{29}H_{26}O_{15}$）总量不得少于 1.60%"。

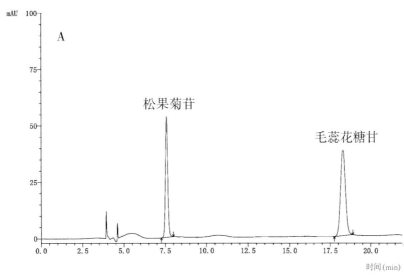

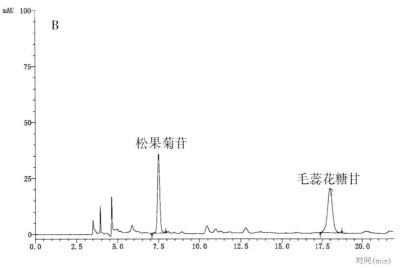

圆穗兔耳草液相色谱图
A—混合对照品　B—药材样品

【功能与主治】根据《晶珠本草》《藏药晶镜本草》拟定。

【用法与用量】根据《中国药典》（2020年版）洪连拟定。

参考文献

[1] 马世林，毛继祖.月王药诊[M].上海：上海科学技术出版社，2012.

[2] 前宇妥·云丹衮波.宇妥本草[M].毛继祖等，译.西宁：青海人民出版社，2016.

[3] 白若杂纳.妙音本草[M].毛继祖等，译.西宁：青海人民出版社，2016.

[4] 帝玛尔·丹增彭措.晶珠本草（藏义）[M].北京：民族出版社，2005.

[5] 国家药典委员会.中华人民共和国药典：一部[S].北京：中国医药科技出版社，2020.

[6] 卫生部药典委员会.中华人民共和国卫生部药品标准：藏药第一册[S].北京：人民卫生出版版，1995.

[7] 云南省卫生厅.云南省药品标准[S].昆明：云南大学出版社，1996.

[8] 青海省食品药品监督管理局.青海省藏药炮制规范[S].西宁：青海人民出版社，2010.

[9] 中国科学院中国植物志编辑委员会.中国植物志：第67卷[M].北京：科学出版社，1979.

[10] 嘎务.藏药晶镜本草（藏文）[M].北京：民族出版社，2018.

起草单位：四川省药品检验研究院

起草人：周 娟 高必兴 齐景梁 何 芳

复核单位：西藏自治区食品药品检验研究院

圆穗蓼　　ষ'ৰ্ম্ব

Yuansuiliao　　拉岗

POLYGONI MACROPHYLLI HERBA

本品为蓼科植物圆穗蓼 *Polygonum macrophyllum* D. Don 的干燥地上部分。6—9 月花盛期采集，除去枯叶及叶柄残基，晒干。

【性状】 本品茎呈扁圆柱形，无分枝，长 15~75 cm，直径 0.5~10 mm。茎表面绿色至浅褐色，断面呈白色至浅褐色；茎基部有浅褐色膜质托叶鞘包裹，托叶鞘圆筒状，绿色至浅褐色，鞘口一侧开裂，边缘呈浅褐色半透明状，茎生叶互生，2~4 枚，叶片狭披针形或线形，长 2~10 cm，无叶柄，边缘全缘外卷。总状花序顶生，短圆柱状，花密集；花梗丝状，长于苞片，花被片灰白色，苞片膜质，棕色。气微，味淡。

【鉴别】 （1）本品粉末灰褐色。茎表皮细胞长条形，排列紧密。气孔不定式，副卫细胞 3~4 个。草酸钙簇晶众多，直径 10~30 μm，散在或存在于薄壁细胞中。花冠表皮细胞呈类长方形或类多角形，垂周壁薄，波浪状弯曲。花粉粒圆形或椭圆形，散在或聚集成团，直径 30~40 μm。导管多为螺纹导管，直径 10~20 μm。

（2）取本品粉末 1 g，加石油醚（30~60℃）25 ml，超声处理 20 分钟，滤过，弃去滤液，药渣挥干，加入稀盐酸 1 ml，乙酸乙酯 25 ml，超声处理 30 分钟，滤过，滤液蒸干，残渣加甲醇 2 ml 使溶解，作为供试品溶液。另取绿原酸对照品，加甲醇制成每 1 ml 含 1 mg 的溶液，作为对照品溶液。照薄层色谱法（通则 0502）试验，吸取上述两种溶液各 2~5 μl，分别点于同一硅胶 G 薄层板上，以乙酸丁酯－甲酸－水（7：2.5：2.5）的上层溶液为展开剂，展开，取出，晾干，置紫外光灯（365 nm）下检视。供试品色谱中，在与对照品色谱相应的位置上，显相同颜色的荧光斑点。

【检查】 **水分**　不得过 13.0%（通则 0832 第二法）。

总灰分　不得过 8.0%（通则 2302）。

酸不溶性灰分　不得过 1.0%（通则 2302）。

【浸出物】 照醇溶性浸出物测定法（通则 2201）项下的冷浸法测定，用稀乙醇作溶剂，不得少于 13.0%。

【含量测定】 照高效液相色谱法（通则 0512）测定。

色谱条件与系统适用性试验　以十八烷基硅烷键合硅胶为填充剂；以乙腈－0.4% 磷酸溶液（12：88) 为流动相；检测波长为 327 nm。理论板数按绿原酸峰计算应不低于 2 000。

对照品溶液的制备　取绿原酸对照品适量，精密称定，置棕色量瓶中，加 50% 甲醇制成每 1 ml 含 50 μg 的溶液，即得。

供试品溶液的制备　取本品粉末（过三号筛）约 1 g，精密称定，置具塞锥形瓶中，精密加入 50% 甲醇 50 ml，密塞，称定重量，超声处理（功率 250 W，频率 40 kHz）30 分钟，放冷，再称定重量，用 50% 甲醇补足减失的重量，摇匀，滤过，取续滤液，即得。

测定法　分别精密吸取上述对照品溶液与供试品溶液各 10 μl，注入液相色谱仪，测定，即得。

本品按干燥品计算，含绿原酸（$C_{16}H_{18}O_9$）不得少于 0.020% 。

饮　片

【炮制】除去杂质，洗净，切段，干燥。

【性状】本品为不规则的段。其余主要特征同药材。

【鉴别】【检查】【浸出物】【含量测定】同药材。

【味性】味甘、涩，性温。

【功能与主治】清热利肺、除湿止泻。用于声音嘶哑等呼吸道疾病及"培根"引起的消化不良、肠热腹痛、腹泻等症。

【ཕན་ནུས།】 ཤིག་ཕིང་ལགས། སྐ་སྐང་སྐད་འགགས་སྐྱོ་ནད་རྒྱར་པར་པ། ཁིས་དང་། སྐྱན་གྱི་འཁྲུང་དབྱེ་རི་ མེད་ཤེལ་གྱི་མེ་ལོང་ལགས། ནུས་པས།

སྐད་འགགས་པ་དང་སྐྱོ་ནད་སེལ། རྒྱ་ལོང་གི་ནད་འཛོམས། ཚ་འཁྲུ་གཅོད། རེམས་དང་། ཚད་པ། བད་ཀན་སོགས་ལ་ཕན།

【用法与用量】9~15 g；外用适量。

【贮藏】置阴凉干燥处。

圆穗蓼质量标准起草说明

【名称】中文名为圆穗蓼，拼音名为 Yuansuiliao，拉丁药名为 POLYGONI MACROPHYLLI HERBA。藏文名为"ར་མ་ཁྲ།"，音译名为"拉岗"。

【品种考证】《度母本草》《晶珠本草》《藏药晶镜本草》等均有记载。《度母本草》记载："拉岗生长在湿润草坡和杂草密集的地方，叶厚而粗小，根粗，像蕨麻，细根多。"《晶珠本草》记载："拉岗根似蕨麻，生于草坡，可分果巴和拥哇两种，果巴生于草丛密厚处，叶细小，根多，长满植株周围；拥哇生长在土质疏松的地方，叶状如翠雀的叶，茎红色，花淡白，状如银芦梅的花，根与上品相似，外黑内红。"

经对四川甘孜州、阿坝州等地临床应用及市场流通情况的调研，拉岗主要为果巴，其基原植物为圆穗蓼、狭叶圆穗蓼和长梗蓼等同属近缘种，圆穗蓼为主流品种。

【植物形态】多年生草本。根状茎粗壮，弯曲。茎直立，不分枝。基生叶长圆形或披针形，宽 1~3 cm，基部近心形；茎生叶较小狭披针形或线形；托叶鞘筒状，膜质，顶端偏斜，开裂。总状花序呈短穗状，顶生，长 1.5~2.5 cm，直径 1~1.5 cm；苞片膜质，卵形，每苞内具 2~3 花；花梗细弱，比苞片长；花被淡红色或白色。花期 7—8 月，果期 9—10 月。

【**分布与生态环境**】 分布于四川、甘肃、青海、湖北、陕西、云南、贵州和西藏等省（区）。生于海拔 2 300~5 000 m 的山坡草地、高山草甸。

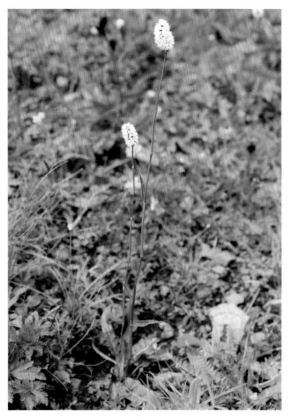

圆穗蓼植物图

【**性状**】 根据药材样品据实描述。

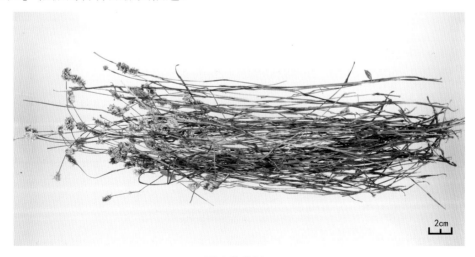

圆穗蓼药材图

【**鉴别**】（1）显微鉴别　经对本品粉末显微特征的观察，其茎表皮细胞、草酸钙簇晶、花粉粒等特征明显，收入标准正文。

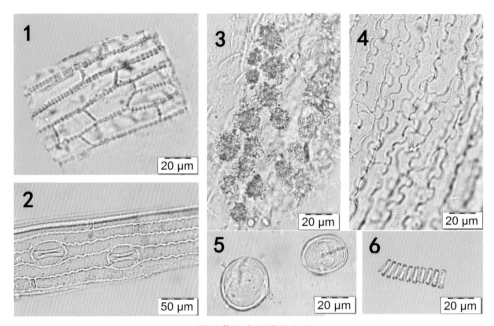

圆穗蓼粉末显微特征图

1—茎表皮细胞　2—气孔　3—草酸钙簇晶　4—花冠表皮细胞　5—花粉粒　6—螺纹导管

（2）薄层鉴别　建立了以绿原酸为对照的薄层色谱鉴别方法，方法的分离度及重现性均较好。

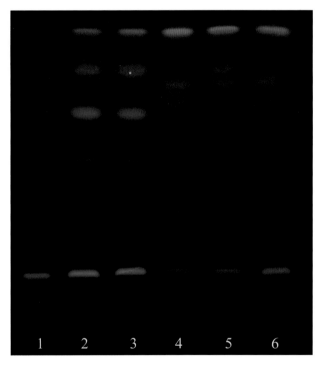

圆穗蓼薄层色谱图

1—绿原酸对照品　2~6—药材样品

【检查】水分　根据样品水分的测定结果并结合"药材和饮片检定通则（通则 0212）"相关要求，规定限度不得过 13.0%。

　　总灰分、酸不溶性灰分　根据样品的测定结果，规定总灰分不得过 8.0%，酸不溶性灰分不得过 1.0%。

【浸出物】 根据样品浸出物的测定结果，规定限度不得少于 13.0%。

【含量测定】 圆穗蓼主要含有黄酮苷、（ – ）– 表儿茶素、(+) – 儿茶素、绿原酸、没食子酸等化学成分，其中绿原酸的含量相对较高。采用 HPLC 法，建立了圆穗蓼药材中绿原酸的含量测定方法。经方法验证，绿原酸在 0.01~0.31 mg/ml 范围内线性关系良好（r=0.999 9），平均加样回收率为 98.9%，RSD 为 2.8%。样品中的绿原酸含量范围为 0.02%~0.34%，平均为 0.10%。规定"本品按干燥品计算，含绿原酸（$C_{16}H_{18}O_9$）不得少于 0.020%"。

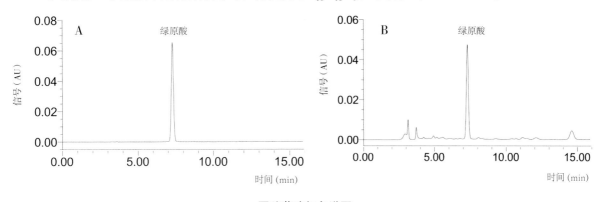

圆穗蓼液相色谱图

A—绿原酸对照品 B—药材样品

【味性】【功能与主治】 根据《晶珠本草》《藏药晶镜本草》拟定。

【用法与用量】 根据藏医药文献及临床使用习惯拟定。

参考文献

[1] 希瓦措 . 度母本草 [M]. 毛继祖等，译 . 西宁：青海人民出版社，2016.

[2] 帝玛尔·丹增彭措 . 晶珠本草 (藏文)[M]. 北京：民族出版社，2005.

[3] 嘎务 . 藏药晶镜本草 (藏文)[M]. 北京：民族出版社，2018.

[4] 中国科学院中国植物志编辑委员会 . 中国植物志：第 25 卷 [M]. 北京：科学出版社，1998.

[5] 中国科学院西北高原生物研究所 . 藏药志 [M]. 西宁：青海人民出版社，1991.

[6] 青海省药品检验所, 青海省藏医药研究所 . 中国藏药 [M]. 上海：上海科学技术出版社, 1996.

[7] 王嗣雷、王定海、封士兰 . 圆穗蓼化学成分研究 [J]. 中药材，2004，6（27）：411 – 413.

[8] 王开金，张颖君，杨崇仁 . 蓼属植物的化学成分与生物活性研究进展 [J]. 天然产物研究与开发，2006，18：151 – 164.

起草单位：四川省中医药科学院

起草人：周 毅 陈 雏 王红兰 孙洪兵

李 彬 吴 燕 杨 萍 牛 童

复核单位：四川省药品检验研究院

臭蚤草 ${\text{ཤིང་ཚན།}}$

Chouzaocao 敏间

PULICARIAE INSIGNIS HERBA

本品为菊科植物臭蚤草 *Pulicaria insignis* Drumm. ex Dunn 的干燥全草。7—9 月采收，除去泥沙，干燥。

【性状】 本品长 15~25 cm。根状茎粗壮，有分枝，芽密被灰白色绒毛；茎密被长粗毛。叶皱缩，展开后长 4~8 cm，基生叶呈倒披针形，下部渐狭成长柄，茎生叶呈长圆形，无柄。头状花序单生于茎或枝端。气特异，味苦。

【鉴别】 （1）本品粉末黄褐色。叶表皮细胞表面观成波状弯曲，气孔不定式，副卫细胞 3~4 个。根表皮细胞多木栓化，壁厚，近方形。非腺毛众多， 1~12 个细胞组成，尾尖，呈镰刀状弯曲。花粉粒类球形，直径 20~35 μm，具 3 个萌发孔，外壁有刺状突起。木纤维常成束，直径 10~30 μm。导管多为梯纹导管、螺纹导管，直径 20~50 μm。

（2）取本品粉末 2 g，加甲醇 15 ml，超声处理 30 分钟，滤过，滤液作为供试品溶液。另取绿原酸对照品，加甲醇制成每 1 ml 含 0.4 mg 的溶液，作为对照品溶液。照薄层色谱法（通则 0502）试验，吸取上述两种溶液各 5~10 μl，分别点于同一硅胶 G 薄层板上，以乙酸乙酯 – 甲酸 – 水（7：1：1）为展开剂，展开，取出，晾干，置紫外光灯（365 nm）下检视。供试品色谱中，在与对照品色谱相应的位置上，显相同颜色的荧光斑点。

【检查】 水分 不得过 13.0%（通则 0832 第二法）。

【浸出物】 照醇溶性浸出物测定法（通则 2201）项下的热浸法测定，以 70% 乙醇为溶剂，不得少于 10.0 %。

【含量测定】 照高效液相色谱法（通则 0512）测定。

色谱条件与系统适用性试验 以十八烷基硅烷键合硅胶为填充剂；以乙腈 – 0.4% 磷酸溶液（12：88）为流动相；检测波长为 327 nm。理论板数按绿原酸峰计算应不低于 4 000。

对照品溶液的制备 取绿原酸对照品适量，精密称定，加 80% 甲醇制成每 1 ml 含 50 μg 的溶液，即得。

供试品溶液的制备 取本品粉末（过四号筛）约 1 g，精密称定，置具塞锥形瓶中，精密加入 80% 甲醇 25 ml，称定重量，加热回流 1 小时，放冷，再称定重量，用 80% 甲醇补足减失的重量，摇匀，滤过，取续滤液，即得。

测定法 分别精密吸取对照品溶液与供试品溶液各 10 μl，注入液相色谱仪，测定，即得。

本品按干燥品计算，含绿原酸（$C_{16}H_{18}O_9$）不得少于 1.0%。

饮 片

【炮制】 除去杂质，洗净，切段，干燥。

【性状】 本品为不规则的段。其余主要特征同药材

【鉴别】【检查】【浸出物】【含量测定】同药材。

【味性】 味苦，性凉。

【功能与主治】 防瘟解毒，消肿止痛。用于流行性疾病。

【ཕན་ནུས།】 མེ་སྟེར་ལགས། མིང་ཅན་གཉན་ཚོག་སྐྲངས་འཇོམས་གཟེར་སྐྲན་མཚོག ཆེས་དང་། སྐྲན་གྱི་འཁྲུངས་དཔེ་དེ་མེད་ནེས་གྱི་མེ་ཁོང་ལགས།

ནུས་པས་གཉན་རིམས་དང་གགས་ཚོག་འཇོམས། སྐྲངས་པ་ག་བ྄ི཈། གཟེར་གཚོག དུག་དང་ཚད་པ་སེལ། གདོན་ནད་ལ཈ང་པ཈།

【用法与用量】 9~12 g。

【贮藏】 置干燥通风处。

臭蚤草质量标准起草说明

【名称】 中文名为臭蚤草，拼音名为 Chouzaocao，拉丁药名为 PULICARIAE INSIGNIS HERBA。藏文名为"མེད་ཅན།"，音译名为"敏间"。

【品种考证】 《蓝琉璃》《甘露本草明镜》《藏药志》《中华本草·藏药卷》等均有记载。《中华本草·藏药卷》记载："该植物具恶臭，茎基部有毛，全株有黏液，花黄色。"

经对四川甘孜州、阿坝州等地临床应用及市场流通情况调研，臭蚤草为敏间的主流品种。

【植物形态】 多年生草本。根状茎上端有密集的分枝和被白色密毛的芽。茎不分枝或有2~3个花序枝，被长粗毛。基部叶倒披针形，下部渐狭成长柄，茎部叶长圆形或卵圆状长圆形，顶端钝或稍尖，全缘，基部等宽，无柄，半抱茎，两面被毡状长贴毛。头状花序单生，总苞宽钟状，总苞片多层，径2~2.5 cm，舌状花黄色，外面有毛，舌片狭长；冠毛白色，冠毛内层有5或8个羽状毛；瘦果近圆柱形。花期7—9月。

【分布及生态环境】 分布于四川、西藏及青海等地。生于海拔4 000~4 600 m的山脊岩石上，石砾坡地和草丛中。

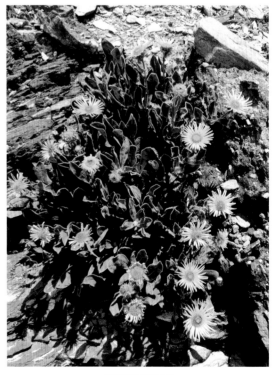

臭蚤草植物图

【性状】 根据药材样品据实描述。

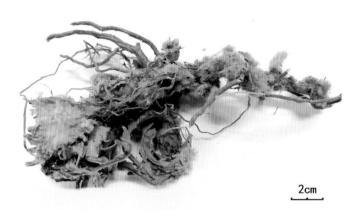

臭蚤草药材图

【鉴别】（1）显微鉴别　经对本品粉末显微特征的观察，其叶表皮细胞及气孔、根表皮细胞、非腺毛等特征明显，收入标准正文。

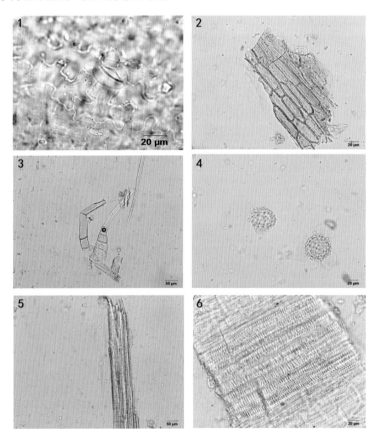

臭蚤草粉末显微特征图

1—叶表皮细胞及气孔　2—根表皮细胞　3—非腺毛　4—花粉粒　5—纤维　6—导管

（2）薄层鉴别　建立了以绿原酸对照品为对照的薄层色谱鉴别方法，方法的分离度及重现性均较好。

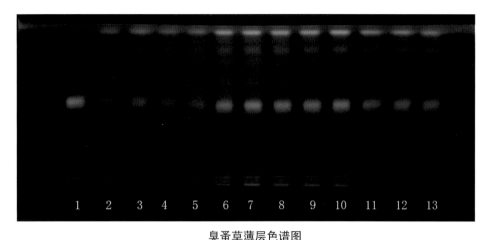

臭蚤草薄层色谱图
1—绿原酸对照品　2~13—药材样品

【检查】**水分**　12 批样品水分的测定结果为 4.4%~7.2%，平均值为 5.4%，结合 "药材和饮片检定通则（通则 0212）" 相关要求，规定限度不得过 13.0%。

【浸出物】　12 批样品浸出物的测定结果为 11.7%~12.5%，平均值为 12.1%，规定限度不得少于 10.0%。

【含量测定】　臭蚤草主要含苯丙素类成分，其中以绿原酸含量较高。采用 HPLC 法，建立了臭蚤草药材中绿原酸的含量测定方法。经方法验证，绿原酸在 0.003~0.200 mg/ml 范围内线性关系良好（r=0.998 5），平均加样回收率为 96.7%，RSD 为 1.5%。12 批臭蚤草样品中的绿原酸含量范围为 1.57%~3.13%，平均值为 2.23%。根据测定结果，规定 "本品按干燥品计算，含绿原酸（$C_{16}H_{18}O_9$）不得少于 1.0%。"

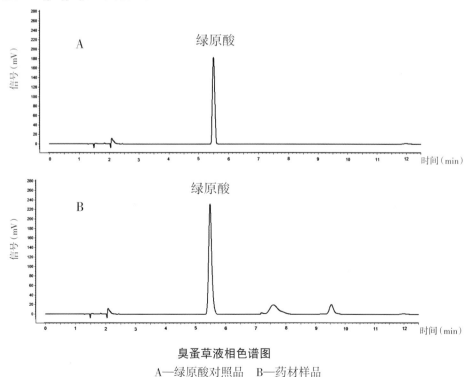

臭蚤草液相色谱图
A—绿原酸对照品　B—药材样品

【味性】【功能与主治】根据《晶珠本草》《藏药晶镜本草》拟定。

【用法与用量】根据《中华本草·藏药卷》拟定。

参考文献

[1] 帝玛尔·丹增彭措 . 晶珠本草（藏文）[M]. 北京：民族出版社，2005.

[2] 嘎务 . 藏药晶镜本草（藏文）[M]. 北京：民族出版社，2018.

[3] 中国科学院西北高原生物研究所 . 藏药志 [M]. 西宁：青海人民出版社，1991.

[4] 国家中医药管理局《中华本草》编委会 . 中华本草：藏药卷 [M]. 上海：上海科学技术出版社，2002.

[5] 中国科学院中国植物志编辑委员会 . 中国植物志：第 75 卷 [M]. 北京：科学出版社，1979.

[6] 第司·桑杰嘉措 . 蓝琉璃 [M]. 上海：上海科学技术出版社，2012.

[7] 嘎玛群培 . 甘露本草明镜 [M]. 拉萨：西藏人民出版社，1993.

起草单位：西南民族大学

起草人：张志锋　李　丽

复核单位：四川省药品检验研究院

悬钩木 ग़ᠴ᠌ᠬᠠᢅ

Xuan'goumu 甘扎嘎日

RUBI SUBORNATI CAULIS

本品为蔷薇科植物黑腺美饰悬钩子 *Rubus subornatus* var. *melanadenus* Focke 的茎枝。采集后，剖开，去皮，干燥。

【性状】 本品呈半圆柱形，厚 1~4 mm。表面黄白色至浅黄色，可见残留的红棕色茎皮、突起的侧枝痕及皮刺基。质脆，易折断，断面不平坦，黄白色至浅红褐色。中空或有髓。气微，味淡。

【鉴别】 （1）本品粉末浅黄白色或浅黄色。木纤维多呈束或单个散在，细胞壁较薄，具不明显壁孔。草酸钙簇晶多见，棱角圆钝或稍尖，直径 10~25 μm。导管多为具缘纹孔导管，纹孔较密。

（2）取本品粉末 1 g，加甲醇 25 ml，超声处理 30 分钟，滤过，滤液蒸干，残渣加甲醇 2 ml 使溶解，作为供试品溶液。另取儿茶素对照品，加甲醇制成每 1 ml 含 0.5 mg 的溶液，作为对照品溶液。照薄层色谱法（通则 0502）试验，吸取上述两种溶液各 4 μl，分别点于同一硅胶 G 薄层板上，以甲苯－乙酸乙酯－甲醇－甲酸（3：6：0.6：0.3）为展开剂，展开，取出，晾干，喷以 1% 香草醛硫酸溶液，在 105℃加热至斑点显色清晰。供试品色谱中，在与对照品色谱相应的位置上，显相同颜色的斑点。

【检查】 **水分** 不得过 13.0%（通则 0832 第二法）。

总灰分 不得过 2.0%（通则 2302）。

【浸出物】 照醇溶性浸出物测定法（通则 2201）项下的热浸法测定，以乙醇为溶剂，不得少于 5.0%。

饮 片

【炮制】 除去杂质、切段。

【性状】 本品为不规则的段。其余主要特征同药材。

【鉴别】【检查】【浸出物】 同药材。

【味性】 味甘、涩、辛，性凉。

【功能与主治】 清热解毒，利肺防疫；用于"三因"引起的发热、寒战等各种热性疾病。

【ཕན་ནུས།】 ཤེལ་ཕྲེང་ལས། རྩ་སྐྱོང་ཤུན་པ་འབས་ཐུང་ཚད་འཛོམས། ཤིང་དང་། སྲན་གྱི་འབྲུལ་བའི་དུ་མེད་ཤེལ་གྱི་མེ་ཕོག་ལས། ནུས་པ་ནས་ཤེས།

གཤུམ་འདུལ་བ་དང་། ཁྱད་པར་ཀླུང་ཚད་སྐྲན་པ་དང་རིམས་ནད་ཀྲུང་ཕྱུན་སེལ། མ་ཞིན་ཚད་པ་ཞིན་ཟིང་འཛོམས། བད་ཀན་སྐྱུ་བའི་ནད་དང་། སྐྲོ་བར་ཚད་

ཚད་པའས་པ་སོགས་སྟོ་བའི་ནད་རིགས་ཀུན་ལ་ཕན། ག་ཐབའི་ནུས་པ་སྟེ་དང་མཚངས་ཤིང་ཁྲག་པར་རིམས་ལ་མཆོག ༔

【用法与用量】 3~5 g。
【贮藏】 置阴凉干燥处。

悬钩木质量标准起草说明

【名称】 中文名为悬钩木，拼音名为 Xuan'goumu，拉丁药名为 RUBI SUBORNATI CAULIS。藏文名为 "ཀཎ་ཀ་རི"，音译名为 "甘扎嘎日" 或 "干扎噶若" "嘎札嘎日" "堪札嘎日" "干札嘎若" 等。

【品种考证】 悬钩木是藏医临床常用特色药材，始载于《月王药诊》，具有清热解毒功效，多用于治疗肺炎、流感。《卫生部药品标准·藏药第一册》（1995年版）收载基原为粉枝莓 *Rubus biflorus* Buch. – Ham. ex Smith、青海悬钩子 *R.kokoricus* Hao、《西藏自治区藏药材标准》（2012年版）、《藏药标准》（1978年版）收载基原为粉刺莓 *R.biflorus* Buch. – Ham.、青海悬钩子 *R.kokoricus* Hao、石生悬钩子 *R.saxatilis* L.。根据藏医药文献、临床应用及市场调研，四川地区藏药悬钩木的主流品种为黑腺美饰悬钩子 *R. subornatus* var. *melanadenus* Focke，故收入标准。

【植物形态】 灌木；小枝灰褐色至褐色，小枝、叶柄及花序具紫色或紫褐色腺毛。小叶常3枚，宽卵形至长卵形，顶生小叶基部圆形至浅心形，上面有稀疏柔毛，下面密被灰白色绒毛，边缘有粗锐锯齿或缺刻状重锯齿，有时羽状浅裂。托叶、苞片线状披针形或线形。花6~10朵成伞房状花序或1~3朵簇生于叶腋；花萼外面被灰白色柔毛和绒毛，常有疏密不等的针刺和腺毛；花瓣紫红色，两面均具细柔毛。果实卵球形；核有明显皱纹。花期5—6月，果期8—9月。

【分布及生态环境】 分布于四川西部、云南西北部、西藏东南部等地区。生于海拔2 700~4 000 m 的山坡、路边或杂木林内及林间空旷处。

【性状】 根据药材样品据实描述。

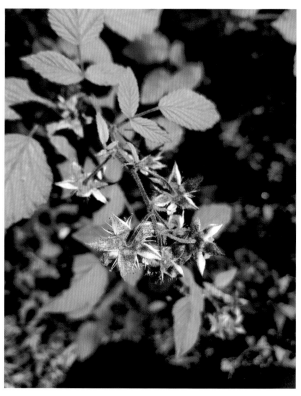

黑腺美饰悬钩子植物图

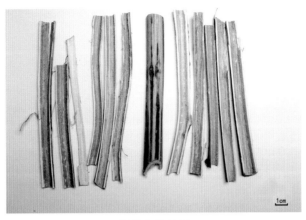

悬钩木药材图

【鉴别】（1）显微鉴别 经对本品粉末显微特征的观察，其木纤维、草酸钙簇晶、导管等特征明显，收入标准正文。

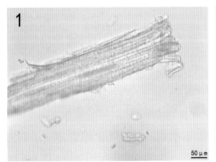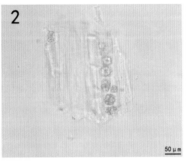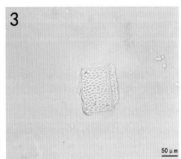

悬钩木粉末显微特征图
1—木纤维 2—草酸钙簇晶 3—导管

（2）薄层鉴别 建立了以儿茶素为对照的薄层色谱鉴别方法，方法的分离度及重现性均较好。

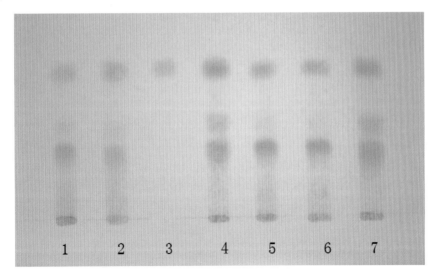

悬钩木薄层色谱图
1~2、4~7—药材样品 3—儿茶素对照品

【检查】水分　根据样品水分的测定结果并结合 "药材和饮片检定通则（通则 0212）"
相关要求，规定限度不得过 13.0%。

　　总灰分　根据样品总灰分的测定结果，规定限度不得过 2.0%。

　　【浸出物】根据样品浸出物的测定结果，规定限度不得过 5.0%。

　　【味性】【功能与主治】根据《晶珠本草》《藏药晶镜本草》拟定。

　　【用法与用量】根据《中华本草·藏药卷》拟定。

参考文献

[1] 罗达尚. 新修晶珠本草 [M]. 成都：四川科学技术出版社，2004.

[2] 罗达尚. 中华藏本草 [M]. 北京：民族出版社，1997.

[3] 中国科学院西北高原生物研究所. 藏药志 [M]. 西宁：青海人民出版社，1991.

[4] 国家中医药管理局《中华本草》编委会. 中华本草：藏药卷 [M]. 上海：上海科学技术出版社，2002.

[5] 马世林，毛继祖. 月王药诊 [M]. 上海：上海科学技术出版社，2012.

[6] 卫生部药典委员会. 中华人民共和国卫生部药品标准：藏药第一册 [S]. 北京：人民卫生出版社，
　　1995.

[7] 西藏自治区食品药品监督管理局. 西藏自治区藏药材标准 [S]. 拉萨：西藏人民出版社，2012.

[8] 中国科学院中国植物志编辑委员会. 中国植物志：第 37 卷 [M]. 北京：科学出版社，1985.

[9] 陈常莲，吴香杰，毛历历. 蒙药材悬钩子木的生药鉴别研究 [J]. 世界最新医学信息文摘（电子
　　版），2013（19）：338 – 339.

[10] 梁斯琴，吴香杰. 蒙药材石生悬钩子的生药鉴别研究 [J]. 中国民族医药杂志，2014，20（3）：
　　41 – 42.

[11] 马志良，多杰. 藏药悬钩木的质量标准研究 [J]. 中国药房，2018，29（2）：179 – 182.

[12] 角巴加，利毛才让，热增才旦. 藏药甘扎嘎日本草考证及生药学研究 [J]. 安徽农业科学，2014，42
　　（20）：6605 – 6607.

[13] 西藏、青海、四川、甘肃、云南、新疆卫生局. 藏药标准 [S]. 西宁：青海人民出版社，1978.

起草单位：成都中医药大学

起草人：古　锐　王柯入

复核单位：四川省药品检验研究院

密生波罗花 ཁྱག་ཚོས་དམར་པོ།

Mishengboluohua 欧曲玛保

INCARVILLEAE COMPACTA FLOS

本品为紫葳科植物密生波罗花 *Incarvillea compacta* Maxim. 的干燥花。5—7 月花盛开时采收，晾干。

【性状】 本品多皱缩。花萼钟状，长 1.2~1.8 cm，萼齿三角形；花冠呈漏斗状，淡紫色或棕褐色，长 3.5~4 cm，先端 5 裂，裂片圆形，雄蕊 4。气微，味淡。

【鉴别】 （1）本品粉末黄褐色至紫褐色。花瓣碎片薄壁细胞类圆形，顶端碎片的表皮细胞呈乳头状。花粉粒圆形、椭圆形，表面有颗粒状凸起。腺毛头部由 5~10 个细胞组成，柄 1~3 个细胞。淀粉粒散在，单粒类球形，直径 8~35 μm，脐点点状、短缝状。

（2）取本品粉末 0.5 g，加甲醇 10 ml，超声处理 20 分钟，滤过，滤液作为供试品溶液。另取毛蕊花糖苷对照品，加甲醇制成每 1ml 含 0.5 mg 的溶液，作为对照品溶液。照薄层色谱法（通则 0502）试验，吸取上述两种溶液各 1 μl，分别点于同一聚酰胺薄膜上，以甲醇 – 冰醋酸 – 水（9：1：5）为展开剂，展开，取出，晾干，置紫外光灯（365 mn）下检视。供试品色谱中，在与对照品色谱相应的位置上，显相同颜色的荧光斑点。

（3）取鉴别（2）项下的供试品溶液 5 ml，蒸干，残渣加甲醇 1 ml 使溶解，作为供试品溶液。另取齐墩果酸对照品，加甲醇制成每 1ml 含 1 mg 的溶液，作为对照品溶液。照薄层色谱法（通则 0502）试验，吸取上述两种溶液各 5~8 μl，分别点于同一硅胶 G 薄层板上，使成条状，以甲苯 – 乙酸乙酯 – 冰醋酸（14：4：0.5）为展开剂，展开，取出，晾干，喷以 10% 硫酸乙醇溶液，在 105℃加热至斑点显色清晰，分别置日光和紫外光灯（365 mn）下检视。供试品色谱中，在与对照品色谱相应的位置上，分别显相同颜色的斑点或荧光斑点。

【检查】 水分　不得过 13.0%（通则 0832 第二法）。

【浸出物】 照醇溶性浸出物测定法（通则 2201）项下的热浸法测定，用 30% 乙醇作溶剂，不得少于 25.0%。

饮　片

【炮制】除去杂质。

【味性】味甘、苦，性凉。

【功能与主治】 消胀镇痛。用于胃肠道胀痛，消化不良。

【པན་ནུས།】 ཤེལ་ཕྲེང་ལས། ཀྱུག་ཚོས་རྣ་བའི་ནད་སེལ་སྐྲངས་པ་སྐྲུང་། ཞེས་དང་། སྨན་གྱི་འབྱུང་ང་དང་དེ་ཉིད་ཤེལ་གྱི་མེ་ལོང་ལས། མེ་ཏོག་གིས

རྐྱང་འཁྲིལ་བ་འཕྲེན། སྐྲོས་པ་སྐྲུང་། སྐྲངས་ཐབས་སེལ།

【用法与用量】 2~3 g；外用适量。

【贮藏】 置通风干燥处，防潮。

密生波罗花质量标准起草说明

【名称】 中文名为密生波罗花，拼音名为 Mishengboluohua，拉丁药名为 INCARVILLEAE COMPACTA FLOS。藏文名为"ཀྱུག་ཚོས་དམར་པོ"，音译名为"欧曲玛保"或"乌曲玛保"等。

【品种考证】《度母本草》《晶珠本草》《蓝琉璃》《藏药志》等均有记载。《蓝琉璃》记载："乌曲花色不同，分红、白、黄三种，其中红色乌曲叶子深裂，铺地面，花似珊瑚堆，花蕊黄色，荚果状如岩羊角，种子形似小豌豆。"经对四川甘孜州、阿坝州等地临床应用及市场流通情况调研，欧曲玛保最常用品种的花为紫红色，经实地采集原植物进行基原鉴定，为密生波罗花。

【植物形态】 多年生草本。根肉质，圆锥状。叶为 1 回羽状复叶、聚生于茎基部；顶端小叶近卵圆形，比侧生小叶较大，全缘。总状花序密集，聚生于茎顶端。花萼钟状，萼齿三角形。花冠筒外面紫色，裂片圆形。雄蕊 4，2 强。子房长圆形，柱头扇形。蒴果长披针形，具明显的 4 棱。花期 5—7 月，果期 8—12 月。

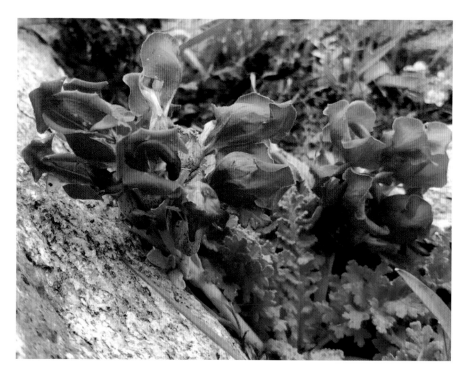

【分布与生态环境】 分布于四川西部、青海、西藏、云南西北部、甘肃南部等地。生长于海拔 2 500~5 000 m 的空旷石砾山坡及草灌丛中。

密生波罗花植物图

【性状】本品根据样品据实描述。

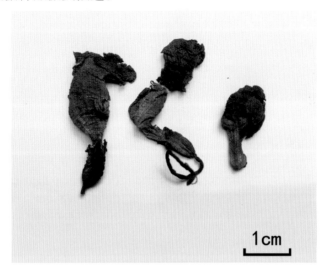

密生波罗花药材图

【鉴别】（1）显微鉴别　经对本品粉末显微特征的观察，其花瓣碎片薄壁细胞、花粉粒、腺毛等特征明显，收入标准正文。

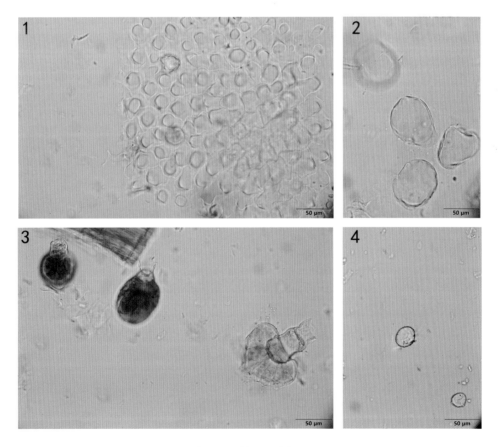

密生波罗花显微特征图

1—花瓣碎片薄壁细胞　2—花粉粒　3—腺毛　4—淀粉粒

（2）薄层鉴别　建立了以齐墩果酸对照品和毛蕊花糖苷对照品为对照的薄层色谱鉴别方法，方法的分离度及重现性均较好。

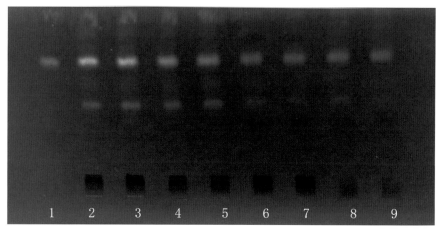

密生波罗花鉴别色谱图（1）
1—毛蕊花糖苷对照品　2~9—药材样品

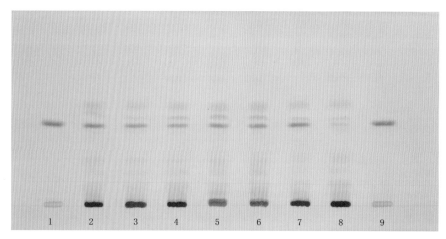

日光

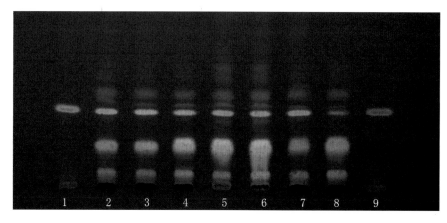

紫外光灯（365 nm）

密生波罗花鉴别色谱图（2）
1，9—齐墩果酸对照品　2~8—药材样品

【检查】 水分　根据样品水分的测定结果并结合"药材和饮片检定通则（通则0212）"相关要求，规定限度不得过13.0%。

【浸出物】 根据样品浸出物的测定结果，规定限度不得少于25.0%。

【味性】【功能与主治】根据《晶珠本草》《藏药晶镜本草》拟定。

【用法与用量】根据《中华本草·藏药卷》拟定。

参考文献

[1] 希瓦措.度母本草[M].毛继祖等，译.西宁：青海人民出版社，2016.

[2] 帝玛尔·丹增彭措.晶珠本草（藏文）[M].北京：民族出版社，2005.

[3] 嘎务.藏药晶镜本草（藏文）[M].北京：民族出版社，2018.

[4] 中国科学院西北高原生物研究所.藏药志[M].西宁：青海人民出版社，1991.

[5] 中国科学院中国植物志编辑委员会.中国植物志：第69卷[M].北京：科学出版社，1990.

[6] 陈绍田，管开云，周浙昆，等.角蒿属(紫葳科)的花粉形态[J].云南植物研究，2003，25（4）：457-464.

[7] 邹琼宇，陈德力，黄园园，等.角蒿属植物化学成分及药理活性研究进展[J].中草药，2016，47（3）：499-511.

[8] 塔木，吴香杰.蒙药材角蒿的性状、显微鉴别研究[J].世界最新医学信息文摘，2016，16（8）：243+245.

[9] 王明明，曹芳，李海涛.密花角蒿化学成分的研究[J].中成药，2019，41（1）：110-113.

[10] 李钦，沈月毛，评浒，等.角蒿中的环己乙醇类化学成分研究[J].中山大学学报：自然科学版，2008，47（5）：58-62.

[11] 国家中医药管理局《中华本草》编委会.中华本草：藏药卷[M].上海：上海科学技术出版社，2002.

[12] 第司·桑杰嘉措.蓝琉璃[M].上海：上海科学技术出版社，2012.

起草单位：成都中医药大学

起草人：张　艺　王　艺

复核单位：四川省药品检验研究院

密花香薷 ཕྱི་རུག་སྨུག་པོ

Mihuaxiangru

齐柔木布

ELSHOLTZIAE DENSAE HERBA

本品为唇形科植物密花香薷 *Elsholtzia densa* Benth. 的干燥地上部分。6—7 月割取地上部分，洗净，晾干。

【性状】 本品茎枝四棱形，紫色至黄绿色，自基部对生分枝，被灰白色柔毛，质脆易折，断面中空。叶对生，长圆状披针形至椭圆形，表面暗绿色或棕褐色，边缘具锯齿，两面密被柔毛，背面具密集透明腺点。穗状花序，花密集，易脱落，黄褐色。小坚果卵球形。具浓烈香气，味微涩、辛凉。

【鉴别】 （1）本品粉末深绿色。非腺毛众多，单细胞或多细胞，单细胞非腺毛锥状；多细胞非腺毛多碎断，中部常有一个或几个细胞缢缩，基部细胞较大，顶端细胞锐尖。腺毛头部类圆形，两个细胞组成，腺柄单细胞，甚短。腺鳞头部呈扁圆球形，有 8 个细胞，腺柄单细胞，极短。叶表皮细胞表面观多角形，垂周壁波状弯曲，气孔为不等式。导管多为螺纹导管和具缘纹孔导管，直径 15~60 μm。

（2）取本品粉末 1 g，加稀盐酸 1 ml，甲醇 25 ml，超声处理 60 分钟，滤过，滤液蒸干，残渣加甲醇 2 ml 使溶解，作为供试品溶液。另取齐墩果酸对照品，加甲醇制成每 1 ml 含 1 mg 的溶液，作为对照品溶液。照薄层色谱法（通则 0502）试验，吸取上述两种溶液各 2~5 μl，分别点于同一硅胶 G 薄层板上，以甲苯 - 乙酸丁酯 - 冰醋酸（12：4：0.5）为展开剂，展开，取出，晾干，喷以 10% 硫酸乙醇溶液，在 105℃ 加热至斑点显色清晰，分别置日光和紫外光灯（365 nm）下检视。供试品色谱中，在与对照品色谱相应的位置上，显相同颜色的斑点或荧光斑点。

【检查】 **水分** 不得过 13.0%（通则 0832 第四法）。

总灰分 不得过 14.0%（通则 2302）。

酸不溶性灰分 不得过 4.0%（通则 2302）。

【浸出物】 照醇溶性浸出物测定法（通则 2201）项下的热浸法测定，用稀乙醇作溶剂，不得少于 15.0%。

饮 片

【炮制】 除去杂质，洗净，切段，干燥。

【性状】 本品为不规则的段。其余主要特征同药材。

【鉴别】【检查】【浸出物】同药材。

【味性】味辛、涩，性凉。

【功能与主治】除湿，驱虫。用于"培根"病，咽喉炎，疮疖及皮肤瘙痒症。

【ཕན་ནུས།】 ཤིལ་ཐོང་ལས། ཀྱི་རྩྭ་ཀླུ་ལི་འབྲུང་ཤིང་ཕྲིན་ཕོང་སེལ། ཞིན་དང་། སྐྲན་ཀྱི་འཁྲུངས་དཔེ་དེ་མེད་སེལ་ཀྱི་མེ་ལོང་ལས། ནུས་པས་ནད།

གན་སེལ། རྩྭ་ལ་སྦྱར་ན་རྣའི་འབུ་སྲང་། གགག་ཚོག་སེལ། ཕྲིན་ཀྱི་ནད་རིགས་ཀུན་དང་ཕོང་མིག་སོགས་ལ་ཕན།

【用法与用量】2~5 g。外用适量。

【贮藏】置通风干燥处。

密花香薷质量标准起草说明

【名称】 中文名为密花香薷，拼音名为Mihuaxiangru，拉丁药名为ELSHOLTZIAE DENSAE HERBA。藏文名为"ཀྱི་རྩྭག་སྐླག་ཕོ"，音译名为"齐柔木布"，也可译为"齐柔"。

【品种考证】《度母本草》《晶珠本草》《甘露本草明镜》等均有记载。《度母本草》记载："齐柔木布生于草甸、田边，茎方形，分枝多。叶状如玉佩，花状如黄花香薷，花穗状如虎豹尾。"《晶珠本草》记载："齐柔分黄、黑两类，黑者又分篮紫两种，黄齐柔生长在高山草甸、泉边、沼泽草甸，叶状如荨麻叶，花穗状如虎豹尾，花黄色；黑齐柔，生长在黑土、禽圈周围，茎方形，叶卵形，花状如唇形。"《甘露本草明镜》记载："土香薷为一年生草本，根淡黄色，具须根，茎直立、分枝，具有节间。叶对生，长圆形，两面被柔毛，具明显叶脉，边缘有锯齿。穗状花序，花状如唇形，紫色。"

各地藏医所用齐柔均为香薷属植物，密花香薷和毛穗香薷最为常用，市场流通的主流品种为密花香薷，故收入标准。

【植物形态】 草本。茎直立，自基部多分枝。叶长圆状披针形至椭圆形，边缘具锯齿。穗状花序长圆形或近圆形，长2~6 cm，宽1 cm，密被紫色串珠状长柔毛；最下的一对苞叶与叶同形，向上呈苞片状，卵圆状圆形，外面及边缘被具节长柔毛。花萼钟状，密被紫色串珠状长柔毛，果时膨大，近球形。花冠小，淡紫色，外面及边缘密被紫色串珠状长柔毛。花、果期7—10月。

【分布及生态环境】 分布于四川、云南、西藏、河北、山西、陕西、甘肃、青海及新疆等省（区）。生于海拔1 800~4 100 m的林缘、高山草甸、林下、河边及山坡荒地。

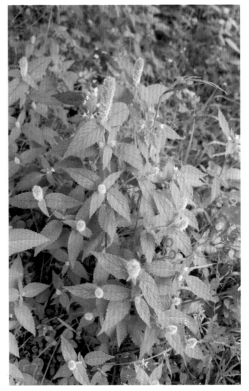

密花香薷植物图

【性状】 根据药材样品据实描述。

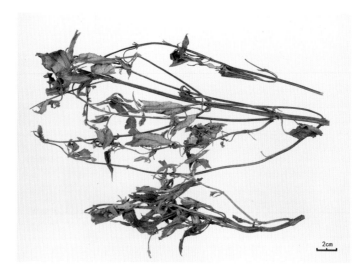

密花香薷药材图

【鉴别】（1）显微鉴别　经对本品粉末显微特征的观察，其非腺毛、腺毛、腺鳞等特征明显，收入标准正文。

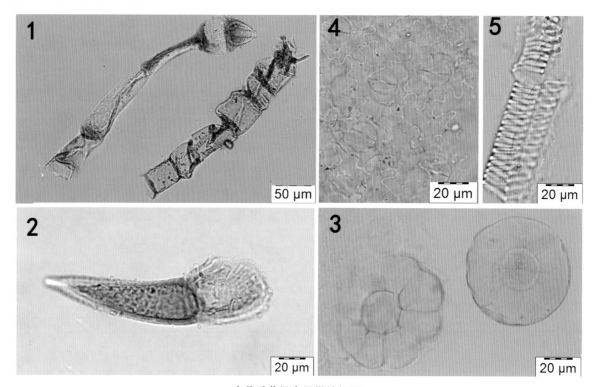

密花香薷粉末显微特征图
1—非腺毛　2—腺毛　3—腺鳞　4—叶表皮细胞及气孔　5—导管

（2）薄层鉴别　建立了以齐墩果酸对照品为对照的薄层色谱鉴别方法，方法的分离度及重现性均较好。

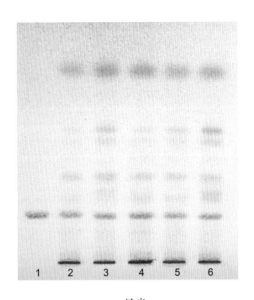 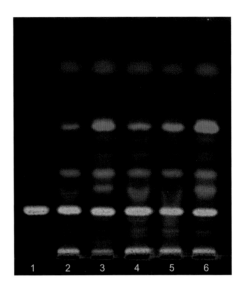

日光　　　　　　　　　　　　　　紫外光灯（365 nm）

密花香薷薄层色谱图

1—齐墩果酸对照品　2~6—药材样品

【检查】　**水分**　根据样品水分的测定结果并结合 "药材和饮片检定通则（通则 0212）"
相关要求，规定限度不得过 13.0%。

　　总灰分、酸不溶性灰分　根据样品的测定结果，规定总灰分不得过 14.0%，酸不溶性灰
分不得过 4.0%。

　　【浸出物】　根据样品浸出物的测定结果，规定限度不得少于 15.0%。

　　【味性】【功能与主治】　根据《晶珠本草》《藏药晶镜本草》拟定。

　　【用法与用量】　根据《中华本草·藏药卷》拟定。

参考文献

[1] 帝玛尔·丹增彭措.晶珠本草（藏文）[M].北京：民族出版社，2005.

[2] 嘎务.藏药晶镜本草（藏文）[M].北京：民族出版社，2018.

[3] 国家中医药管理局《中华本草》编委会.中华本草：藏药卷 [M].上海：上海科学技术出版社，2002.

[4] 中国科学院中国植物志编辑委员会.中国植物志：第 66 卷 [M].北京：科学出版社，1977.

[5] 希瓦措.度母本草 [M].毛继祖等，译.西宁：青海人民出版社，2016.

[6] 嘎玛群培.甘露本草明镜 [M].拉萨：西藏人民出版社，1993.

起草单位：四川省中医药科学院

起草人：周　毅　陈　雏　王红兰　孙洪兵

　　　　李　彬　吴　燕　杨　萍　牛　童

复核单位：四川省药品检验研究院

绿绒蒿 ཨུ་ཏལ།

Lüronghao 吾白

MECONOPSIS QUINTUPLINERVIAE HERBA

本品为罂粟科植物五脉绿绒蒿 *Meconopsis quintuplinervia* Regel 或全缘叶绿绒蒿 *Meconopsis integrifolia*（Maxim.）Franch. 等同属多种植物的干燥全草。夏季开花时采收，除去杂质，切段，阴干。

【性状】 **五脉绿绒蒿** 根须状。叶基生，多皱缩，展平后呈倒卵型至倒披针形，基部渐狭并下延入叶柄；长 5~20 cm，宽 1~3 cm，被毛，具 3~5 条明显纵脉，花葶圆柱型，长 20~40 cm，表面呈浅黄色或浅黄绿色，被硬毛。花浅蓝紫色，多脱落，子房近球形，被刚毛。气微，味微苦。

全缘叶绿绒蒿 主根圆锥形，长 5~10 cm，直径 0.5~1 cm，表面棕色，质硬，不易折断，有纵皱纹。茎圆柱形，中空，表面棕黄色，具有明显的纵条纹，被毛。叶基生，多皱缩，基部渐狭延展成翅，具 3 条明显纵脉，被毛。花黄色，多脱落，花丝黄褐色，子房密被金黄色柔毛。

【鉴别】（1）本品粉末淡黄棕色或浅黄绿色。非腺毛单列或多列，部分边缘可见刺状突起，无色或黄色。花粉粒圆球形，直径 30~35 μm，具 3 个萌发孔（全缘叶绿绒蒿花粉粒无萌发孔），螺纹导管多见。

（2）取本品粉末 0.5 g，加入 80% 甲醇 20 ml，加热回流 30 分钟，滤过，滤液加盐酸 2 ml，加热回流 1 小时，浓缩至 2 ml，加水 5 ml，用乙酸乙酯提取 2 次，每次 5 ml，合并乙酸乙酯液，蒸干，残渣加甲醇 1 ml 使溶解，作为供试品溶液。另取槲皮素对照品，加甲醇制成每 1 ml 含 0.1 mg 的溶液，作为对照品溶液。照薄层色谱法（通则 0502）试验，吸取上述两种溶液各 3~5 μl，分别点于同一硅胶 G 薄层板上，以甲苯 – 乙酸乙酯 – 甲酸（5：2：1）的上层溶液为展开剂，展开，取出，晾干，喷以三氯化铝试液，在 105℃加热至斑点显示清晰，置紫外光灯（365 nm）下检视。供试品色谱中，在与对照品色谱相应的位置上，显相同的颜色的荧光斑点。

【检查】 **水分** 不得过 13.0%（通则 0832 第二法）。

总灰分 不得过 13.0%（通则 2302）。

酸不溶性灰分 不得过 6.0%（通则 2302）。

【浸出物】 照醇溶性浸出物测定法（通则 2201）项下的热浸法测定，以 70% 乙醇为溶剂，不得少于 8.0%。

【含量测定】 **全缘叶绿绒蒿** 照高效液相色谱法（通则 0512）测定。

色谱条件与系统适用性试验 以十八烷基硅烷键合硅胶为填充剂；以乙腈－0.4%磷酸溶液（30∶70）为流动相；检测波长为 360 nm。理论板数按槲皮素峰计算应不低于 5 000。

对照品溶液的制备 取槲皮素对照品适量，精密称定，加甲醇制成每 1 ml 含槲皮素 15 μg 的溶液，即得。

供试品溶液的制备 取本品粉末（过四号筛）约 0.5 g，精密称定，置具塞锥形瓶中，精密加入甲醇－盐酸（4∶1）混合溶液 50 ml，称定重量，加热回流 1 小时，放冷，再称定重量，用甲醇－盐酸（4∶1）混合溶液补足减失重量，摇匀，滤过，取续滤液，即得。

测定法 分别精密吸取对照品溶液与供试品溶液各 10 μl，注入液相色谱仪，测定，即得。

本品按干燥品计算，含槲皮素（$C_{15}H_{10}O_7$）不得少于 0.050%。

饮　片

【炮制】 除去杂质。

【性味】 味甘、涩，性凉。

【功能与主治】 清热解毒，消炎止痛，利尿。用于"洛彩"病，"钦彩"病，"赤巴"病，肺炎，咽喉炎，肝炎，胆囊炎，肝硬化，浮肿等。

【ཕན་ནུས།】 ཤེལ་ཕྲེང་ལས། ཀྱུཪྣུལ་སྐྱོ་མཆིན་ཚད་པ་མ་ལུས་སེལ། ཞིས་དང་། ནུས་པས་སྐྱོ་བ་དང་མཆིན་པའི་ཚད་པ་འཇོམས། ཕྲེ་བ་ཚ་བགག

སེལ་ཞིང་ཚད་པ་སྐྱེ་ལ་མཆོག ཁྲད་པར་དཀར་པོ་ས་བད་རྒྱུང་དང་། དཀཪ་པོས་བགག་ནད་འཇོམས། སེར་པོས་བད་ཀཪ་གཉིས་ཀུ་འཇིན་ཏེ་སྐྱ། །

【用法与用量】 3~6 g。

【贮藏】 置阴凉干燥处。

绿绒蒿质量标准起草说明

【名称】 中文名为绿绒蒿，拼音名为 Lüronghao，拉丁药名为 MECONOPSIS QUINTUPLINERVIAE HERBA。藏文名为"ཨུབྱལ"，音译名为"吾白"或"吾巴"等。

【品种考证】 《晶珠本草》记载："吾巴意清肝肺热，能解一切热病。因花颜色不同，分为白、红、蓝、黄四种。白花绿绒蒿治培根病、隆的合并病，蓝花绿绒蒿清热，治赤巴病，红花绿绒蒿治血分病，黄花绿绒蒿治培根病。"绿绒蒿为多基原药材，《卫生部药品标准·藏药第一册》（1995 年版）收载了绿绒蒿，为五脉绿绒蒿 *Meconopsis quintuplinervia* Regel、全缘叶绿绒蒿 *M. integrifolia*（Maxim.）、长叶绿绒蒿 *M. lancifolia*（Franch.）Franch. ex Prain. 的干燥全草；《藏药标准》（1978 年版）收载了全缘叶绿绒蒿、五脉绿绒蒿等的全草。

经对四川甘孜州、阿坝州等地临床应用及市场流通情况调研，绿绒蒿主流品种有 2 种：

五脉绿绒蒿 *M. quintuplinervia* Regel、全缘叶绿绒蒿 *M. integrifolia*（Maxim.）Franch.。

【植物形态】 **五脉绿绒蒿** 多年生草本。须根纤维状。叶全部基生，莲座状，叶片倒卵形至披针形，两面密被淡黄色或棕褐色、具多短分枝的硬毛，明显具 3~5 条纵脉。花葶 1~3，具肋，被棕黄色、具分枝且反折的硬毛。花单生于基生花葶上，下垂。花瓣淡蓝色或紫色；花丝丝状；子房密被棕黄色、具分枝的刚毛。蒴果椭圆形或长圆状椭圆形，长 1.5~2.5 cm，密被紧贴的刚毛。种子狭卵形，黑褐色，种皮具网纹和皱褶。花果期 6—9 月。

全缘叶绿绒蒿 具茎生叶，最上部茎生叶常成假轮生状。花通常 4~5 朵，稀达 18 朵，生最上部茎生叶腋内。花瓣黄色，稀白色。

【分布与生态环境】 **五脉绿绒蒿** 分布于西藏、青海、四川、甘肃、陕西等地，生于海拔 3 200~3 800 m 的高山草甸和阴坡灌丛。

全缘叶绿绒蒿 分布于四川、西藏、青海、甘肃、云南西北部等地，生于海拔 3 000~4 800 m 的高山草甸、灌丛中。

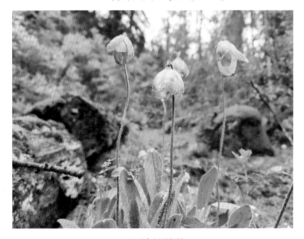 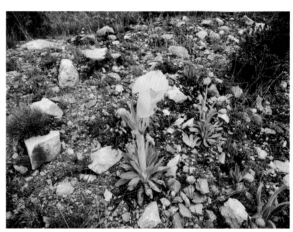

五脉绿绒蒿　　　　　　　全缘叶绿绒蒿

绿绒蒿植物图

【性状】 根据药材样品据实描述。

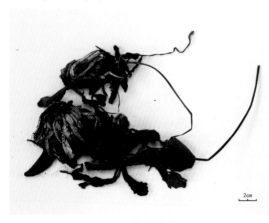 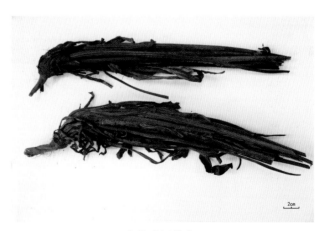

五脉绿绒蒿　　　　　　　全缘叶绿绒蒿

绿绒蒿药材图

216

【鉴别】（1）显微鉴别　经对本品粉末显微特征的观察，其非腺毛、花粉粒、导管特征明显，收入标准正文。

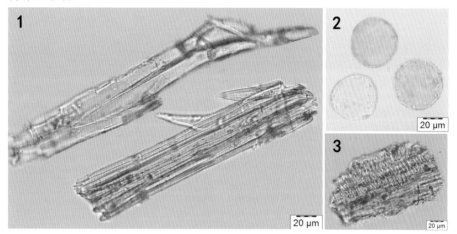

绿绒蒿粉末显微特征图
1—非腺毛　2—花粉粒　3—导管

（2）薄层鉴别　建立了以槲皮素对照品为对照的薄层色谱鉴别方法，方法的分离度及重现性均较好。

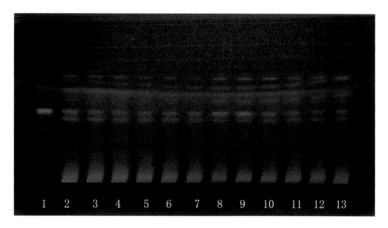

绿绒蒿薄层色谱图
1—槲皮素对照品　2~7—五脉绿绒蒿　8~13—全缘叶绿绒蒿

【检查】　水分　12 批样品水分的测定结果为 5.4%~8.4%，平均值为 6.6%，结合"药材和饮片检定通则（通则 0212）"相关要求，规定限度不得过 13.0%。

总灰分　12 批样品总灰分的测定结果为 9.8%~13.0%，平均值为 10.9%，规定限度不得过 13.0%。

酸不溶性灰分　12 批样品酸不溶性灰分的测定结果为 1.6%~5.1%，平均值为 3.2%，规定限度不得过 6.0%。

【浸出物】　12 批样品浸出物的实测结果 10.8%~27.1%，平均值为 18.1%，规定限度不得少于 8.0%。

217

【含量测定】 槲皮素为全缘叶绿绒蒿中含量较高的成分，采用 HPLC 法，建立了全缘叶绿绒蒿药材中槲皮素的含量测定方法。经方法验证，槲皮素在进样量为 0.067~1.065 μg 范围内线性关系良好（r=0.999 8），平均加样回收率为 103.2%，RSD 为 2.1%。全缘叶绿绒蒿槲皮素含量范围为 0.11%~0.19%，平均值为 0.15%，规定含量限度为"本品按干燥品计算，含槲皮素（$C_{15}H_{10}O_7$）不得少于 0.050%。"

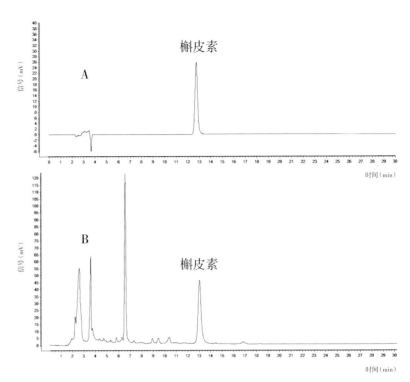

绿绒蒿液相色谱图
A—槲皮素对照品　B—药材样品

【味性】【功能与主治】根据《四部医典》《晶珠本草》《藏药晶镜本草》拟定。

【用法与用量】根据《中华本草·藏药卷》拟定。

参考文献

[1] 宇妥·元丹贡布. 四部医典 [M]. 马世林等，译. 上海：上海科学技术出版社，1987.

[2] 帝玛尔·丹增彭措. 晶珠本草（藏文）[M]. 北京：民族出版社，2005.

[3] 中国科学院中国植物志编辑委员会. 中国植物志：第 32 卷 [M]. 北京：科学出版社，1999.

[4] 卫生部药典委员会. 中华人民共和国卫生部药品标准：藏药第一册 [S]. 北京：人民卫生出版社，1995.

[5] 西藏、青海、四川、甘肃、云南、新疆卫生局. 藏药标准 [S]. 西宁：青海人民出版社，1978.

[6] 张长现，叶润蓉，卢学峰，等. 不同海拔高度五脉绿绒蒿中槲皮素和木犀草素含量变化 [J]. 天然产物研究与开发，2010，22（4）：643 – 646+691.

[7] 嘎务. 藏药晶镜本草（藏文）[M]. 北京：民族出版社，2018.

[8] 国家中医药管理局《中华本草》编委会. 中华本草：藏药卷 [M]. 上海：上海科学技术出版社，2002.

起草单位：西南民族大学

起草人：黄艳菲　兰建龙　孔苑琳　刘　圆

复核单位：四川省药品检验研究院

渣驯膏 ཟག་ཞུན་ཁཎ།

Zhaxun Gao 渣驯坎扎

ZHAXUN EXTRACT

本品为渣驯经加工制成的干燥浸膏。

【制法】 取渣驯，砸碎，加水分次煮沸溶散，滤过，合并滤液，浓缩至冷后不粘手，干燥，即得。

【性状】 本品为棕黑色块状固体；表面凹凸不平，具油性光泽。有特殊腥臭味，味苦、甘、涩。

【鉴别】 取本品粉末 1 g，加甲醇 25 ml，冷浸过夜，滤过，滤液作为供试品溶液。照薄层色谱法（通则 0502）试验，吸取上述溶液 10 μl，点于同一硅胶 GF$_{254}$ 薄层板上，以三氯甲烷 – 甲酸乙酯 – 甲醇 – 甲酸（5∶1∶0.5∶0.5）为展开剂，展开，取出，晾干，置紫外光灯（254 nm）下检视。供试品色谱中，应至少呈现 3 个暗色主斑点。

【检查】 水分 不得过 9.0%（通则 0832 第二法）。

酸不溶性灰分 不得过 2.0 %（通则 2302）。

【味性】 味苦、甘、涩，性凉。

【功能与主治】 清热解毒。用于诸热症，特治肝胃肾热症，"木布"病、肝病等。

【ཕན་ནུས།】 ཤེལ་ཕྲེང་ལས། ཟག་ཞུན་ཚད་པའི་ནད་རྣམས་ཀུན་ལ་ཕན། །ཁྱད་པར་པོ་མཚིན་མཁལ་ཚད་སེལ་བའི་མཆོག །

【用法与用量】 1.5~5 g。

【贮藏】 密封，置阴凉干燥处。

渣驯膏质量标准起草说明

【名称】 中文名为渣驯膏，拼音名为 Zhaxun Gao。拉丁药名为 ZHAXUN EXTRACT。藏文名为"ཟག་ཞུན་ཁཎ།"，音译名为"渣驯坎扎"。

【品种考证】 《晶珠本草》《月王药诊》《蓝琉璃》《中华本草·藏药卷》《藏药晶镜本草》等均有记载。《晶珠本草》记载："炎夏之际，朝向北方的岩山，熔成的汁，流出岩隙，集于一处的是渣驯，其状如色气，味明显，溶入时无沉淀物，手掂时重，坚硬；光滑，有味；在悬崖绝壁上产，没有混杂土石及动物粪便者为上品，与此相反者为下品。"

渣驯为岩层中赋存的有机质渗出后与复齿鼯鼠 *Trogopterus xanthipes* 或红耳鼠兔 *Ochotana erythrotis* Buchner 粪便的混合物。

在《卫生部药品标准·藏药第一册》（1995 年版）收载的 201 个成方制剂中，有 42 个含有渣驯膏，在藏药成方制剂和医疗机构制剂中，其使用频率也较高。

【分布与生态环境】 渣驯主要分布在四川、青海、西藏等省（区），四川主要分布于阿坝州、甘孜州、凉山州。分布在海拔1 000~5 000 m的岩壁，主要沉积在岩石凹陷台面、洞穴中。

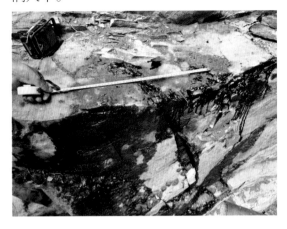 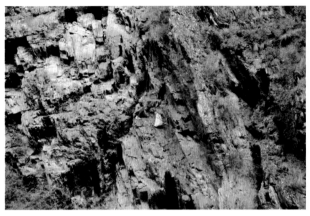

渣驯渗出状态   渣驯出露点勘测

【制法】 渣驯膏为渣驯药材水提取液加工而成，有干膏和稠膏两种。其炮制方法考证见下表。

渣驯膏炮制方法

来源	描述
《藏药标准》（1978年版）	炮制通则下：取渣驯药材1 000 g，用8 000 ml开水分次溶解，浓缩
《青海省藏药炮制规范》（2010年版）	取原药材，煮沸溶解，滤过，取滤液，置文火或蒸气反应锅中浓缩收膏，干燥，即得
《西藏自治区藏药炮制规范》（2008年版）	含有杂质需要用水冲洗，自身无毒，因为毒蛇要吃，因此需用麝香少许共同煮成膏状。目前的岩石上有鼯鼠的粪，炮制过程中需要把粪全部清除干净，然后冲洗干净，装至大的铁器中，加上水至容器满，融化后用木棍搅匀，沉淀一夜后，第二天将上层津液装至另一容器中，残渣用水继续溶解，除去糟粕。合并的津液需用纱布过滤。滤出的津液微火加热至膏状
《中国民族药志》	自洞口或洞中收取渣驯，筛净泥沙，拣去杂质，晒干。以4~5倍的水泡透后煮沸，滤出药汁，文火煎熬，浓缩收膏
《藏医诊治论文选》	用清水洗净药物上的泥土等杂质后多次涮洗。将药物捣碎成粗粒状后在干净的水中煮出浓汁，滤出浓汁置干净的瓷制容器内，用文火慢煮，不断搅拌，防止焦化。待药汁如浆糊状时，取出一滴膏汁置于石上，待凉后能搓揉成丸状可结束浓缩。烤焦部分弃去，稠膏倒入猪肚等容器保存
《新编晶珠本草》	取药材1 500 g，用开水8 000 ml分数次溶化，过滤，弃去残渣，滤液用文火煎熬，浓缩收膏，至膏冷后不粘手为度

经对四川、青海等地藏医院渣驯膏制备方法的调研，结合相关文献考证方法，制定了标准正文中的【制法】。

【性状】 根据市场收集及自制样品据实描述。

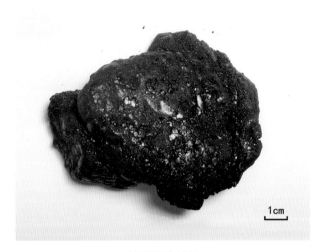

渣驯膏药材图

【鉴别】 薄层鉴别 由于渣驯膏的特殊性，无法找到适宜的对照物质，经研究，建立了渣驯膏薄层色谱鉴别方法，通过特征斑点的检视进行鉴别、经方法验证，重现性较好。

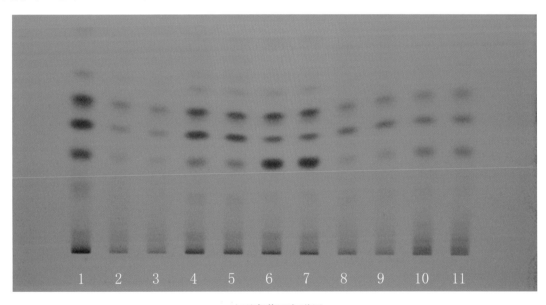

渣驯膏薄层色谱图
1~11—药材样品

【检查】 水分 11 批样品水分的测定结果为 6.1%~8.1%，平均为 7.3%。规定限度不得过 9.0%。

酸不溶性灰分 11 批样品酸不溶性灰分的测定结果为 0.4%~1.3%，平均为 0.9%。规定限度不得过 2.0%。

【味性】【功能与主治】根据《晶珠本草》《藏药晶镜本草》拟定。

【用法与用量】根据《中华本草·藏药卷》拟定。

【贮藏】根据其受热易融化的特性拟定，置阴凉干燥处。

参考文献

[1] 帝玛尔·丹增彭措.晶珠本草（藏文）[M].北京：民族出版社，2005.

[2] 马世林，毛继祖.月王药诊 [M].上海：上海科学技术出版社，2012.

[3] 宇妥·元丹贡布.四部医典 [M].马世林等，译.上海：上海科学技术出版社，1987.

[4] 国家中医药管理局《中华本草》编委会.中华本草：藏药卷 [M].上海：上海科学技术出版社，2002.

[5] 卫生部药典委员会.中华人民共和国卫生部药品标准：藏药第一册 [S].北京：人民卫生出版社，1995.

[6] 西藏、青海、四川、甘肃、云南、新疆卫生局.藏药标准 [S].西宁：青海人民出版社，1978.

[7] 青海省食品药品监督管理局.青海省藏药炮制规范 [S].西宁：青海人民出版社，2010.

[8] 西藏自治区食品药品监督管理局.藏药材炮制规范 [S].拉萨：西藏人民出版社，2008.

[9] 赵明明.藏药渣驯的形成机制与质量评价初步研究 [D].成都：成都中医药大学，2018.

[10] 叶翠萍.藏药渣驯对小鼠实验性肝损伤的保护作用及机制研究 [D].成都：成都中医药大学，2017.

[11] 第司·桑杰嘉措.蓝琉璃 [M].上海：上海科学技术出版社，2012.

[12] 嘎务.藏药晶镜本草（藏文）[M].北京：民族出版社，2018.

起草单位：成都中医药大学

起草人：古　锐　林　菁

复核单位：四川省药品检验研究院

暗绿紫堇

Anlüzijin

དེ་བ།

德哇

CORYDALIS MELANOCHLORAE HERBA

本品为罂粟科植物暗绿紫堇 *Corydalis melanochlora* Maxim. 的干燥全草。夏季花开时采收，除去泥土、杂质，晾干。

【性状】 本品常皱缩成团，长 5~18 cm。根茎短，簇生多数细圆锥形的根，长 1~6 cm，黄褐色。茎圆柱形，具纵棱，表面黄绿色或棕黄色。叶多皱缩或脱落，完整者展平后为三回羽状全裂，表面暗绿色或灰绿色；叶柄短或无。总状花序顶生，花 4~8 朵，密集近于伞形，花瓣背部具鸡冠状突起，矩圆筒形，长 1.3~1.5 cm，蓝色。气微香，味甘、苦。

【鉴别】 （1）本品粉末绿色至绿褐色。叶表皮细胞呈不规则形，气孔不等式或不定式，副卫细胞 4~5 个。薄壁细胞垂周壁略弯曲，连珠状增厚明显。花粉粒类球形，直径 80~155 μm，具 3 个萌发孔，表面可见稀疏的疣状突起。导管多为螺纹导管、梯纹导管，直径 12~163 μm。淀粉粒众多，单粒呈类圆形或椭圆形，直径 6~58 μm，脐点为点状、人字状、裂缝状、十字状，复粒由 2~4 分粒组成。

（2）取本品粉末 2 g，加浓氨试液湿润，加二氯甲烷 20 ml，超声处理 30 分钟，滤过，滤液蒸干，残渣加二氯甲烷 1 ml 使溶解，作为供试品溶液。另取原阿片碱对照品，加甲醇制成每 1 ml 含 1 mg 的溶液，作为对照品溶液。照薄层色谱法（通则 0502）试验，吸取供试品溶液 5 μl 和对照溶液 2 μl，分别点于同一硅胶 G 薄层板上，以环己烷 - 乙酸乙酯 - 甲醇 - 氨水（10∶8∶1∶0.05）为展开剂，展开，取出，晾干，喷以碘化铋钾试液。供试品色谱中，在与对照品色谱相应的位置上，显相同颜色的斑点。

【检查】 水分　不得过 13.0%（通则 0832 第二法）。

总灰分　不得过 17.0%（通则 2302）。

酸不溶性灰分　不得过 7.0%（通则 2302）。

【浸出物】 照醇溶性浸出物测定法（通则 2201）项下的热浸法测定，用 30% 乙醇作溶剂，不得少于 25.0%。

饮　片

【炮制】 除去杂质，切段。

【性状】 本品为不规则的段。其余主要特征同药材。

【鉴别】【检查】【浸出物】 同药材。

【味性】 味甘、苦，性凉。

【功能与主治】 清热解瘟。用于瘟疫疾病。

【ཕན་ནུས།】 ཤེལ་ཕྲེང་ལས། དེ་ཁུར་རིགས་སེལ་རྩ་མཁྲིས་མཁྲིས་ཚད་སེལ། ཞིས་དང་། སྨན་གྱི་འཁྲུངས་དཔེ་ནི་མེད་ཤེལ་གྱི་མེ་ལོང་ལས། ནུས་པས་རིམས་ཚད་སེལ།

【用法与用量】 3~6 g。外用适量。

【贮藏】 置阴凉干燥处。

暗绿紫堇质量标准起草说明

【名称】 中文名为暗绿紫堇，拼音名 Anlüzijin，拉丁药名为 CORYDALIS MELANOCHLORAE HERBA。藏文名为 "དེ་ཝ།"，音译名为 "德哇"。

【品种考证】 藏药 "德哇" 始载于《晶珠本草》。《宇妥本草》《度母本草》《妙音本草》《藏药晶镜本草》《藏药志》等均有记载，用于治 "赤巴" 病、瘟病时疫等热症。

经对四川甘孜州、阿坝州等地临床应用及市场流通情况调研，德哇的主流品种为暗绿紫堇 *Corydalis melanochlora* Maxim.。

【植物形态】 无毛草本。须根多数成簇，棒状肉质增粗。根茎短，具鳞茎；鳞片数枚，覆瓦状排列，褐色，椭圆形，长约 1.5 cm，肉质。茎 1~5 条，不分枝，上部具叶，下部裸露。基生叶 2~4 枚，叶柄长达 10 cm，叶片轮廓卵形或狭卵形，三回羽状全裂，小裂片不等的 2~3 浅裂，披针形或宽线形；茎生叶 2 枚，生于茎上部，通常近对生。总状花序顶生，有 4~8 花，密集近于伞形，长 2~3 cm；苞片指状全裂，裂片多数；花梗纤细，比苞片稍短。花瓣天蓝色，上花瓣长 2~2.5 cm，花瓣片背部具鸡冠状突起，矩圆筒形，长 1.3~1.5 cm，末端钝，略下弯。蒴果狭椭圆形。花果期 6—9 月。

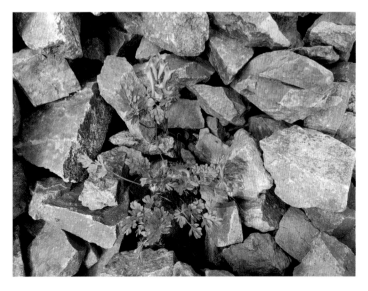

暗绿紫堇植物图

【分布与生态环境】 分布于四川、甘肃、青海等省（区）。生于海拔 2 850~5 500 m 的高山草甸或流石滩。

【性状】 根据药材样品据实描述。

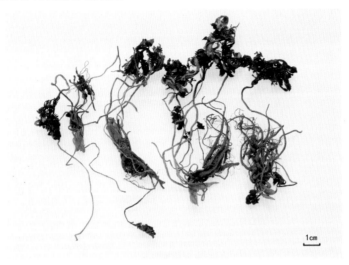

暗绿紫堇药材图

【鉴别】 （1）显微鉴别 经对本品粉末显微特征的观察，其叶表皮细胞、薄壁细胞、花粉粒等特征明显，收入标准正文。

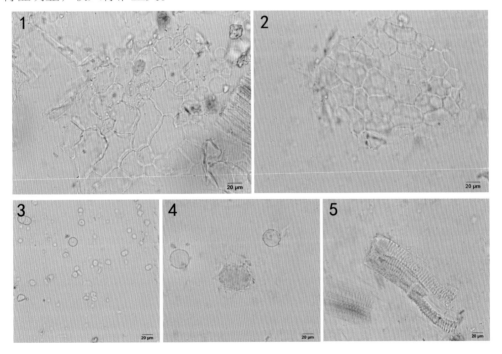

暗绿紫堇粉末显微特征图
1—叶表皮细胞及气孔 2—薄壁细胞 3—花粉粒 4—淀粉粒 5—导管

（2）薄层色谱 建立了以原阿片碱对照品为对照的薄层色谱鉴别方法，方法的分离度及重现性均较好。

【检查】 水分 根据样品水分的测定结果并结合 "药材和饮片检定通则（通则 0212）" 相关要求，规定限度不得过 13.0%。

总灰分 根据样品总灰分的测定结果，规定限度不得过 17.0%。

酸不溶性灰分 根据样品酸不溶性灰分的测定结果，规定限度不得过 7.0%。

【浸出物】 根据样品浸出物的测定结果，规定限度不得少于 25.0%。

【味性】【功能与主治】 根据《晶珠本草》《藏药晶镜本草》拟定。

【用法与用量】 根据《中华本草·藏药卷》拟定。

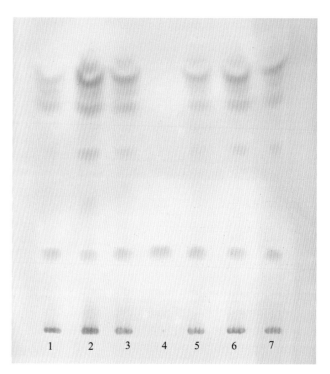

暗绿紫堇薄层色谱图
1~3、5~7—药材样品　4—原阿片碱对照品

参考文献

[1] 前宇妥·云丹衮波. 宇妥本草 [M]. 毛继祖等，译. 西宁：青海人民出版社，2016.

[2] 希瓦措. 度母本草 [M]. 毛继祖等，译. 西宁：青海人民出版社，2016.

[3] 白若杂纳. 妙音本草 [M]. 毛继祖等，译. 西宁：青海人民出版社，2016.

[4] 国家中医药管理局《中华本草》编委会. 中华本草：藏药卷 [M]. 上海：上海科学技术出版社 2002.

[5] 帝玛尔·丹增彭措. 晶珠本草（藏文）[M]. 北京：民族出版社，2005.

[6] 嘎务. 藏药晶镜本草（藏文）[M]. 北京：民族出版社，2018.

[7] 中国科学院西北高原生物研究所. 藏药志 [M]. 西宁：青海人民出版社，1991.

[8] 尚伟庆，陈月梅，高小力，等. 紫堇属藏药的化学与药理学研究进展 [J]. 中国中药杂志，2014，39（7）：1190 – 1198.

[9] 晁凌会，彭治添，任易，等. 紫堇的化学成分研究 [J]. 中草药，2018，49（7）：1508 – 1512.

[10] 中国科学院中国植物志编辑委员会. 中国植物志：第 32 卷 [M]. 北京：科学出版社，1999.

起草单位：成都中医药大学

起草人：蒋桂华　李惠敏　李凤超　袁茂华

复核单位：四川省药品检验研究院

叠裂黄堇 ཤུ་དུག

Dieliehuangjin　　格摘

CORYDALIS DASYPTERAE HERBA

本品为罂粟科植物叠裂黄堇 *Corydalis dasyptera* Maxim. 的干燥全草。夏、秋二季采挖，洗净，阴干或晒干。

【性状】 本品根呈长圆柱形，由数条细根扭结而成，表面棕黄色，夹杂灰褐色及黑褐色的栓化组织，质脆，易折断。基生叶具长柄。总状花序密集多花，花黄色至暗黄色。气微，味苦。

【鉴别】 （1）本品粉末鲜黄色至黄绿色。叶表皮细胞表面观类多角形，垂周壁平直；气孔为不定式，副卫细胞 4~5 个。花粉粒众多，黄绿色，类圆球形，直径 21~39 μm，外壁微具疣状突起，具 3 个萌发孔。可见螺纹导管、网纹导管和梯纹导管，直径 5~44 μm。偶见单细胞非腺毛。

（2）取本品粉末 2 g，加三氯甲烷 - 甲醇 - 浓氨试液（5：1：0.1）30 ml，超声处理 30 分钟，滤过，滤液蒸干，残渣加甲醇 1 ml 使溶解，作为供试品溶液。另取原阿片碱对照品，加甲醇制成每 1 ml 含 1 mg 的溶液，作为对照品溶液。照薄层色谱法（通则 0502）试验，吸取供试品溶液 5~8 μl、对照品溶液 4 μl，分别点于同一硅胶 G 薄层板上，以环己烷 - 乙酸乙酯 - 二乙胺（16：3：1）为展开剂，置用浓氨试液预饱和 20 分钟的展开缸内，展开，取出，晾干，喷以稀碘化铋钾试液。供试品色谱中，在与对照品色谱相应的位置上，显相同颜色的斑点。

【检查】 **水分** 不得过 13.0%（通则 0832 第二法）。

总灰分 不得过 14.0%（通则 2302）。

酸不溶性灰分 不得过 5.0%（通则 2302）。

【浸出物】 照醇溶性浸出物测定法（通则 2201）项下的热浸法测定，用 75% 乙醇为溶剂，不得少于 18.0%。

饮　片

【炮制】 除去杂质。

【味性】 味苦，性凉。

【功能与主治】 清热解毒，愈伤续筋。用于肠炎，跌打损伤，愈合伤口。

【བན་ནུས།】 ཤེལ་ཕྲེང་ལས། རུ་དུག་ནི་འདུབ་ཅ་འཁྱུད་རྒྱུ་གཟེར་འཇོམས། ཞིབ་དང་། སྨན་གྱི་འབྱུང་དབེ་དེ་མེད་ཤེལ་ལ་ཡ་ལོང་ལ་ལས། ནུས།

པ་ར་མ་འདྲུབ། རྩ་ཆད་མཐུད། རྒྱུ་གཟེར་དང་སྐྱོད་ཆོད་སེལ། དུག་འཇོམས། རིམས་ནད་ལ་ཕན།

【用法与用量】2~3 g。

【贮藏】置通风干燥处，防潮。

叠裂黄堇质量标准起草说明

【名称】 中文名为叠裂黄堇，拼音为 Dieliehuangjin，拉丁药名为 CORYDALIS DASYPTERAEH ERBA。藏文名为"གུ་དུག"，音译名为"格摘"或"格哲"等。

【品种考证】《晶珠本草》《中华本草·藏药卷》《青藏高原药物图鉴》《中国藏药》等均有记载。《晶珠本草》记载："黄迭裂黄堇生长在凉爽的高山草坡。叶厚，灰白色，状如藏金盏，花黄色，生态状如西伯利亚紫堇，荚果，种子也相象，根黄色，扭结，如犏牛毛辫，状如翼首草。味苦，性凉，功效清疮热，腹热。"

经对四川甘孜州、阿坝州等地临床应用及市场流通情况调研，同时在实地采集植物标本，与《晶珠本草》记载的"黄迭裂黄堇"描述相符，经基原鉴定，四川藏医所用"格摘"为罂粟科植物叠裂黄堇 Corydalis dasyptera Maxim. 的干燥全草。《青海省藏药标准》（1992年版）曾以迭裂黄堇 Corydalis dasyptera Maxim. 收载。

【植物形态】 叠裂黄堇为多年生铅灰色草本。主根粗大，老时多少呈鸡爪状或马尾状分裂。茎1至多条，无叶或具1~3枚退化的苞片状叶。基生叶多数，一回羽状全裂，羽片无柄，近对生，彼此叠压，宽卵形，三深裂。总状花序多花、密集。下部苞片羽状深裂，全部长于花梗。花暗黄色，外花瓣龙骨突起部位带紫褐色，具高而全缘的鸡冠状突起，延伸至矩中部。上花瓣长约 2 cm；矩约与瓣片等长，圆筒形，末端稍下弯。柱头具 2 短柱状突起。蒴果长圆形。

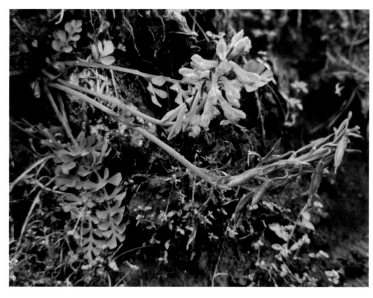

叠裂黄堇植物图

【分布与生态环境】 分布于四川、甘肃、青海、西藏等省（区）。生于海拔 3 800 m 以上的山坡灌丛中或杂木林中。

【性状】 根据药材样品据实描述。

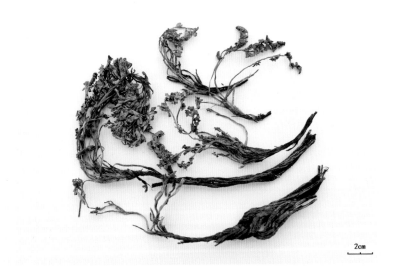

叠裂黄堇药材图

【鉴别】（1）显微鉴别 经对本品粉末显微特征的观察，其叶表皮细胞、花粉粒、导管等特征明显，收入标准正文。

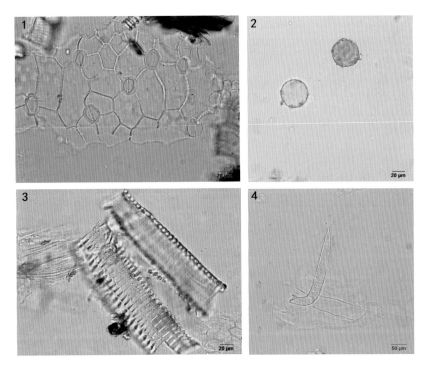

叠裂黄堇粉末显微特征图

1—叶表皮细胞及气孔　2—花粉粒　3—导管　4—非腺毛

（2）薄层鉴别　建立了以原阿片碱对照品为对照的薄层色谱鉴别方法，方法的分离度及重现性均较好。

【检查】水分　根据样品水分的测定结果并结合"药材和饮片检定通则（通则0212）"相关要求，规定限度不得过13.0%。

总灰分、酸不溶性灰分　根据样品的测定结果，规定总灰分不得过14.0%，酸不溶性灰分不得过5.0%。

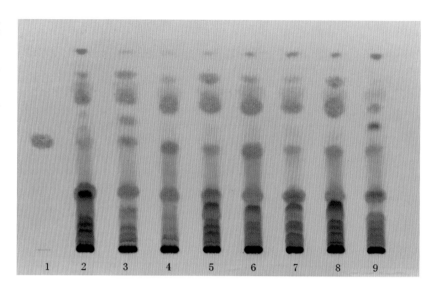

叠裂黄堇薄层色谱图
1—原阿片碱对照品　2~9—药材样品

【浸出物】根据样品的浸出物测定结果，规定限度不得少于18.0%。

【味性】【功能与主治】根据《晶珠本草》《藏药晶镜本草》拟定。

【用法与用量】根据《中华本草·藏药卷》拟定。

参考文献

[1] 帝玛尔·丹增彭措.晶珠本草（藏文）[M].北京：民族出版社，2005.

[2] 嘎务.藏药晶镜本草（藏文）[M].北京：民族出版社，2018.

[3] 国家中医药管理局《中华本草》编委会.中华本草：藏药卷[M].上海：上海科学技术出版社，2002.

[4] 青海省生物研究所.青藏高原药物图鉴[M].西宁：青海人民出版社，1972.

[5] 青海省药品检验所，青海省藏医药研究所.中国藏药[M].上海：上海科学技术出版社，1996.

[6] 中国科学院中国植物志编辑委员会.中国植物志：第33卷[M].北京：科学出版社，1999.

[7] 吴蕾蕾，刘翔，卢叶，等.藏药矮紫堇质量标准研究[J].时珍国医国药，2017，28（10）：2374 – 2377.

[8] 王琪，王顺善，马吉元，等.塞北紫堇中生物碱成分及其药理作用的研究进展[J].华西药学杂志，2019，34（4）：421 – 424.

[9] 青海省卫生厅.青海省藏药标准[S].西宁：青海省卫生厅，1992.

起草单位：成都中医药大学

起草人：赖先荣　石　懿　韩云凤

复核单位：四川省药品检验研究院

薄叶鸡蛋参 ཉི་བ།

Boyejidanshen 尼哇

CODONOPSIS CONVOLVULACEAE RADIX

本品为桔梗科植物薄叶鸡蛋参 *Codonopsis convolvulacea* subsp. *vinciflora* (Komarov) D. Y. Hong 的干燥块根。秋季采挖，洗净，晒干。

【性状】 本品呈不规则的卵球形、球形或略弯曲的长圆柱形，直径 1~6 cm。外皮灰褐色，脱落后皱缩不平，质地较坚实，破碎后略显角质状，断面粉白色或淡黄白色。气微，味甜、微苦。

【鉴别】 （1）本品粉末黄白色至黄棕色。淀粉粒众多，类圆形、卵圆形、盔帽状，脐点点状、人字形、裂隙状，直径 4~13μm，复粒 2~3 粒组成。乳汁管直径 5~30μm。菊糖扇状，偶见。螺纹导管偶见。木栓组织碎片较多，浅棕黄色。

（2）取本品粉末 1 g，加甲醇 20 ml，超声处理 30 分钟，滤过，滤液蒸干，残渣加水 10 ml 使溶解，用乙酸乙酯振摇提取 2 次，每次 10 ml，合并乙酸乙酯液，蒸干，残渣加甲醇 1 ml 使溶解，作为供试品溶液。另取薄叶鸡蛋参对照药材 1 g，同法制成对照药材溶液。照薄层色谱法（通则 0502）试验，吸取上述两种溶液各 4 μl，分别点于同一硅胶 G 薄层板上，以环己烷 – 石油醚（60~90℃）– 乙酸乙酯 – 冰醋酸（3.5∶1.5∶1∶0.3）为展开剂，展开，取出，晾干，置碘蒸气中熏至斑点显色清晰。供试品色谱中，在与对照药材色谱相应的位置上，显相同颜色的斑点。

【检查】 **水分** 不得过 13.0%（通则 0832 第二法）。

总灰分 不得过 6.0%（通则 2302）。

酸不溶性灰分 不得过 3.0%（通则 2302）。

【浸出物】 照醇溶性浸出物测定法（通则 2201）项下的热浸法测定，用稀乙醇作溶剂，不得少于 50.0%。

饮 片

【炮制】 取原药材，润透，切厚片，干燥。

【性状】 本品为不规则的片状。其余主要特征同药材。

【鉴别】【检查】【浸出物】 同药材。

【味性】 味甘、苦，性平。

【功能与主治】 清热止咳。用于感冒，咳嗽，咽喉炎，胸痛，食欲不振。

【ཕན་ནུས།】ཤེལ་ཕྲེང་ལས། སྐྱེ་བས་སྐྱོབ་བྱེད་བྱང་དང་ཆམ་པ་སེལ། ཞེས་དང་། སྲན་གྱི་འཁྲུངས་དཔེ་དེ་མེད་སེལ་གྱི་མི་འབྱུང་ལས། ནུས་པས་བྱང་དང་གྲིབ་ག་ཆའ་དང་། བློ་དང་སྙིང་པ་མཛད་པ། སྐྱེའི་རྒྱུ་ཚམས་པ། ཆམ་པ་སྐྱོར་འཆང་སོགས་སེལ་ཞིང་། དང་ག་འགགས་པ་འབྱིད།

【用法与用量】 5~10 g。

【贮藏】 置阴凉干燥处，密闭保存。

薄叶鸡蛋参质量标准起草说明

【名称】 中文名为薄叶鸡蛋参，拼音名为 Boyejidanshen，拉丁药名为 CODONOPSIS CONVOLVULACEAE RADIX。藏文名为"ཉི་བ།"，音译名为"尼哇"。

【品种考证】《晶珠本草》《中国藏药》《度母本草》《宇妥本草》《蓝琉璃》《藏药志》《新修晶珠本草》等均有记载，《晶珠本草》记载："尼哇治胸痛、感冒，并止呕逆、开胃，本品生长在草木丛间，攀援其他植株而生长，花状如蓝紫菀花。"《中国藏药》记载："本品系缠绕性本草，块根个大卵状或卵球形，叶细，花蓝色。"《卫生部药品标准·藏药第一册》（1995 年版）收载了鸡蛋参 Codonopsis convolvulacea Kurz，薄叶鸡蛋参为鸡蛋参的变种。经对四川甘孜州、阿坝州等地资源分布、临床应用、市场流通等情况调研，薄叶鸡蛋参为尼哇的主流品种。

【植物形态】 茎基极短而有少数瘤状茎痕。根块状，近于卵球状或卵状，长 2.5~5 cm，直径 1~1.5 cm。茎缠绕。叶互生或有时对生；叶柄明显，长可达 1.6 cm，叶片卵圆形，叶片薄，膜质，边缘明显具齿，脉细而明显，长 2~10 cm，宽 0.2~10 cm。花单生于主茎及侧枝顶端；花冠辐状近于 5 全裂，裂片椭圆形，淡蓝色或蓝紫色，花丝短小被毛。蒴果有 10 条脉棱，无毛。花果期 7—10 月。

【分布与生态环境】 分布于四川西部（木里、康定、大金）、西藏（波密至南木林）、云南西北部等地。生于海拔 2 500~4 000 m 的阳坡灌丛中。

【性状】 根据药材样品据实描述。

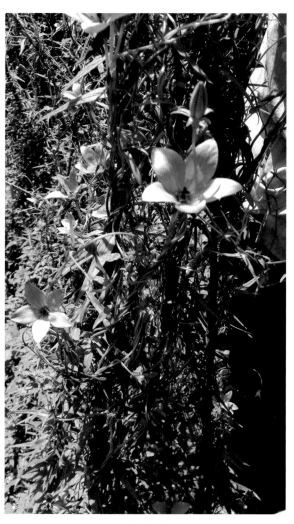

薄叶鸡蛋参植物图

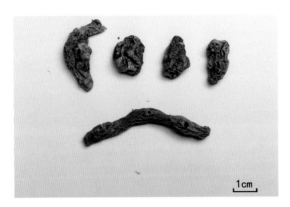

薄叶鸡蛋参药材图

【鉴别】（1）显微鉴别　经对本品粉末显微特征的观察，其淀粉粒、乳汁管、菊糖等特征明显，收入标准正文。

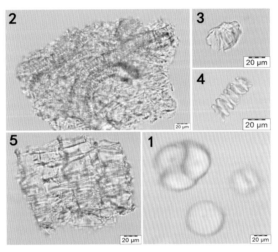

薄叶鸡蛋参粉末显微特征图
1—淀粉粒　2—乳汁管　3—菊糖　4—螺纹导管　5—木栓组织碎片

（2）薄层鉴别　建立了以薄叶鸡蛋参对照药材为对照的薄层色谱鉴别方法，方法的分离度及重现性均较好。

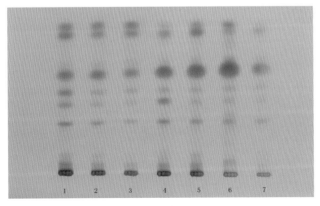

薄叶鸡蛋参薄层色谱图
1~3，5~7—药材样品　4—薄叶鸡蛋参对照药材

233

　　【检查】 水分　根据样品水分的测定结果并结合"药材和饮片检定通则（通则 0212）"相关要求，规定限度不得过 13.0%。

　　总灰分、酸不溶性灰分　根据样品的测定结果，规定总灰分不得过 6.0%，酸不溶性灰分不得过 3.0%。

　　【浸出物】 根据样品浸出物的测定结果，规定限度不得少于 50.0%。

　　【味性】【功能与主治】 根据《晶珠本草》《藏药晶镜本草》拟定。

　　【用法与用量】 根据《中华本草·藏药卷》拟定。

参考文献

[1] 中国科学院西北高原研究所 . 藏药志 [M]. 西宁：青海人民出版社，1991.

[2] 帝玛尔·丹增彭措 . 晶珠本草（藏文）[M]. 北京：民族出版社，2005.

[3] 嘎务 . 藏药晶镜本草（藏文）[M]. 北京：民族出版社，2018.

[4] 中国科学院中国植物志编辑委员会 . 中国植物志：第 73 卷 [M]. 北京：科学出版社，1983.

[5] 国家中医药管理局《中华本草》编委会 . 中华本草：藏药卷 [M]. 上海：上海科学技术出版社，2002.

[6] 卫生部药典委员会 . 中华人民共和国卫生部药品标准：藏药第一册 [S]. 北京：人民卫生出版社，1995.

[7] 孙秀丽，袁芳，靳祖石，等 . 药用植物鸡蛋参的研究进展 [J]. 现代农业科技，2019（15）：69 – 71.

[8] 宋洪平，袁芳，徐元江，等 . 藏药薄叶鸡蛋参的特征特性及人工栽培技术 [J]. 现代农业科技，2019（6）：43 – 44.

[9] 靳祖石 . 药用植物鸡蛋参的研究进展 [J]. 现代农业科技，2019（15）：69 – 71.

[10] 孙鑫，张伟，寇文龙，等 . 秦岭党参质量控制标准研究 [J]. 陕西中医药大学学报，2013，32（2）：58 – 61.

[11] 韩广轩，谷莉，尹建设，等 . 鸡蛋参化学成分的研究 [J]. 药学实践杂志，2001（3）：46 – 47.

[12] 陈巧鸿，杨培全，刘卫健 . 鸡蛋参的化学成分研究 [J]. 中草药，2000（2）：6 – 8.

[13] 青海省药品检验所，青海省藏医药研究所 . 中国藏药 [M]. 上海：上海科学技术出版社，1996.

[14] 罗达尚 . 新修晶珠本草 [M]. 成都：四川科学技术出版社，2004.

起草单位：成都中医药大学

起草人：张　艺　张　静　王洪玲　苏锦松

复核单位：四川省药品检验研究院

藏灵芝 ཀ་ཤ

Zanglingzhi 果夏

GANODERMA LEUCOCONTEXTUM

本品为多孔菌科真菌白肉灵芝 *Ganoderma leucocontextum* T.H.Li,W.Q.Deng, Dong M.Wang & H.P.Hu. 的干燥子实体。全年采收，除去杂质，剪除附有朽木、泥沙或培养基质的下端菌柄，阴干或在 40~50℃烘干。

【性状】 本品菌盖形状呈扇形、贝壳形、半圆形或圆形，外表红褐色至深棕褐色，有油漆光泽，直径 5~18 cm，厚约 2 cm。菌盖表面常见同心沟纹。菌柄圆柱形，通常侧生，长可至 15 cm，直径约 1 cm。菌肉白色或灰白色，质地较软。菌管浅黄褐色。气微香，味苦涩。

【鉴别】 （1）本品粉末褐黄色。菌丝散在或粘结成团，透明，无色或黄色，无色者细长，稍弯曲，有的具有分枝；黄色者壁厚，有的具有树状分枝，有的末端念珠状弯曲。孢子棕褐色，卵圆形，双层壁，外壁无色透明，内壁淡褐色，无小刺。

（2）聚合酶链式反应法。

模板 DNA 提取 取本品 0.1 g，依次用 75% 乙醇 1ml、灭菌超纯水 1 ml 清洗，吸干表面水分，充分研磨使成粉末。取 20 mg，置 2 ml 离心管中，用真菌基因组 DNA 提取试剂盒提取 DNA（具体操作参照试剂盒说明书进行），所得 DNA 溶液置零下 20℃保存备用。

PCR 反应 鉴别引物：5′AGATCTGCGAAGCGTGCT3′和 5′AGAGGAGCCGACCGACAG3′。PCR 反应体系：在 200 μl 离心管中进行，反应总体积为 25 μl，反应体系包括 1×PCR Mix（包含反应必须的 DNA 聚合酶、dNTPs、Mg^{2+}、反应缓冲液等），鉴别引物（10 μmol/L）各 1μl，模板 DNA 0.3 μl，灭菌超纯水补足体系至 25 μl。将离心管置 PCR 仪中扩增，PCR 反应参数：94℃预变性 2 分钟，循环反应 28 次（98℃ 10 秒，63℃ 30 秒，68℃ 15 秒）。

电泳检测 照琼脂糖凝胶电泳法（通则 0541），胶浓度为 1.0%，胶中加入核酸凝胶染色剂。供试品反应液上样量为 4 μl，DNA 分子量标记（0.1 μg/μl）上样量为 2 μl。电泳结束后，取凝胶片在凝胶成像仪上检视。供试品凝胶电泳图谱中，在 300~400 bp 位置上应有一条 DNA 条带，空白对照无条带。

【检查】 **水分** 不得过 15.0 %（通则 0832 第二法）。

总灰分 不得过 6.0 %（通则 2302）。

【浸出物】 照水溶性浸出物测定法（通则 2201）项下的热浸法测定，不得少于 7.0 %。

饮　片

【炮制】除去杂质，干燥。

【味性】味甘，性平。

【功能与主治】补气安神，止咳平喘。用于心神不宁，失眠心悸，肺虚咳喘，虚劳短气，不思饮食。

【ཕན་ནུས།】 བདུད་རྩི་སྨན་གྱི་འབྱུང་དཔེ་ལས། སྙིང་འཕར་གནད་མཁྲིས་པ་དང་། དབང་རྩ་སྐྱ་རྩེ་ཞིང་མགོ་ཡུ་འཁོར་བ། དབང་རྩ་ཚལས་པ་བཅས་ལ་ཕན།

【用法与用量】6~12 g。

【贮藏】置通风干燥处，防霉，防蛀。

藏灵芝质量标准起草说明

【名称】中文名为藏灵芝，拼音名为 Zanglingzhi，拉丁药名为 GANODERMA LEUCOCONTEXTUM。藏文名为"ཀ་ཤ"，音译名为"果夏"。

【品种考证】藏灵芝是生长在高原地带的一种特有的灵芝属物种。其基原为 *Ganoderma leucocontextum* T.H.Li,W.Q.Deng, Dong M.Wang & H.P.Hu.（经四川省农业科学院土壤肥料研究所何晓兰副研究员鉴定）。藏灵芝菌盖呈棕红至深红褐色，菌肉为白色或灰白色，而赤芝菌肉呈褐色。孔口表面幼时白色，触摸后变为浅褐色。经对产地实地考察及市场流通等情况的调研，藏灵芝在四川省甘孜州康定市、泸定县、理县、西藏林芝地区等地均有分布，在四川甘孜州、西藏灵芝等地均有较大规模的人工栽培，在市场已形成商品流通。

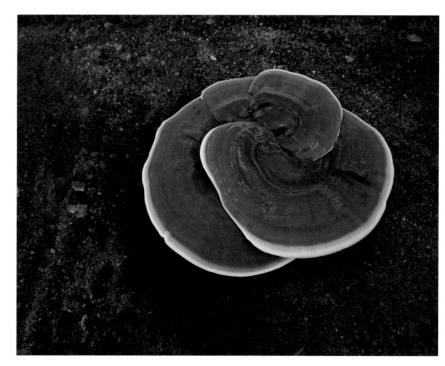

藏灵芝植物图

【植物形态】 菌盖为橙黄色或橙红色，呈椭圆形、半圆形、新月形、肾形，直径 5~18 cm，厚 1~2 cm。菌盖中间呈凸起，或凹陷，菌盖中间向外围呈伞状突起，背面为黄白色，具密集小细孔。

【分布与生态环境】 分布于四川甘孜州康定市、泸定县、理县，西藏林芝、波密、米林等地。生于海拔 2 500 m 以上森林，壳斗科植物树干基部。

【性状】 根据药材样品据实描述。

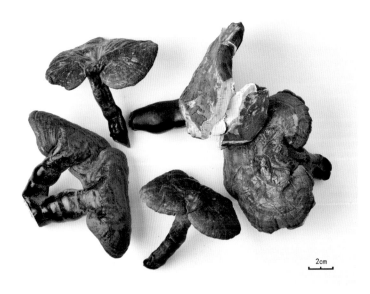

藏灵芝药材图

【鉴别】 （1）显微鉴别 经对本品粉末显微特征的观察，其菌丝、孢子显微特征明显，收入标准正文。

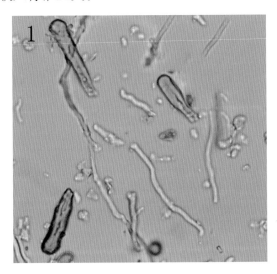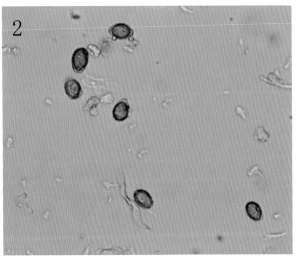

藏灵芝粉末显微特征图

1—菌丝 2—孢子

（2）聚合酶链式反应法　以 5′ AGATCTGCGAAGCGTGCT3′ 和 5′ AGAGGAGCCGACC GACAG3′ 为鉴别引物，对 PCR 反应条件进行了筛选，确定了最佳条件。按确定的方法，可有效将灵芝（赤芝、紫芝）、藏灵芝进行区别，藏灵芝在 300~400 bp 位置上有一条 DNA 条带，空白对照无干扰，灵芝（赤芝、紫芝）在此位置无条带。

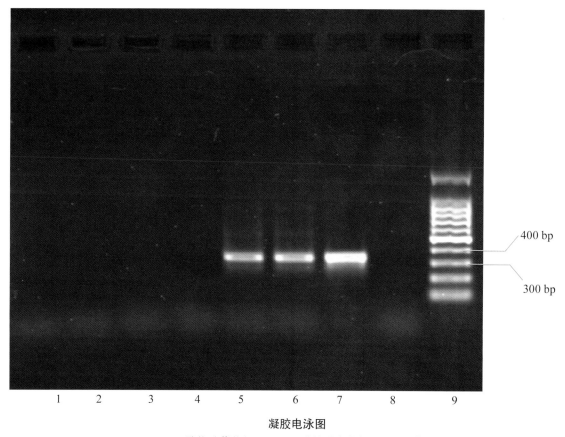

凝胶电泳图

1，2—灵芝（紫芝）　3，4—灵芝（赤芝）　5~7—藏灵芝
8—空白　9—DNA 分子量标记

【检查】　水分　10 批样品水分的测定结果为 11.0%~14.3%，平均值为 12.2%，结合 "药材和饮片检定通则（通则 0212）" 相关要求及《中国药典》（2020 年版）"灵芝"项下的限度规定，规定限度不得过 15.0%。

　　总灰分　10 批样品总灰分的测定结果为 1.2%~5.5%，平均值为 3.0%，规定限度不得过 6.0 %。

【浸出物】　10 批样品浸出物的测定结果为 7.2%~13.7%，平均值为 11.4%，规定限度不得少于 7.0%。

【味性】【功能与主治】　根据《中国药典》（2020 年版）"灵芝"拟定。

【用法与用量】　根据《中国药典》（2020 年版）"灵芝"拟定。

参考文献

[1] 潘俊, 刘秀薇, 石萍萍, 等. 白肉灵芝化学成分及体外抗氧化活性分析 [J/OL]. 食品工业科技：1 – 13[2020 – 12 – 25].https://doi.org/10.13386/j.issn1002 – 0306. 2020070241.

[2] 吴诗惠，李春沁，杨军，等. 西藏白肉灵芝的质量标准研究 [J]. 华西药学杂志，2020，35（3）：286 – 290.

[3] 熊川，陈诚，陈祖琴，等. 白肉灵芝水提物促进 PC – 12 细胞分化作用研究 [J]. 天然产物研究与开发，2016，28（7）：1135 – 1138+1143.

[4] 沈亚恒，李挺，胡惠萍，等. 白肉灵芝——中国西南地区一个重要灵芝种类 [J]. 食用菌学报，2015，22（4）：49 – 52+95.

[5] 国家药典委员会. 中华人民共和国药典：一部 [S]. 北京：中国医药科技出版社，2020.

[6] 嘎玛群培. 甘露本草明镜 [M]. 拉萨：西藏人民出版社，1993.

起草单位：成都中医药大学

四川省农业科学院土壤肥料研究所

起草人：张　艺　何晓兰　李秋月　王洪玲　苏锦松

复核单位：四川省药品检验研究院

藏紫菀

Zangziwan

ཨེ་ཙོག་ལུག་ཞིག

美多路梅

ASTERIS HERBA

本品为菊科植物缘毛紫菀 *Aster souliei* Franch.、须弥紫菀 *Aster himalaicus* C. B. Clarke、狭苞紫菀 *Aster farreri* W.W. Sm. et J.F. Jeffr. 或萎软紫菀 *Aster flaccidus* Bge. 的干燥全草。花期采收，除去杂质，晾干。

【性状】 **缘毛紫菀** 全株长 15~30 cm。茎单生、黄绿色，纤细，有细沟，被白色长毛。叶皱缩，浅黄绿色至浅绿色，沿叶脉及边缘被毛，展开后呈倒卵圆形、长圆状匙形或倒披针形。头状花序，皱缩成团，总苞球形；总苞片 3 层，近等长，卷曲，展开呈舌状披针形，外层被白色长缘毛；舌状花紫色，舌片卷曲，多脱落；管状花黄色；冠毛 1 层，淡褐色；瘦果卵圆形，被糙毛。气微，味微苦。

须弥紫菀 全株长 10~15 cm，多碎断。茎密被白色短毛。叶展开后呈倒披针形或宽卵圆形，棕黄色，中脉及离基三出脉在叶背面凸起。头状花序，残存或脱落；总苞片 2 层，长圆状披针形，外层密被白色短毛；舌状花浅黄色，多脱落；冠毛 2 层，白色，易脱落。

狭苞紫菀 全株长 20~50 cm，多碎断。茎粗壮，紫色或上部稍紫，具明显纵棱。叶狭披针形。总苞片 2 层，狭披针形；冠毛 2 层，白色或灰白色。

萎软紫菀 全株长 5~15 cm，多碎断。茎纤细，紫色或上部稍紫，密被白色长毛。叶匙形或长圆状匙形，离基三出脉和侧脉细。总苞稍紫或紫色，密被白色长绒毛；总苞片 2 层，线状披针形。

【鉴别】（1）本品粉末淡黄色或浅绿色。叶表皮细胞呈波状弯曲；气孔椭圆形，不定式，副卫细胞 4~5 个。非腺毛多见，由 1~8 个细胞组成，顶端渐尖。花粉粒棕黄色，直径 20~35 mm，球形或近球形，具 3 个萌发孔，呈半圆状突起，外表具刺状突起，极面每裂片 5~6 刺，中部有疣状突起。冠毛众多，多碎断，呈多列分枝状，各分枝为单细胞，先端渐尖。木纤维淡黄色，常成束，木化，长梭形，直径 10~30 mm。

（2）取本品粉末 0.5 g，加甲醇 20 ml，超声处理 30 分钟，滤过，滤液作为供试品溶液。另取绿原酸对照品，加甲醇制成每 1 ml 含 0.4 mg 的溶液，作为对照品溶液。照薄层色谱法（通则 0502）试验，吸取上述两种溶液各 5μl，分别点于同一硅胶 G 薄层板上，以乙酸丁酯－甲酸－水（14 : 5 : 5）上层溶液为展开剂，展开，取出，晾干，置紫外光灯（365 nm）下检视。供试品色谱中，在与对照品色谱相应的位置上，显相同颜色的荧光斑点。

【检查】 **水分** 不得过 13.0%（通则 0832 第二法）。

【浸出物】 照醇溶性浸出物测定法（通则 2201）项下的热浸法测定，用稀乙醇作溶剂，不得少于 16.0%。

【含量测定】 照高效液相色谱法（通则 0512）测定。

色谱条件与系统适用性试验 以十八烷基硅烷键合硅胶为填充剂；以乙腈 – 0.5% 磷酸溶液（11∶89）为流动相；检测波长为 327 nm。理论板数按绿原酸峰计算应不低于 4 000。

对照品溶液的制备 取绿原酸对照品适量，精密称定，置棕色量瓶中，加 50% 甲醇制成每 1 ml 含 0.80 mg 的溶液，即得。

供试品溶液的制备 取本品粉末（过四号筛）约 0.5 g，精密称定，置具塞锥形瓶中，精密加入 50% 甲醇 25 ml，称定重量，超声处理（功率 250 W，频率 40 kHz）1 小时，放冷，再称定重量，用 50% 甲醇补足减失的重量，摇匀，滤过，取续滤液，即得。

测定法 分别精密吸取对照品溶液与供试品溶液各 10 μl，注入液相色谱仪，测定，即得。

本品按干燥品计算，含绿原酸（$C_{16}H_{18}O_9$）不得少于 0.10%。

饮　片

【炮制】 除去杂质，洗净，切段，干燥。

【性状】 本品为不规则的段。其余主要特征同药材。

【鉴别】【检查】【浸出物】【含量测定】 同药材。

【味性】 味苦，性凉。

【功能与主治】 清热解毒，镇咳祛痰。用于瘟疫病，中毒症，支气管炎，咳嗽气喘，咳吐脓血。

【ཕན་ནུས།】 ཤིག་ཕྱིང་ལས། མེ་ཏོག་ལུག་མིག་དུག་དང་རིམས་ཚད་སེལ། ཞིན་དང་། རླུང་གི་འབྱུང་དཔེ་རི་མེད་ཤེལ་གྱི་མི་ལོང་ལས། ཉུན་པས།

དུག་དང་དུག་གི་ཁྱབ་འཇོམས། རིམས་ཚད་སེལ། གཏོན་ཚད་ལ་ཕན། ཡན་ལག་རྩུ་རྒྱུས་རེངས་པ་དང་འཁུམས་པ་སེལ། རྩའི་རྣག་ཁྲག་སྐེམ།

【用法与用量】 6~9 g。

【贮藏】 置阴凉干燥处。

藏紫菀质量标准起草说明

【名称】 中文名为藏紫菀，拼音名为 Zangziwan，拉丁药名为 ASTERIS HERBA。藏文名为 "མེ་ཏོག་ལུག་མིག"，音译名为 "美多路梅" 或 "美多漏莫、美多罗米" 等。

【品种考证】 《晶珠本草》《中华藏本草》《藏药晶镜本草》等均有收载。《晶珠本草》记载："美多路梅，味苦，清热解毒，治瘟病时疫；生于沼泽草地，阴山和阳山等地，茎高，色紫，叶圆，灰绿色而小，花瓣多，蓝色，花药黄色。"经对四川甘孜州、阿坝州等地临床应用及市场流通情况调研，紫菀属有十余种近缘植物均作为藏紫菀入药，其主流品种有缘毛紫菀 *Aster souliei* Franch.、萎软紫菀 *A. flaccidus* Bge.、狭苞紫菀 *A. farreri* W.W. Sm. et J.F. Jeffr 或须弥紫菀 *A. himalaicus* C. B. Clarke，药用部位分别为花序、全草或根。《卫生部药品标准·藏药第一册》（1995 年版）收载的藏紫菀为缘毛紫菀 *A.souliei* Franch. 的干燥花序。

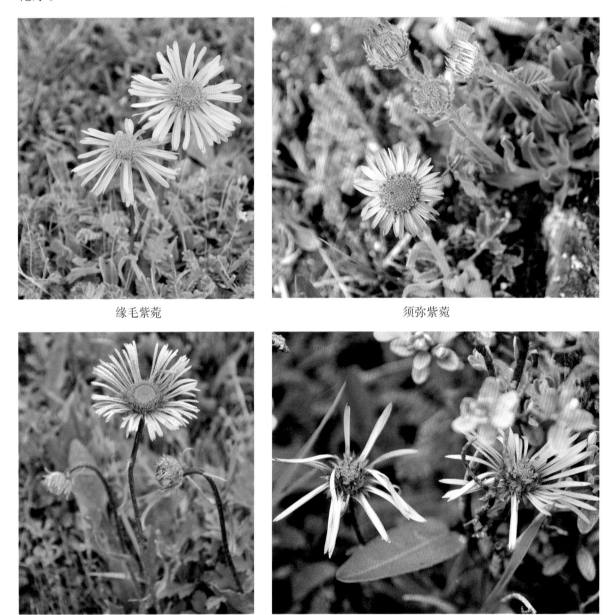

缘毛紫菀　　　　　　　　　　　　　须弥紫菀

狭苞紫菀　　　　　　　　　　　　　萎软紫菀

藏紫菀植物图

【植物形态】

1. 根状茎纤细或细长，近根处膨大；茎表皮稍紫或紫色；总苞片 2 层，狭披针形，紫色；冠毛 2 层。

2. 叶狭披针形，具长柄；茎单生或丛生，具纵棱，粗壮，上部偶见短花枝，高 30~60 cm；总苞片被长节毛，线形，长 10~14 mm，宽 1 mm；冠毛白色或污白色…………………狭苞紫菀

2. 叶匙形或长圆状匙形，具短柄；茎单生，无明显纵棱，纤细，不分枝，茎高5~20 cm；总苞片被白色或深色长毛或有腺毛，线状披针形，长 0.7~10 mm，宽 1.5~2 mm；冠毛白色···萎软紫菀

1. 根状茎粗壮，近根处平滑；茎表皮浅绿或绿色；总苞片 2~3 层，匙状长圆形或长圆状披针形，绿色；冠毛 1 层。

3. 茎基部叶及莲座状叶抱茎；茎直立，纤细，被疏或密的长粗毛；叶有白色长缘毛；总苞片 3 层，绿色或有时带紫色，外层背面无毛或沿中脉有毛，或有缘毛；冠毛紫褐色···缘毛紫菀

3. 茎基部叶及莲座状叶半抱茎；茎下部斜升，粗壮，被开展的长粗毛；叶两面或下面沿脉及边缘有开展的长毛；总苞片 2 层，绿色，外层全部或基部和沿脉被长毛；冠毛白色···须弥紫菀

【产地及生态环境】 分布于四川、甘肃、青海、云南、西藏等地。生于海拔 2 700~5 000 m 的高山针叶林外缘、灌丛及山坡草地或河滩草坝。

【性状】 根据药材样品据实描述。

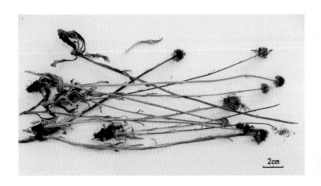

缘毛紫菀

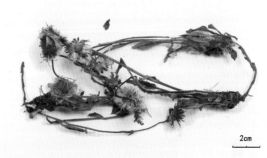

须弥紫菀

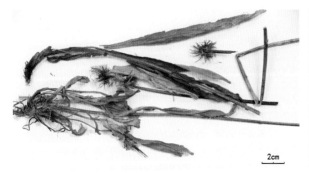

狭苞紫菀

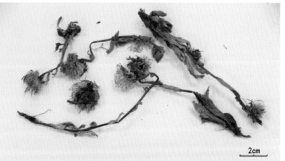

萎软紫菀

藏紫菀药材图

【鉴别】 （1）显微鉴别 经对本品粉末显微特征的观察，其叶表皮细胞、气孔、非腺毛等特征明显，收入标准正文。

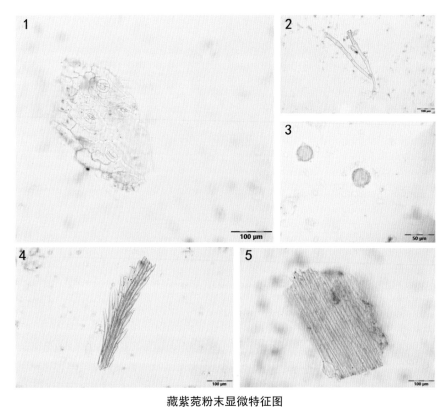

藏紫菀粉末显微特征图

1—叶表皮细胞及气孔 2—非腺毛 3—花粉粒 4—冠毛 5—木纤维

（2）薄层鉴别 建立了以绿原酸对照品为对照的薄层色谱鉴别方法，方法的分离度及重现性均较好。

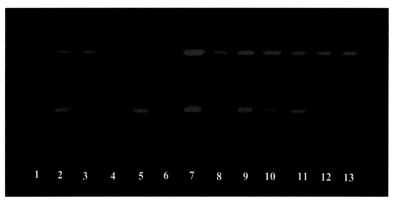

藏紫菀薄层色谱图

1—绿原酸对照品 2~4—萎软紫菀样品 5~7—狭苞紫菀样品 8~10—须弥紫菀样品 11~13—缘毛紫菀样品

【检查】 水分 12 批样品水分的测定结果为 8.1%~10.5%，平均值为 9.2%，结合"药材和饮片检定通则（通则 0212）"相关要求，规定限度不得过 13.0%。

【浸出物】 12 批样品浸出物的测定结果为 16.6%~25.7%，平均值为 21.6%，规定限度不得少于 16.0%。

【含量测定】 藏紫菀主要含咖啡酸类成分，其中以绿原酸含量相对较高。采用 HPLC

法，建立了藏紫菀药材中绿原酸的含量测定方法。经方法验证，绿原酸在 0.08~0.80 mg/ml 范围内线性关系良好（$r=0.999\,9$），平均加样回收率为 100.3%，RSD 为 2.0%。12 批藏紫菀样品中的绿原酸含量范围为 0.13%~2.30%，平均值为 0.92%。根据测定结果，规定"本品按干燥品计算，含绿原酸（$C_{16}H_{18}O_9$）不得少于 0.10%。"

【味性】【功能与主治】根据《晶珠本草》《藏药晶镜本草》拟定。

【用法与用量】 根据《中华本草·藏药卷》拟定。

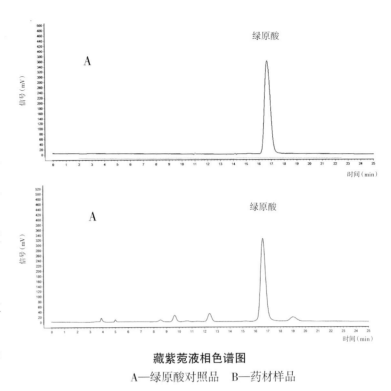

藏紫菀液相色谱图
A—绿原酸对照品　B—药材样品

参考文献

[1] 帝玛尔·丹增彭措.晶珠本草（藏文）[M].北京：民族出版社，2005.

[2] 罗达尚.中华藏本草[M].北京：民族出版社，1997.

[3] 嘎务.藏药晶镜本草（藏文）[M].北京：民族出版社，2018.

[4] 卫生部药典委员会.中华人民共和国卫生部药品标准：藏药第一册[S].北京：人民卫生出版社，1995.

[5] 国家中医药管理局《中华本草》编委会.中华本草：藏药卷[M].上海：上海科学技术出版社，2002.

[6] 中国科学院中国植物志编辑委员会.中国植物志：第 74 卷[M].北京：科学出版社，1985.

[7] 何兰，程东亮，潘宣.狭苞紫菀化学成分的研究[J].中草药，1996（3）：142.

[8] 田苗，沈彤，王秀茹.萎软紫菀化学成分的研究[J].中草药，2012，43（5）：847－850.

[9] 唐倩囡，赖鹏翔，张华.须弥紫菀中黄酮成分的研究[J].安徽农业科学，2009，37（16）：7514－7515.

起草单位：西南民族大学
起草人：张志锋　马小兵
复核单位：四川省药品检验研究院

药材汉语拼音名索引

药材藏文名称索引

植物拉丁学名索引